MEDICAL
TERMINOLOGY

의학용어

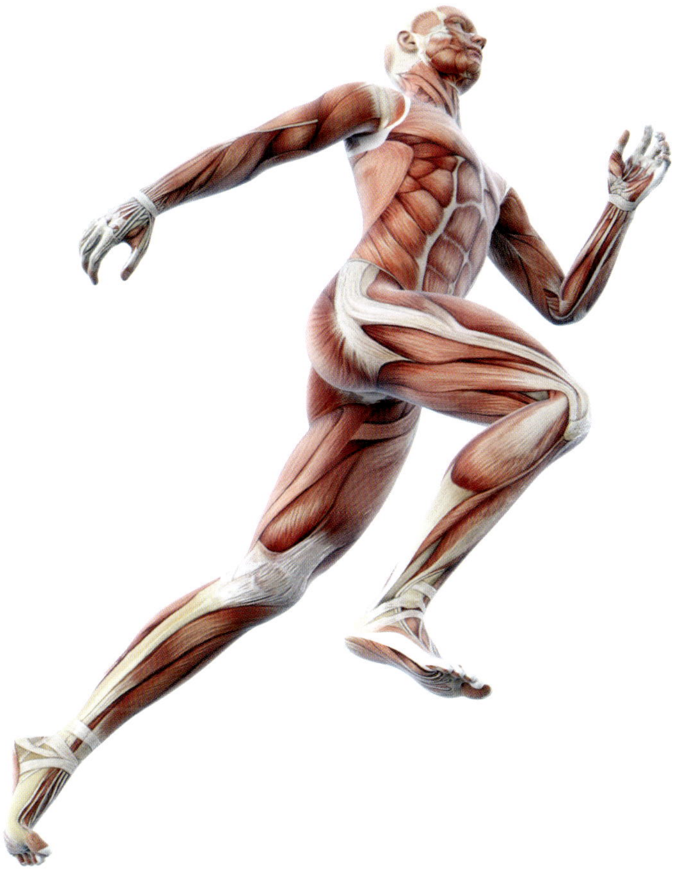

Pacific Books

집 ∘ 필 ∘ 진

【편집위원】

- 김계엽 동신대학교
- 김은정 동신대학교
- 김현주 한국교통대학교
- 박충선 목포과학대학교
- 이옥경 대전보건대학교
- 이지민 세명대학교
- 이현주 수원과학대학교
- 이혜자 신성대학교
- 최길순 동강대학교

【집 필 진】

- 고재문 제주한라대학교
- 고한철 동아보건대학교
- 김경태 제주한라대학교
- 김기도 한국국제대학교
- 김동환 강릉영동대학교
- 김병원 김천대학교
- 김선경 목포대학교
- 김성희 대전보건대학교
- 김순영 대전보건대학교
- 김정기 대구보건대학교
- 김정남 경남정보대학교
- 김정상 동신대학교
- 김종규 안산대학교
- 김현애 포항대학교
- 김희탁 포항대학교
- 박상규 가천대학교
- 박수진 대구보건대학교
- 박혜숙 제주한라대학교
- 방현수 김천대학교
- 백윤웅 광주보건대학교
- 심재환 서영대학교
- 용준형 한림성심대학교
- 유성률 세명대학교
- 윤 준 동남보건대학교
- 이용덕 대구보건대학교
- 이지연 신성대학교
- 장숙희 청암대학교
- 장혜원 충북보건과학대학교
- 정경아 광주보건대학교
- 정세훈 진주보건대학교
- 정진화 세명대학교
- 조현국 강원대학교
- 최정목 대전보건대학교
- 한종만 대구보건대학교
- 홍용근 인제대학교
- 황성배 경북전문대학교

(가나다순)

머 · 리 · 말

최근 “wellbeing”이라는 단어가 화두로 떠오르면서 우리 주변에서 의학용어를 접할 기회가 많아졌습니다.

이의 활용을 위하여 임상에서 올바른 용어의 필요성이 대두되면서 의학용어를 배우는 의학·한의학·간호 및 보건계열 학생들에게 친근하고, 올바른 용어 통일이 필요했습니다. 올해로 30주년을 맞이하는 한국 해부생리학 교수협의회에서는 다년간 해부학과 생리학 강의를 하면서 의학용어의 수업 경험을 바탕으로 학습자들에게 좀 더 흥미롭고, 기억에 오래 남을 수 있는 교재를 고민하게 되었으며 의학용어만 나열된 것보다 교수자와 학습자 간의 소통을 위한 교재의 필요성을 느끼고 이를 발간하기에 이르렀습니다.

본 교재의 특징은 첫째, 의료 전문가로서 갖추어야 할 기본적인 용어로 사용 빈도가 높은 용어 위주로 간단한 설명과 함께 그림과 사진을 원색화 하여 이해와 기억을 향상하려고 노력하였으며 이를 실무에 적용할 수 있도록 구성하였습니다.

둘째, 의학용어의 구성의 기본적인 원칙을 이해하기 위한 정의와 용어 분석을 첫 장에 두어 이를 이해한 후에 해부학 교재의 순서대로 계통별로 의학용어를 재배열하였습니다.

셋째, 단원별 말미에는 간략한 연습문제를 넣어 확인할 수 있게 하여 학습자가 자발적이고 능동적으로 학습할 수 있도록 구성하였습니다.

본 교재로 의학용어를 강의하는 교수님을 비롯한 학생들에게 유용한 책을 만들고자 생각하고 고민하고 노력하였으나, 분명 아쉬운 부분도 있으리라 생각됩니다. 여러 동료, 선배, 후학 여러분의 진심 어린 충고와 조언을 바라며 의학용어의 기초를 세우는데 튼튼한 기둥이 되는 교재가 되길 바라며 부족한 부분은 판을 거듭함에 따라 수정·보완해 나갈 것을 약속드립니다.

끝으로 교재 편찬을 위해 기꺼이 참여해 주신 협의회 회원 교수님들께 감사드리며, 편집위원장 김현주 교수님을 비롯하여 한마음으로 열심히 새로운 교재를 위해 애쓰신 편집위원들의 노고에도 고마움과 감사를 전합니다. 또한, 좋은 교재를 출판하기 위하여 응원하여주신 퍼스픽 북스 이웅현 회장님과 임직원 여러분들께도 한국 해부생리학 교수협의회의 이름으로 무한한 감사를 표합니다.

2021년 2월

한국 해부생리학 교수협의회 회장 박충선

C.O.N.T.E.N.T.S

C.O.N.T.E.N.T.S

CONTENTS

CHAPTER 9 비뇨계통 _215

CHAPTER 10 생식계통 _241

CHAPTER 11 내분비계통 _273

MEDICAL TERMINOLOGY

MEDICAL TERMINOLOGY

01

C·H·A·P·T·E·R

서 론

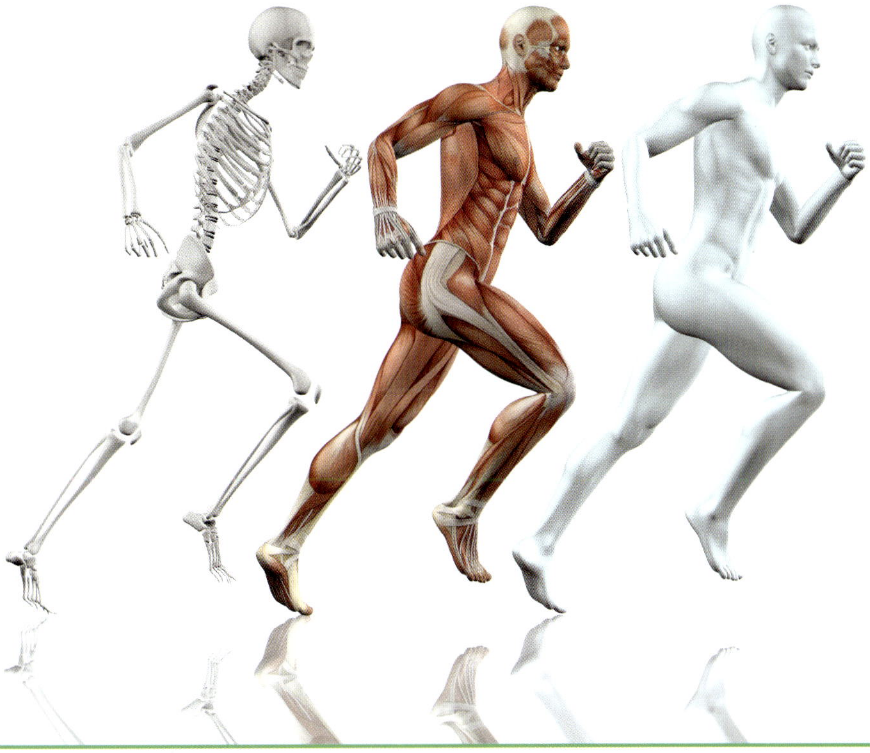

학·습·목·표

- 의학용어를 학습하는 목적을 설명할 수 있다.
- 의학용어의 기본 구조인 어간, 접두사, 접미사를 설명할 수 있다.
- 어간과 접미사를 연결하는 연결형이 무엇이며 어떻게 사용되는지 설명할 수 있다.
- 발음의 기본적인 규칙과 비정상적인 발음을 이해할 수 있다.
- 어간, 접두사, 접미사를 사용하여 각 계통 별로 주요 용어를 이해할 수 있다.

CHAPTER 01 서 론

1 의학용어를 학습하는 목적

의학용어는 효과적이면서도 정확한 의사소통을 위하여 보건의료관련 전문가들이 사용하는 특별한 어휘이다. 의학용어는 주로 그리스어와 라틴어에서 파생되었기 때문에 전 세계적으로 단일화된 형태로 사용된다. 의학용어를 배우는 것이 힘들기도 하지만 어근(root), 접두(prefix), 접미(suffix)의 기본 구조와 뜻을 이해하면 모르는 단어일지라도 추측과 분석이 가능하다. 그러므로 의학용어의 기초를 단단히 학습하는 것이 무엇보다 중요하다.

2 의학용어의 기본구성

1) 의학용어의 구성

일반적으로 의학용어는 접두사(prefixes), 어근(roots), 접미사(suffixes)로 구성되며, 이 세 가지 요소들의 조합으로 한 단어가 만들어진다.

2) 의학용어의 구성요소의 예

접두사(prefix) + 어근(root) + 접미사(suffix)로 구성되며 접두사, 보통 접미사와 어근 사이에는 결합형 모음 "O"가 삽입되어 용어를 구성한다.

(1) 어근(Word Root) : 하나의 단어 또는 단어를 형성하고 있는 단어의 요소이다. 어근은 단어의 기본이다. 어근은 단어의 중심 의미를 전달하고 어근에 접두사와 접미사가 결합하여 단어가 형성된다.

① nephr/o(kidney : 콩팥, 신장)

② arthr/o(joint : 관절)

③ oste/o(bone : 뼈)

(2) 접두사(Prefix) : 의학용어의 첫 요소로 '앞에 붙다' 또는 '단어의 시작에 붙다'를 의미한다.

① hydro-(water : 물)

② neo-(new : 새롭다)

(3) 접미사(suffix) : 의학용어의 마지막 요소로 ~에 고정, 매달리다, 아래의(under)의 뜻을 가지고 있다.

① -osis(abnormal condition, morbid process : 이상한 건강상태, 병적상태)

② -palsm(growth, increase; 성장, 증식)

(4) 예시

접두	어근	접미	완성된 용어
hydro-	nephr/o	-osis	hydronephrosis 수신증
neo-		-palsm	neopalsm 신생물
ex-	cis	-ion	excision '잘라내버리는 과정', '외과적 제거
	arthr/o oste/o	-itis	osteoarthritis 골관절염

3) 연결형(combining forms)

(1) 연결형은 어근에 연결모음을 붙인 형태를 말한다.

ex) arthr/o(joint) 관절

(2) 어근과 연결모음은 사선(/)으로 분리한다. 이 방법이 연결형을 나타내는 보편적인 방법이다. 의학용어에서 어근을 단독으로 사용할 때는 대부분 연결형으로 표현한다.

4) 연결모음(combining Vowel) : 연결모음은 대부분 "O"를 사용한다.

(1) 연결모음은 접미사가 자음으로 시작할 때 사용된다.

어근 + 접미사

ex) cardi(heart, 심장) + -logy(study, 학문) = cardiology

(2) 연결모음은 접미사가 모음으로 시작할 때는 사용되지 않는다.

어근 + 접미사

ex) gastr(stomach, 위) + -itis(inflammation, 염증) = gastritis

(3) 2개 또는 2개 이상의 어근이 결합되었을 경우에는 연결형 모음이 사용된다.

어근 + 어근 + 접미사

ex) gastr(stomach, 위) + enter(small intestine, 작은창자) + -itis = gastroenteritis

3 발음(Pronounciation)

용어는 접할 때마다 소리내어 반복해서 읽어라. 단어들이 다른 방식으로 결합할 때 발음이 달라진다는 것을 인식하기 바란다. 다음 표는 묵음과 비정상발음을 정리한 것이다.

묵음과 비정상 발음

철자	발음	단어	발음
ch	k	chemical	KEM-i-kl
dys	dis	dystrophy	DIS-trōfe
eu	u	euphoria	ūFOR-ēa
gn	n	gnathic	NATH-ik
ph	f	pharmacy	FAR-ma-se
pn	n	pneumonia	nūMŌnēa
ps	s	pseudo	SŪdo
pt	t	ptosis	TŌsis
rh	r	rheumatic	rūMATik
x	z	xiphoid	zif-oyd

모음 (a,e,i,o,u)은 철자 위에 발음기호가 없을 경우 다음과 같이 짧게 발음한다.

- a [hat]
- e [met]
- i [bin]
- o [some[
- u [run]

모음 위에 짧은 선이 표시되어 있으면 길게 발음한다.

- ā [say]
- ē [tea]
- Ī [lie]
- ō [hose]
- ū [sue]

4 주요 접두사(Prefixes)

1) 일반 접두사

접두사(prefix)	의미(meaning)	예(example)
a(n)-	no; not 부정; 없음	apnea 무호흡
ambi-	both 양측의	ambivalence 양가감정
ante-	before ~전에	antenatal 출생 전
anti-	against ~에 대항하여	antibiotic 항생제
brady-	slow 느린	bradycardia 느린맥(서맥)
dys-	bad; difficult; painful; abnormal 나쁜; 어려운; 비정상적인	dysuria 배뇨통(배뇨곤란)
endo-	within ~안에	endoscopy 내시경검사
epi-	above ~위에; ~위의	epigastric pain 명치통증(상복부 통증)
eu-	good, normal 좋은, 정상	eupnea 정상호흡
ex-, extra-	out ~바깥의	excision 절제
hyper-	excessive ~위에; 초과하여	hypertension 고혈압
hypo-	deficient ~아래; 모자란	hypogastric 아랫배의(하복부의)
in-, intra-, inter/o	in ~안에; ~안으로	incision 절개, intravenous 정맥내의
infra-	~아래에	infrarenal 콩팥아래의
inter-	~사이에(between)	intercostal 갈비사이(늑간)
intra-	~안에(within)	intravascular 혈관 내에
megal/o	great 큰	splenomegaly 비장비대
macro	large	macrocyte 대식구(대식세포)
micro	small 작은	microsurgery 미세수술(현미수술)
neo-	new 새로운	neoplasm 신생물
oligo-	few, small 적은	oliguria 소변감소(핍뇨)
pan-	all 전체	pancytopenia 범혈구감소증
para	곁에; 벗어난; 적당치 못한	paraplasia 비정상형성
peri-	around 주위의	pericardial 심장막의
poly-	many, much 많은	polyuria 다뇨
post-, retro	after ~후에	postpartum 분만후
pre-, pro-	before ~전의	prognosis 예후
pseud/o	false 가성의	pseudocyesis 상상임신

접두사(prefix)	의미(meaning)	예(example)
py/o	pus 농, 고름	pyothorax 농흉
semi-, hemi-	half 1/2, 반	semicoma 반혼수
sub-	~아래의	subcutaneous 피부아래의
supra-, super-	above ~위	superior 위의
tachy-	rapid 빠른	tachycardia 빠른맥(빈맥)
trans-	관통하여; 가로질러	transverse plane 수평면
ultra	~를 넘어서서	ultrasonography 초음파

2) 숫자를 나타내는 접두사

접두사(prefix)	의미(meaning)	예(example)
uni, mono	one; 1	monocyte 단핵구
bi, di, diplo	two; 2	bilateral 양측의, diplopia 복시
tri	three; 3	tricuspid valve 삼첨판
quadri, tetra	four; 4	quadriceps femoris muscle 넓다리네갈래근(대퇴사두근) tetraplegia 사지마비
multi	다수	multigravida 다산부

3) 색깔을 나타내는 접두사

접두사(prefix)	의미(meaning)	예(example)
cyan/o	blue; 파란	cyanosis 청색증
erythr/o	red; 빨간	erythrocyte 적혈구
leuk/o, alba, albin/o	white; 흰	leukocyte 백혈구
melan/o	black; 검정	melena 흑색변
purpur/o	purple; 보라, 자주색	purpura 자반증
xanth/o	yellow; 노란	xanthoma 황색종

4) 같은 뜻을 가진 접두사

접두사(prefix)	의미(meaning)	예(example)
epi-; hyper-	above ~위에	epidermal 상피, hypertension 고혈압
ante-; pre-; pro-	before ~전에	antenatal 출생 전, prenatal 출생 전
hypo-; infra-; sub-	below ~아래에	hypoxia 저산소증
endo-; intra-	within ~안에	endocrine 내분비 intradermal 진피내(피내의)

5) 반대 뜻을 가진 접두사

접두사(prefix)	의미(meaning)	예(example)
post- ante-; pre-; pro-	after ~후에 before ~전에	postpartum 분만 후 antenatal 출생 전 prenatal 출생 전 prodrome 전구증상
epi-; hyper- hypo-; infra-; sub-	above ~위에 below ~아래에	epidermal 상피 hypertension 고혈압 hypoxia 저산소증
hyper- hypo-	excessive 과도한 deficient 부족한	hypertension 고혈압 hypotension 저혈압
in- ex-	in; into ~안에 out ~바깥에	incision 절개 excision 절제

5 주요 접미사(Suffixes)

접미사(prefix)	의미(meaning)	예(example)
-algia	pain 통증	neuralgia 신경통
-cele	hernia 탈출	menigocele 수막류
-centesis	puncture 천자	thoracocentesis 흉강천자
-cyte	cell 세포	erythrocyte 적혈구
-dipsia	thirst 갈증	polydipsia 다갈
-ectasis	dilatation 확장증	bronchiectasis 기관지확장증
-ectomy	excision 외과적인 제거; 절제	hysterectomy 자궁적출술

접미사(prefix)	의미(meaning)	예(example)
-esthesia	sensation 감각	anesthesia 마취
-gnosis	knowledge 지식	diagnosis 진단, prognosis 예후
-gram	record 기록; 적음	mammogram 유방촬영술
-graph	기록하는데 사용하는 기계	electrocardiograph 심전도기
-graphy	기록하는 과정 : 영상을 제작하는 과정	computed tomography(CT) 컴퓨터단층촬영술 mammography 유방촬영술
-itis	inflammation 염증	tonsillitis 편도선염
-kinesia; kinesis	movement 운동	dyskinesia 근육운동 장애
-lithiasis	ston 결석	nephrolithiasis 신장결석
-logy	study 학문	cardiology 심장학
-logist	specialist 전문가; 연구하는 사람	ophthalmologist 안과전문의
-malacia	softening 연화증	osteomalacia 골연화증
-megaly	enlargement 거대증	acromegaly 말단비대증
-oma	tumor 종양; 덩어리	adenoma 샘종양(선종)
-osis	abnormal condition 비정상적인 상태	hydronephrosis 수신증
-partume	birth, labor 분만, 출산	postpartume 분만 후
-pathy	disease 병, 병변	nephropathy 신장병
-penia	deficiency 결핍, 감소	leukocyteopenia 백혈구감소증
-pepsia	digest 소화	dyspepsia 소화불량
-phagia	eat 먹다	polyphagia 다식
-phasia	speech 언어	dysphasia 언어장애
-phobia	fear 공포	photophobia 광선공포증
-plasty	surgical reconstruction 외과적 재건	rhinoplasty 코성형술
-plegia	paralysis 마비	hemiplegia 편마비
-pnea	breath 호흡	apnea 무호흡
-rrhage; rrhagia	출혈	hemorrhage 출혈
-rrhaphy	suture 봉합(꿰매는 것)	colporrhaphy 질벽 봉합
-rrhea	flow, discharge 유출, 액체가 흐르는 현상	otorrhea 귓물(이루)
-rrhexis	rupture 파열	enterorrhexis 장파열

접미사(prefix)	의미(meaning)	예(example)
-scope	체강이나 장기의 안을 관찰하는 기계	microscope 현미경
-scopy	체강과 장기의 내부를 관찰하는 과정 (육안적인 검사)	endoscopy 내시경검사
-sclerosis	hardening 경화증	arteriosclerosis 동맥경화증
-stenosis	narrowing 좁아지는 것	arteriostenosis 동맥협착
-stomy	구멍을 만드는 수술	colostomy 결장창냄술(결장루)
-tomy	incision 자르는 것; 절개	tracheotomy 기관절개술
-etomy	적출, 절제 외과적인 제거	appendectomy 충수절제
-trophy	growth 성장; 영양상태	atrophy 위축 hypertrophy 비대
-uria	urine condition 소변상태	oliguria 핍뇨

6 각 계통별 어근, 접두사, 접미사(Root, Perfix, Suffix)

1) 뼈대 및 관절계통

어근, 접두사, 접미사 (Root, Perfix, Suffix)	의미(meaning)	예(example)
arthr/o	joint 관절	arthritis 관절염
chondr/o	cartillage 연골	chondromalacia 연골의 부드러워짐 (연골연화증)
cost/o	rib 갈비뼈	costochondritis 늑연골염
ligament/o	ligament 인대	ligamentopexis 인대고정(술)
myel/o	bone marrow 골수	myelopathy 척수장애
ortho-	straight 바르게 하다	orthopnea 앉아숨시기(기좌호흡)
oste/o	bone 뼈	osteoporosis 골다공증
ten/o; tendin/o	tendon 힘줄, 건	tenosynovitis 힘줄윤활막염(건초염)

2) 근육계통

어근, 접두사, 접미사 (Root, Perfix, Suffix)	의미(meaning)	예(example)
fasci/o	fascia 근막	fascitis 근막염
my/o; muscul/o	muscle 근육	myalgia 근육통
-taxia	order 명령	ataxia 운동실조(증)
ton/o	tone, tension 긴장, 장력	atonic 무긴장성

3) 순환계통

어근, 접두사, 접미사 (Root, Perfix, Suffix)	의미(meaning)	예(example)
angi/o; vas/o	vessel 혈관	angina pectoris 협심증 vasodilation 혈관확장
arteri/o	artery 동맥	arteriosclerosis 동맥경화증 arteriostenosis 동맥협착
ather/o	fatty debris 지방침착물	atherosclerosis 죽상동맥경화증
cardi/o	heart 심장	cardiomegaly 심장비대
coron/o	crown 왕관	coronary arteries disease(CAD) 관상동맥질환
-cytosis	abnormal increase in the number of cells; 세포의 비정상적 증가	leukocytosis 백혈구증가(증)
-emia	blood condition 혈액 상태	anemia 빈혈
hem/o; hemat/o	blood 혈액	hemolysis 용혈, hematoma 혈종
immun/o	immunity; safe 면역; 안전	immunodeficiency 면역결핍
leuk/o	white 하얀	leukemia 백혈병
lymphaden/o	lymph node 림프절	lymphadenitis 림프절염
lymphangi/o	lymph vessel 림프관	lymphangioma 림프관종
-penia	deficient; decrease 모자람; 감소	leukopenia 백혈구 감소증
splen/o	spleen 지라, 비장	splenomegaly 비장비대
thromb/o	clot 덩어리	thrombolysis 혈전 용해
thym/o	thymus gland 가슴샘, 흉선	thymectomy 가슴샘(흉선)절제
tonsill/o	tonsil 편도	tonsillectomy 편도 절제
ven/o; phleb/o	vein 정맥	venography 정맥조영술 phlebotomy 정맥절개술

4) 호흡계통

어근, 접두사, 접미사 (Root, Perfix, Suffix)	의미(meaning)	예(example)
adenoid/o	adenoid 선양조직	adenoiditis 인두편도염
alveol/o	alveolus 허파꽈리(폐포)	alveola 폐포
bronch/o, bronch/i	bronchus 기관지	bronchiectasis 기관지 확장증
bronchiol/o	bronchiole 세기관지	bronchiolitis 세기관지염
-capnia	carbon dioxide 이산화탄소	hypercapnia 탄산과잉증(과탄산증)
diaphragm/o	diaphragm 가로막(횡격막)	diaphragmodynia 가로막통증
epiglott/o	epiglottis 후두덮개(후두개)	epiglottis 후두개
laryng/o	larynx 후두	laryngitis 후두염
lob/o	lobe 엽	lobectomy 폐엽절제술
naso/o, rhin/o	nose 코, 비	nasopharyngeal 비인두의 rhinoplasty 코성형술
ox/o, ox/i	oxygen 산소	pulse oximetry 맥박산소측정
-oxia	oxygen 산소	anoxia 무산소증
pharyng/o	pharynx 인두	pharyngitis 인두염
pleur/o	pleura 흉막, 가슴막	pleuritis 흉막염
pneumon/o, pneum/o, pneumat/o, pulmon/o	lung 폐(허파)	pneumonia 폐렴 pneumothorax 기흉 pulmonary artery 폐동맥
sept/o	septum 사이막(중격)	septoplasty 비중격 성형술

5) 소화계통

어근, 접두사, 접미사 (Root, Perfix, Suffix)	의미(meaning)	예(example)
abdomin/o	abdomen 배	abdominoplasty 복부성형술
cholecyst/o	gallbladder 쓸개주머니	cholecystitis 담낭염
choledoch/o	common bile duct 총담관	choledocholithiasis 총담관결석증
col/o; colon/o	colon 잘룩창자(결장)	colorectal carcinoma 결장직장암
enter/o	small intestine 작은창자	enteritis 장염
esophag/o	esophagus 식도	esophageal varix 식도정맥류
gastr/o	stomach 위	gastric pain 위통

어근, 접두사, 접미사 (Root, Perfix, Suffix)	의미(meaning)	예(example)
hepat/o	liver 간	hepatitis 간염
or/o; stomat/o	mouth 입(구)	oropharynx 구인두, stomatitis 구내염
pharyng/o	pharynx 인두, throat 목구멍	pharyngitis 인두염

6) 신경계통

어근, 접두사, 접미사 (Root, Perfix, Suffix)	의미(meaning)	예(example)
cerebr/o encephal/o	brain 뇌	cerebral contusion 뇌진탕 encephalitis 뇌염
hydro/o	water 물	hydrocephalus 뇌수종
mening/o; meningi/o	membrane; meninges 뇌와 척수를 싸고 있는 막	meningocele 수막탈출(증), 수막류
myel/o	spinal cord 척수	myelography 척수조영술
neur/o	nerve 신경	neurotomy 신경절단술

7) 감각계통

(1) 피부

어근, 접두사, 접미사 (Root, Perfix, Suffix)	의미(meaning)	예(example)
adip/o, lip/o, steat/o	fat 지방	adiposis 지방과다, lipoma 지방종 steatorrhea 지방변
derm/o, dermat/o	skin 피부	dermis 진피 dermatitis 피부염
hidr/o	sweat 땀	hyperhidrosis 다한증
kerat/o, corn/o	horny, hard 각질	keratitis 각막염
leuk/o, albin/o	white 흰	leukocyte 백혈구 albinism 백피증
melan/o	black 검정	melanoma 악성흑생종
xanth/o	yellow 노란	xanthoma 황색종

CHAPTER 1

(2) 눈

어근, 접두사, 접미사 (Root, Perfix, Suffix)	의미(meaning)	예(example)
blephar/o	eyelid 안검, 눈꺼풀	blepharoptosis 안검하수
ir/o, irid/o	iris 홍채	iridectomy 홍채절제술
kerat/o	cornea 각막	keratitis 각막염
lacrim/o	lacrimal 눈물, 눈물관의	lacrimal gland 눈물샘
ocul/o, opt/o	eye 눈, 눈의	oculomotor nerve 동안신경 optic nerve 시각신경
-opia	vision 시력	hyperopia 원시
retin/o	retina 망막	retinitis 망막염
scler/o	딱딱한, sclera 공막	scleroderma 피부경화증

(3) 귀

어근, 접두사, 접미사 (Root, Perfix, Suffix)	의미(meaning)	예(example)
acous/o, audi/o, audit/o	hearing 청각	acoustic neuroma 청신경종 audiometry 청력측정 검사 auditory hallucination 환청
aur/o, auricul/o, ot/o	ear 귀	auricle 귓바퀴(이개) otorrhea 귓물(이루)
mastoid/o	mastoid process 꼭지돌기(유양돌기)	mastoidectomy 유양돌기절제술
myring/o, tympan/o	tympanic membrane 고막	myringotomy 고막절개술 tympanoplasty 고실성형술

8) 비뇨계통

어근, 접두사, 접미사 (Root, Perfix, Suffix)	의미(meaning)	예(example)
cyst/o	bladder 방광	cystitis 방광염
glomerul/o	glomerulus 사구체	glomerulonephritis 사구체신염
pyel/o	renal pelvis 콩팥깔때기; 신우	pyelonephritis 신우신염
ren/o; nephr/o	kidney 콩팥(신장)	renal failure 신부전 hydronephrosis 수신증
ureter/o	ureters 요관	ureterolithotomy 요관결석제거술
urethr/o	urethra 요도	urethritis 요도염

9) 생식계통

어근, 접두사, 접미사 (Root, Perfix, Suffix)	의미(meaning)	예(example)
colp/o; vagin/o	vagina 질	colpocystocele 질방광탈출 vaginitis 질염
episi/o; vulv/o	vulva 외음	episiotomy 회음 절개술 atresia of vulva 외음폐쇄
gynec/o	female 여성	gynecology 부인과
hyster/o; uter/o	uterus 자궁	hysterectomy 자궁절제술 uterine tube 나팔관, 난관
mast/o; mamm/o	breast 유방	mastitis 유방염, mammary gland 유선
ovari/o; oophor/o	ovary 난소	ovarian cyst 난소낭종 oophoritis 난소염
perine/o	perineum 회음	perineum 회음
prostat/o	prostate gland 전립샘	prostatic hypertrophy 전립선비대증
salping/o	fallopian tube 난관	salpingectomy 난관절제술
test/o; orchid/o	testicle; testis 고환	testosterone 테스토스토론 orchidopexy 고환고정술
vas/o	vas deference 정관	vasectomy 정관절제술

10) 내분비계통

어근, 접두사, 접미사 (Root, Perfix, Suffix)	의미(meaning)	예(example)
aden/o	gland 샘, 선	adenoma 샘종, 선종
adren/o	adrenal gland 부신	adrenal cortex 부신겉질(피질)
parathyroid/o	parathyroid 부갑상선	parathyroid hormone 부갑상샘호르몬
pituitar/o	pituitary gland 뇌하수체	pituitary gland 뇌하수체
thyroid/o	thyroid gland 갑상선	thyroidectomy 갑상선절제술

11) 정신장애

어근, 접두사, 접미사 (Root, Perfix, Suffix)	의미(meaning)	예(example)
anxi/o	anxiolytic 불안한	anxiety 불안
aut/o	self 자신	autograft 자가이식
hallucin/o	hallucinogen 환각	auditory hallucination 환청
hypn/o	hypnosis 수면	hypnotherapy 최면요법
-kinesia	hyperkinesia 운동	bradykinesia 운동완만증
ment/o, psych/o	mentality 정신	mental retardation 정신발달지체 psychotherapy 정신요법
neur/o	neurosis 신경	neurotomy 신경절단술
-pathy	apathy 감정	antipathy 반감
-phobia	acrophobia 공포, 두려움	acrophobia 고소공포증
-phoria	dysphoria 감정	euphoria 행복감
schiz/o	schizophrenia 갈라짐, 분열	schizophrenia 정신분열증
somat/o	somatopsychosis 신체	psychosomatic disorder 심신 장애
-somnia	insomnia 수면	insomnia 불면증
-thymia	dysthymia 마음, 정신	dysthymia 기분부전장애

01

다음에 해당하는 접두사를 쓰시오.

① 부정이나 없음을 의미하는 것은? ( )
② 비정상적인, 나쁜, 어려운 것을 의미하는 것은? ( )
③ 비대하다는 의미로 사용되는 것은? ( )
④ 전체를 의미하는 것은? ( )
⑤ 가상 혹은 거짓의 의미를 가진 것은? ( )
⑥ 빠른을 의미하는 것은? ( )
⑦ 숫자 4를 의미하는 것은? ( )
⑧ 빨간색을 의미하는 것은? ( )
⑨ 회색을 의미하는 것은? ( )
⑩ ~안에 라는 의미를 가진 것은? ( )

02

다음에 해당하는 접미사를 쓰시오.

① 통증을 의미하는 것은? ( )
② 탈출을 의미하는 것은? ( )
③ 염증을 의미하는 것은? ( )
④ 종양을 의미하는 것은? ( )
⑤ 결핍이나 감소를 의미하는 것은? ( )
⑥ 결석을 의미하는 것은? ( )
⑦ 마비를 의미하는 것은? ( )
⑧ 출혈을 의미하는 것은? ( )
⑨ 구멍을 만드는 수술을 의미하는 것은? ( )
⑩ 잘라내는 즉, 절제를 의미하는 것은? ( )

03

각 계통별 접두사 및 접미사를 쓰시오.

① 소화기계에서 주로 사용하는 용어로 복부를 의미하는 접두사는?
( )

② 혈액계에서 주로 사용하는 용어로 혈액의 상태를 의미하는 접미사는?
( )

③ 호흡기계에서 주로 사용하는 용어로 기관지를 의미하는 접두사는?
( )

④ 호흡기계에서 주로 사용하는 용어로 허파를 의미하는 접두사는?
( )

⑤ 근골격계에서 주로 사용하는 용어로 근육을 의미하는 접두사는?
( )

⑥ 근골격계에서 주로 사용하는 용어로 골수를 의미하는 접두사는?
( )

⑦ 감각기계 중 피부에서 주로 사용하는 용어로 피부를 의미하는 접두사는?
( )

⑧ 비뇨기계에서 주로 사용하는 용어로 신우를 의미하는 접두사는?
( )

⑨ 여성생식기계에서 주로 사용하는 용어로 난소를 의미하는 접두사는?
( )

⑩ 남성생식기계에서 주로 사용하는 용어로 정관을 의미하는 접두사는?
( )

A.N.S.W.E.R

01. ① a–
② dys–
③ megal/o
④ pan–
⑤ pseud/o
⑥ tachy
⑦ quadri, tetra
⑧ erythr/o
⑨ poli/o
⑩ endo, intra

02. ① –algia
② –cele
③ –itis
④ –oma
⑤ –penia
⑥ –lithiasis
⑦ –plegia
⑧ –rrhage
⑨ –stomy
⑩ –ectomy

03. ① abdomin/o
② –emia
③ bronch/o
④ aveol/o
⑤ myo, muscul/o
⑥ myel/o
⑦ derm/o
⑧ pyel/o
⑨ ovari/o, oophor/o
⑩ vas/o

MEDICAL TERMINOLOGY

MEDICAL TERMINOLOGY

02

C·H·A·P·T·E·R

뼈대 및 관절계통

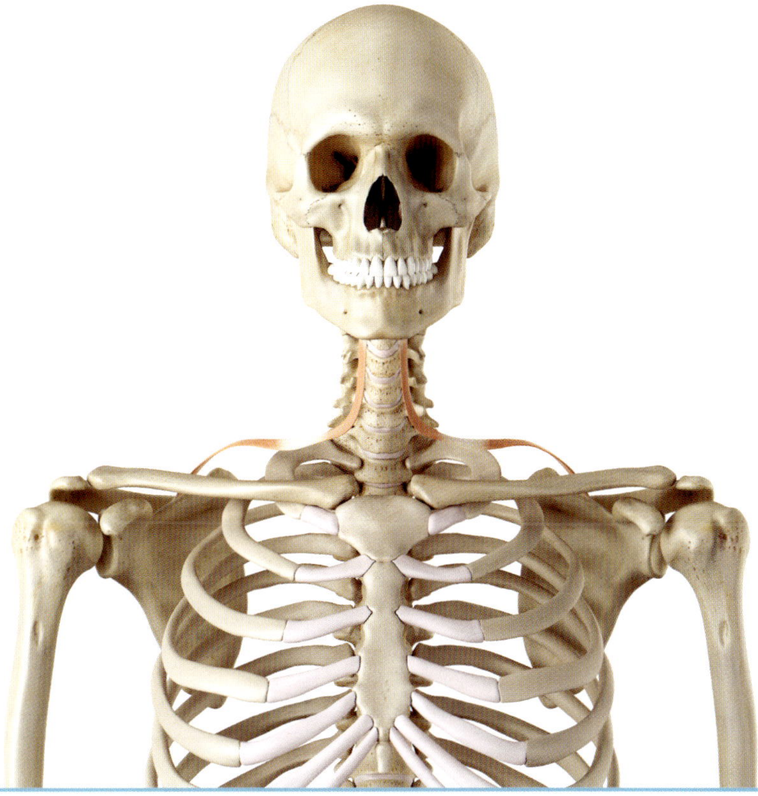

학·습·목·표

- 뼈대와 관절계통의 구조와 기능을 설명할 수 있다.
- 몸통뼈대와 팔다리뼈대를 구분할 수 있다.
- 윤활관절의 구조와 형태 및 운동범위를 설명할 수 있다.
- 뼈대 및 관절계통의 증상 및 징후와 관련된 용어를 설명할 수 있다.
- 뼈대 및 관절계통의 질환 및 병리학적 용어를 설명할 수 있다.
- 뼈대 및 관절계통의 진단검사를 설명할 수 있다.
- 뼈대 및 관절계통의 수술적 용어를 설명할 수 있다.
- 뼈대 및 관절계통의 약어를 설명할 수 있다.

MEDICAL TERMINOLOGY

CHAPTER 02

뼈대 및 관절계통
Skeletal & Articular system

1 개요

우리 몸을 이루는 뼈대계통은 일반적으로 206개의 뼈와 연골로 구성되어 있다. 이 뼈들은 서로 인대(ligament)에 의해 연결되어 몸통뼈대(axial skeleton, 체간골격)와 팔다리뼈대(appendicular skeleton, 사지골격)를 이룬다. 뼈의 주요한 기능은 다음과 같다.

- 신체형태 유지
- 근육의 부착점 제공
- 내부 장기 보호
- 조혈 및 무기질의 저장

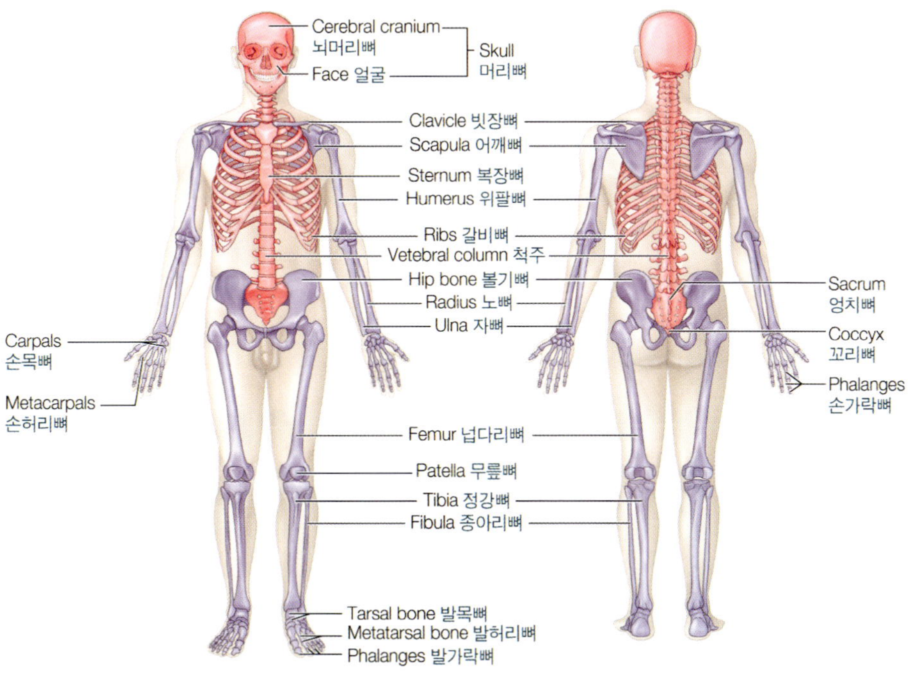

그림 2-1 뼈대계통(Skeletal system)

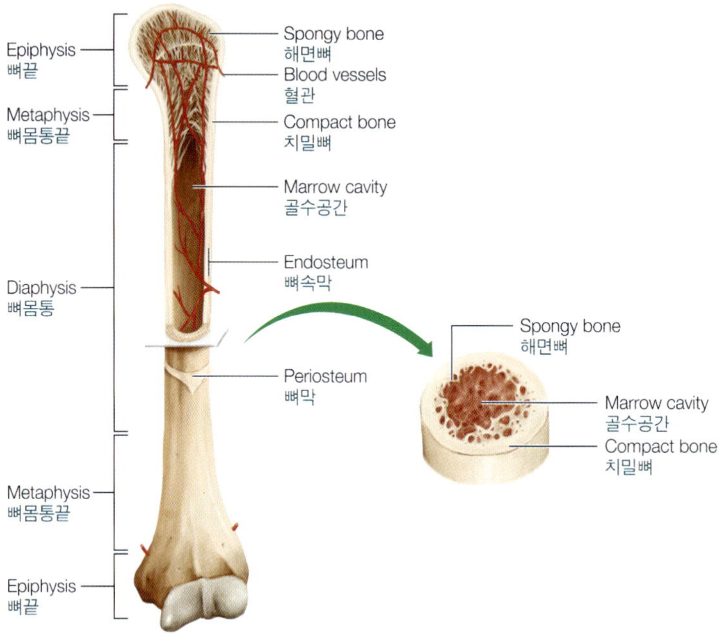

그림 2-2 뼈대구조(Skeletal structure)

뼈는 형태 및 모양에 따라 긴뼈(long bone, 장골), 짧은뼈(short bone, 단골), 납작뼈(flat bone, 편평골), 불규칙뼈(irregular bone, 불규칙골), 공기뼈(air bone, 함기골), 종자뼈(sesamoid bone)로 구분한다. 그리고 대부분의 뼈는 뼈막(periosteum, 골막), 뼈조직(bone tissue, 골조직), 골수(bone marrow, 뼈속질)의 구조로 이루어져 있다.

bone marrow 골수	골수공간과 해면뼈 공간에서 발견되는 특수결합조직이다.
compact bone 치밀뼈(치밀골)	혈관과 신경을 포함하는 중심관(central canal) 또는 하버스관(Haversian canal)과 중심관을 여러 겹으로 둘러쌓고 있는 뼈단위층판(lamella of osteon) 또는 하버스층판(Haversian lamella)의 구조로 되어 있다.
diaphysis 뼈몸통(골간)	긴뼈의 중간부분이다.
epiphysis 뼈끝(골단)	긴뼈의 양쪽 끝부분이다.
metaphysis 뼈몸통끝(골간단)	뼈몸통과 뼈끝 사이로 뼈끝연골(epiphyseal plate) 또는 성장판(growth plate)이라 한다.
periosteum 뼈막(골외막)	섬유성결합조직으로 뼈를 보호하고 성장시키며 힘줄과 인대의 부착점을 제공한다.
spongy bone 해면뼈(해면골)	뼈의 무게를 감소시키고 적색골수를 함유하는 골수공간(medullary cavity or marrow cavity)을 포함하고 있다.

2 해부학적 용어(Anatomical terms)

1) 몸통뼈대

몸의 중심축을 형성하는 몸통뼈대(axial skeleton, 체간골격)는 머리뼈(skull, 두개골), 갈비뼈(rib, 늑골), 복장뼈(sternum, 흉골), 척주(spinal column)를 포함한 80개의 뼈로 구성되어 있다. 이들은 주로 우리 인체에서 신경계통, 호흡계통, 순환계통의 내부 장기를 보호하는 기능을 한다.

(1) 머리뼈

머리뼈(skull, 두개골)는 뇌머리뼈(cranial bones, 뇌두개골)와 얼굴뼈(facial bone, 안면골), 귓속뼈(Auditory ossicles, 이소골)로 이루어져 있다.

① 뇌머리뼈

뇌머리뼈(cranial bones, 뇌두개골)는 6종 8개의 뼈가 봉합(suture)이라는 형태로 단단히 결합되어 섬세한 뇌를 수용하고 보호한다.

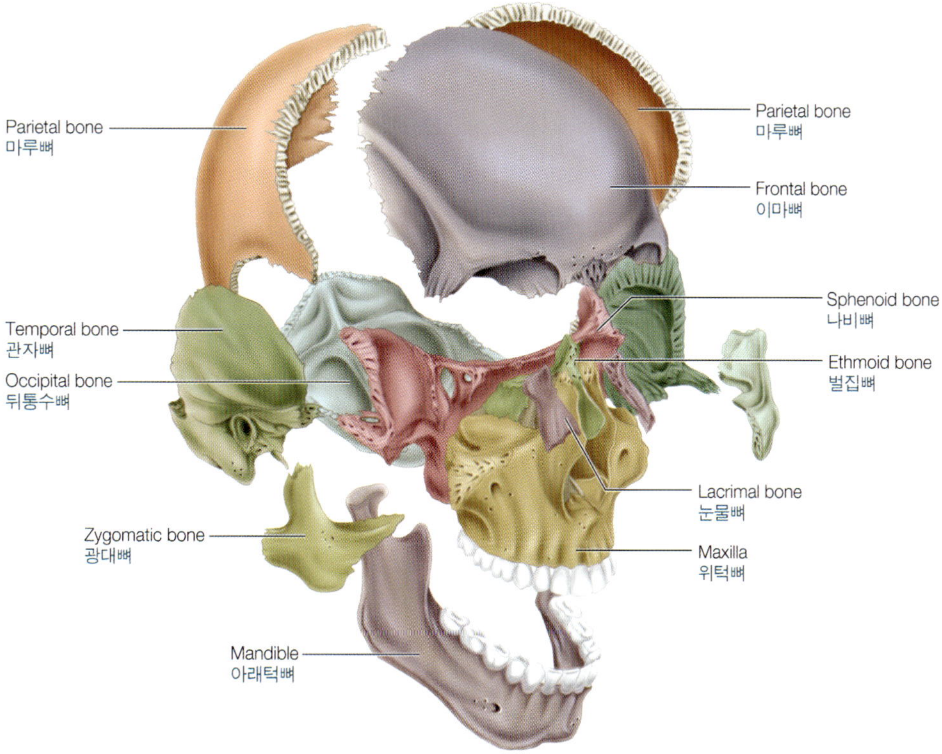

그림 2-3 머리뼈(Cranial bones)

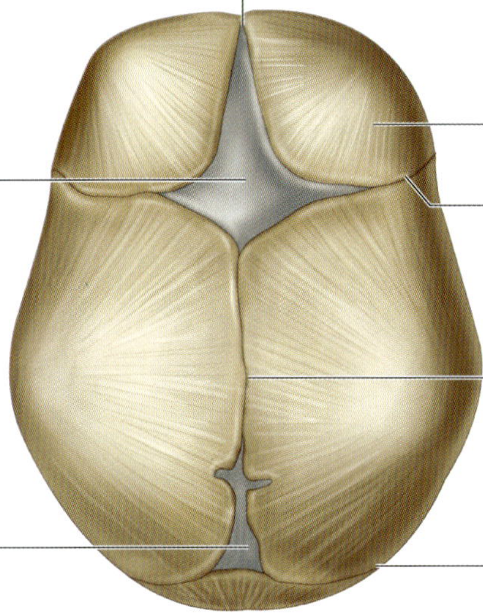

그림 2-4 봉합과 숫구멍(Suture & fontanel)

anterior fontanelle 앞숫구멍(대천문)	시상봉합과 관상봉합이 만나는 부위이다. 앞숫구멍은 출생 후 2년 이내에 폐쇄된다. 소아응급환자평가에서 이곳의 함몰여부로 수분결핍증후를 판단할 수 있다.
coronal suture 관상봉합	이마뼈와 마루뼈 사이의 섬유관절이다.
ethmoid bone 벌집뼈(사골)	1개로 구성되어 있다. 코뼈와 나비뼈 사이에 위치하여 코중격의 위쪽을 형성한다.
frontal bone 이마뼈(전두골)	1개의 뼈로 구성되어 있다. 이마 및 눈확의 윗부분과 코안의 천장을 이루는 뼈이다. 한 쌍의 마루뼈와 관절하여 관상봉합을 이루고, 이마굴이 존재한다.
lambdoid suture 시옷봉합(람다봉합)	마루뼈와 뒤통수뼈 사이의 섬유관절이다.
occipital bone 뒤통수뼈(후두골)	1개로 구성되어 있다. 머리의 뒤쪽아래에 위치하고, 척주관을 연결하는 큰구멍이 있으며 척수와 연결된다. 마루뼈와 관절하여 시옷봉합을 이룬다.
parietal bone 마루뼈(두정골)	2개의 뼈로 구성되어 있다. 머리뼈의 지붕에 좌, 우 한 쌍으로 존재하고 서로 관절하여 시상봉합을 이룬다.
posterior fontanel 뒤숫구멍(소천문)	시상봉합과 시옷봉합이 만나는 부위이다. 출생 후 3개월 이내에 폐쇄된다.

sagittal suture 시상봉합	좌우 마루뼈 사이의 섬유관절이다.
sphenoid bone 나비뼈(접형골)	1개로 구성되어 있다. 머리뼈 바닥의 중앙 부위에 있는 나비모양의 뼈다. 나비뼈 몸통 상면 안장(sella turcica)의 함몰부에 뇌하수체가 존재한다.
squamous suture 비늘봉합(인상봉합)	마루뼈와 관자뼈 사이의 섬유관절이다.
temporal bone 관자뼈(측두골)	2개로 구성되어 있다. 머리의 옆 부분을 형성하고 마루뼈와 관절하여 비늘봉합을 이룬다.

② 얼굴뼈

얼굴뼈(Facial bones, 안면골)는 9종 15개의 불규칙한 모양의 뼈로 눈, 코, 입, 귀 등과 같은 특수감각기관을 보호하는 기능을 한다. 또한 머리의 무게를 감소시키고 공명작용을 하는 코곁굴(paranasal sinus, 부비동)이 존재한다.

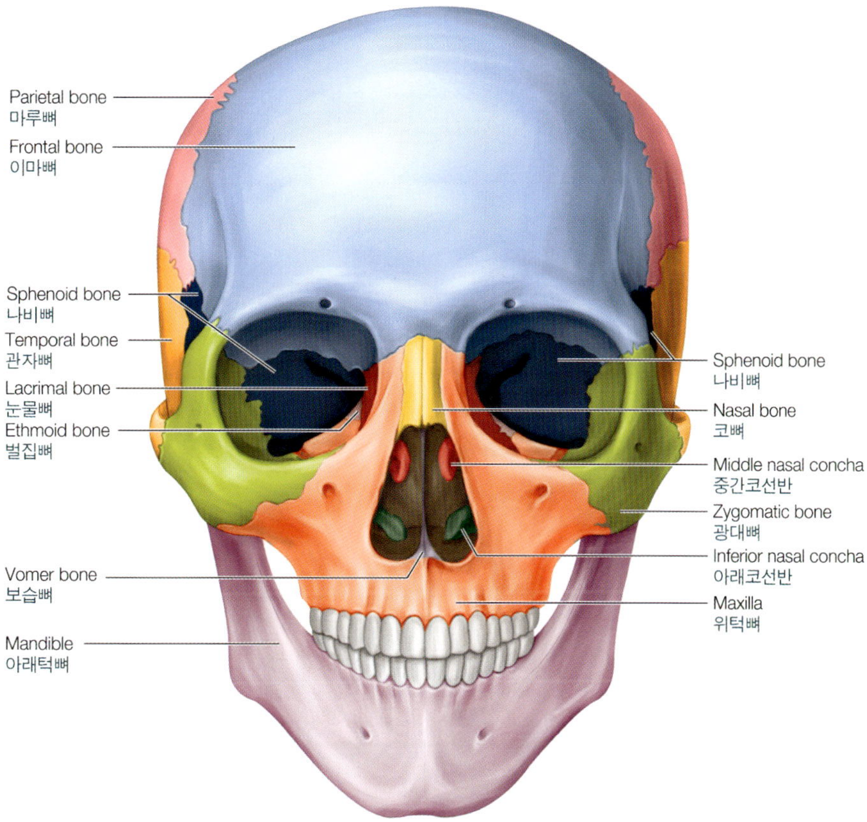

그림 2-5 얼굴뼈(Facial bones)

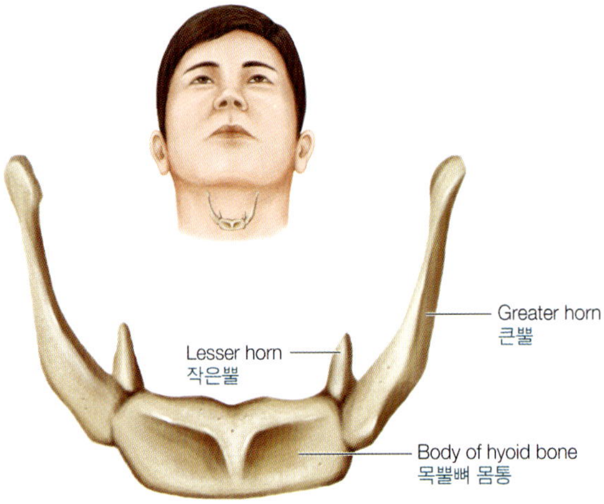

그림 2-6 목뿔뼈(Hyoid bone)

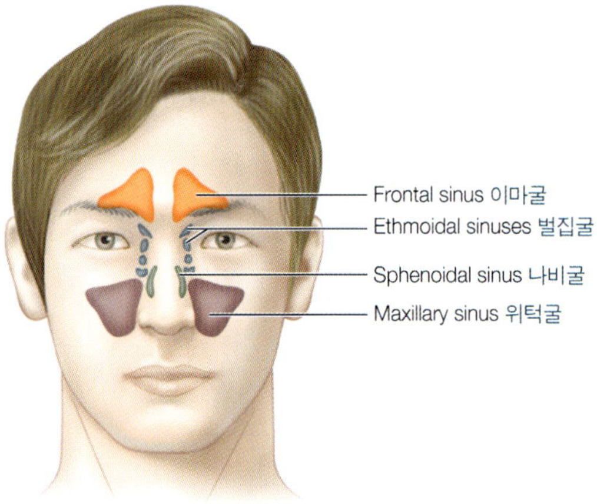

그림 2-7 코곁굴(Paranasal sinus)

ethmoid sinus 벌집굴(사골동)	좌우 눈 사이 코뼈 안에 위치한다.
frontal sinus 이마굴(전두동)	좌우 눈썹 부근 이마뼈 안에 위치한다.
hyoid bone 목뿔뼈(설골)	1개로 구성되어 있다. 다른 뼈와 관절하지 않는 유일한 뼈로 인대에 의해 관자뼈의 붓돌기와 연결되어 있다. 후두와 턱뼈각(mandibular angle, 하악각) 사이 위치하여 음식물의 삼킴과 발성에 관여한다.
inferior nasal concha 아래코선반(하비갑개)	2개로 구성되어 있다. 조개껍질 모양의 뼈로 위턱뼈, 입천장뼈와 관절하고 코 안의 가쪽 벽을 이룬다.
lacrimal bone 눈물뼈(누골)	2개로 구성되어 있다. 눈확의 안쪽벽을 이루고 이마뼈, 위턱뼈, 벌집뼈, 코선반뼈와 관절하여 눈물관을 형성한다.
mandibular bone 아래턱뼈(하악골)	1개로 구성되어 있다. U자 모양으로 얼굴뼈 중 가장 크고 튼튼하며 유일하게 움직이는 뼈이다. 관자뼈와 만나 턱관절(temporomandibular joint, TM joint)을 이룬다.
maxillary bone 위턱뼈(상악골)	2개로 구성되어 있다. 단단입천장(경구개)을 형성하고 코곁굴 가운에 가장 큰 위턱굴이 존재한다.
maxillary sinus 위턱굴(상악동)	코곁굴 중 가장 크고 위턱에 위치한다.
nasal bone 코뼈(비골)	2개로 구성되어 있다. 코안의 위쪽을 구성하여 이마뼈, 위턱뼈와 관절하여 콧대를 형성한다.
palatine bone 입천장뼈(구개골)	2개로 구성되어 있다. L자 모양으로 위턱뼈, 나비뼈와 관절한다.
sphenoid sinus 나비굴(접형동)	좌우 눈 안쪽 깊은 곳에 위치한다.

vomer 보습뼈(서골)	1개로 구성되어 있다. 쟁기모양의 뼈로 위턱뼈, 입천장뼈, 벌집뼈와 관절하여 코중격의 아래 부분을 형성한다.
zygomatic bone 광대뼈(관골)	2개로 구성되어 있다. 눈확의 가쪽과 관자뼈, 위턱뼈와 관절하여 뺨을 형성하는 불규칙뼈이다.

③ 귓속뼈

귓속뼈(auditory ossicles, 이소골)는 인체를 이루는 가장 작은 6개의 뼈로 구성되어 있다. 기능은 중간귀에서 들어온 소리를 증폭시켜 망치뼈(malleus, 추골), 모루뼈(incus, 침골), 등자뼈(stapes, 등골)를 통해 속귀로 전달한다.

(2) 갈비뼈

갈비뼈(ribs, 늑골)는 12쌍으로 앞쪽으로는 갈비연골에 의해 복장뼈와 관절하고, 뒤쪽으로는 등뼈와 관절하여 가슴우리(thoracic cage, 흉곽)를 형성한다.

false ribs 거짓갈비뼈(가늑골)	제8～10번째 갈비뼈로 복장뼈와 직접 관절하지 않고, 제7번째 갈비연골과 관절한다.
floating ribs 뜬갈비뼈(부유늑골)	제11～12번째 갈비뼈로 앞쪽의 갈비연골과 관절하지 않고 뒤쪽의 등뼈하고만 관절한다.
true ribs 참갈비뼈(진늑골)	제1～7번째 갈비뼈로 각각의 갈비뼈가 갈비연골에 의해 복장뼈와 관절한다.

(3) 복장뼈

복장뼈(sternum, 흉골)는 1개의 뼈로 구성되어 있고, 가슴의 앞면 중앙에 납작한 칼 모양으로 위치하고 있다.

body of sternum 복장뼈몸통(흉골체)	제3～7갈비연골과 관절한다. 조혈작용이 일어나는 뼈로 골수기능검사 부위로 사용된다.
manubrium of sternum 복장뼈자루(흉골병)	복장뼈의 가장 위쪽부분으로 빗장뼈와 제1갈비연골과 관절한다.
sternal angle 복장뼈각(흉골각)	제2갈비연골과 관절한다. 갈비뼈를 세는 기준이 된다.
xiphoid process 칼돌기(검상돌기)	복장뼈의 가장 아래 부분으로 가로막과 배곧은근의 부착부위이다. 청년기까지는 유리연골이나 성인기에는 단단한 뼈가 된다.

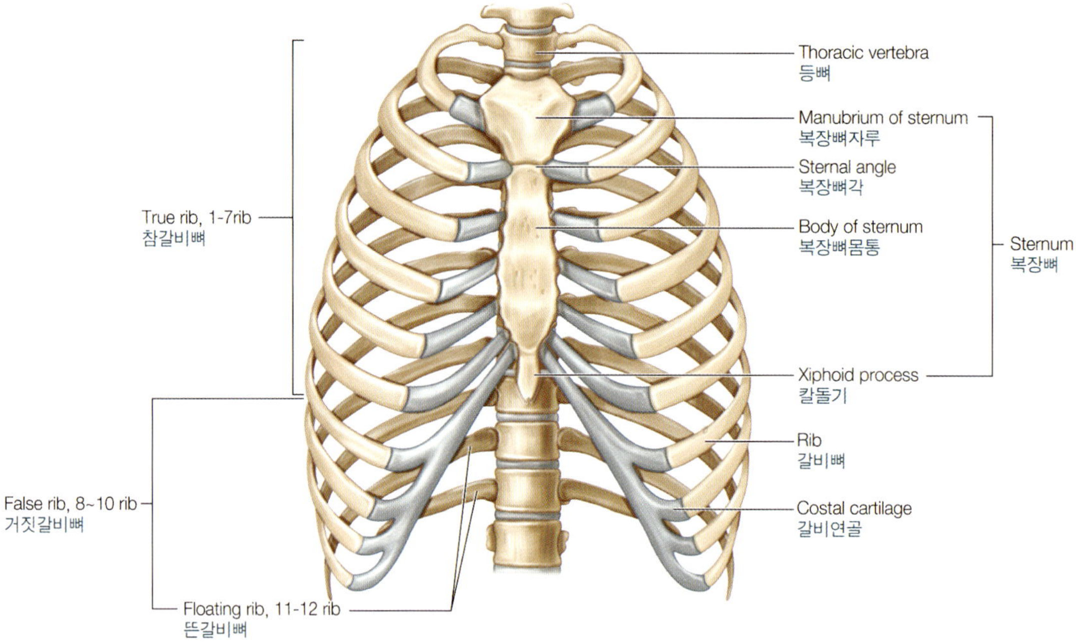

그림 2-8 가슴우리(Thoracic cage)

(4) 척주

척주(spinal column or vertebral column)는 몸통뼈대의 뒤쪽 중앙에서 머리뼈와 골반을 연결하는 신체의 중심축 역할을 한다. 척주의 길이는 70~75cm 정도이고 성인의 경우 26개의 척추뼈로 구성되어 있다. 척주의 중앙에는 중추신경계인 척수가 수용되어 보호되고 있다.

cervical vertebrae 목뼈(경추, C1~C7)	7개로 구성되어 있다. 첫번째 목뼈는 고개를 끄떡일 때 운동이 일어나게 하는 척추뼈로 고리뼈(atlas, 환추)라고 한다. 두번째 목뼈는 고개를 좌우로 돌릴 때 축이 되는 척추뼈로 중쇠뼈(axis, 축추)라고 한다. 일곱번째 목뼈는 솟을뼈(vertebral prominens, 융추)라고 하고, 가시돌기가 돌출되어 있어 척추 위치 확인 지표로 사용된다.
coccyx 꼬리뼈(미골)	3~5개의 꼬리뼈가 성인이 되면서 1개의 뼈로 융합된다.
intervertebral disk 척추사이원반(추간원판)	섬유성연골로 제1~2목뼈, 엉치뼈와 꼬리뼈 사이를 제외한 목뼈에서 허리뼈까지 23개 존재한다. 걷거나 뛸 때 충격을 흡수하여 척추뼈의 골절을 막고 뇌에 충격을 방지한다.
intervertebral foramen 척추사이구멍(추간공)	위아래 척추뼈의 패임(notch, 절흔)에 의해 좌우 1쌍의 척추사이구멍이 형성되어 척수신경의 통로가 된다.
lumbar vertebrae 허리뼈(요추, L1~L5)	5개로 구성되어 있다. 척주에서 가장 많은 체중을 지탱하며 크고 강하다.

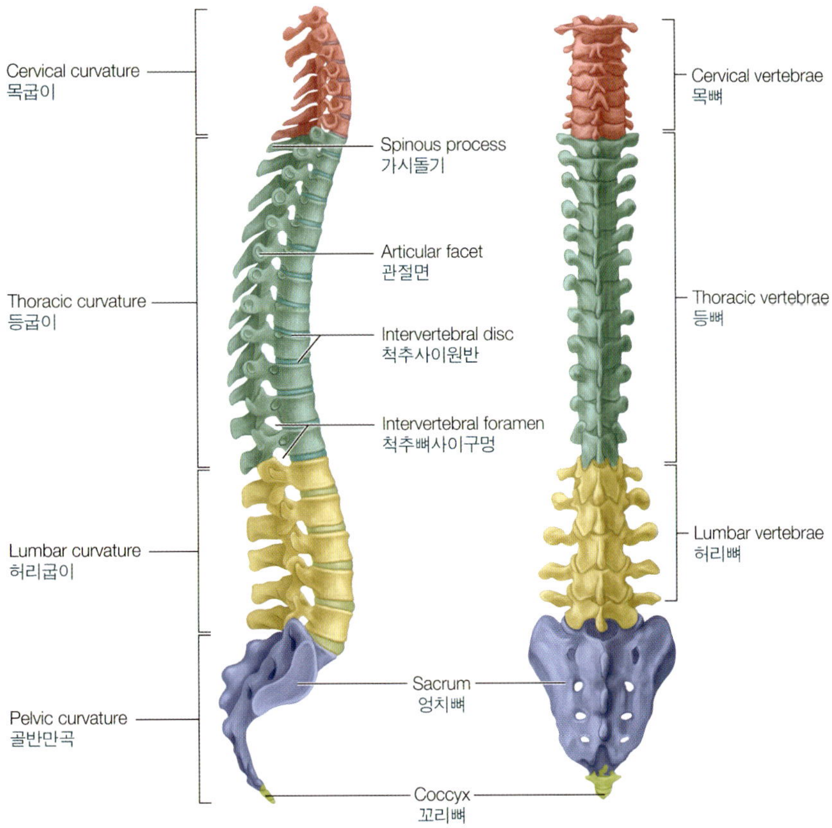

그림 2-9 척주(Spinal column)

primary curvature 일차굽이(1차만곡)	태아기에 형성되는 C자 모양의 오목하게 들어간 척주로 성인 척주의 등굽이(thoracic curvature)와 엉치굽이(sacral curvature)를 형성한다.
sacrum 엉치뼈(천골)	5개의 엉치뼈가 성인이 되면서 1개의 뼈로 융합된다. 역삼각형의 뼈로 가쪽의 볼기뼈, 아래의 꼬리뼈와 관절하여 골반을 형성한다.
secondary curvature 이차굽이(2차만곡)	출생 후 3개월 정도에 아기가 머리를 세우기 시작할 때 나온 목굽이(cervical curvature, 경부만곡)와 걷기 시작할 때 형성되는 허리굽이(lumbar curvature, 요부만곡)를 말한다.
thoracic vertebrae 등뼈(흉추, T1~T12)	12개로 구성되어 있다. 제11, 12등뼈를 제외하고 갈비뼈와 관절하고 가슴우리의 뒷벽을 형성한다.

2) 팔다리뼈대

팔다리뼈대(appendicular skeleton, 사지골격)는 팔이음뼈(shoulder girdle, 상지대)와 자유팔뼈(upper extremity, 상지)로 구성된 64개의 팔뼈대와 다리이음뼈(pelvic girdle, 하지대)와 자유다리뼈(lower extremity)로 구성된 62개의 다리뼈대를 포함한 총 126개의 뼈로 구성되어 있다.

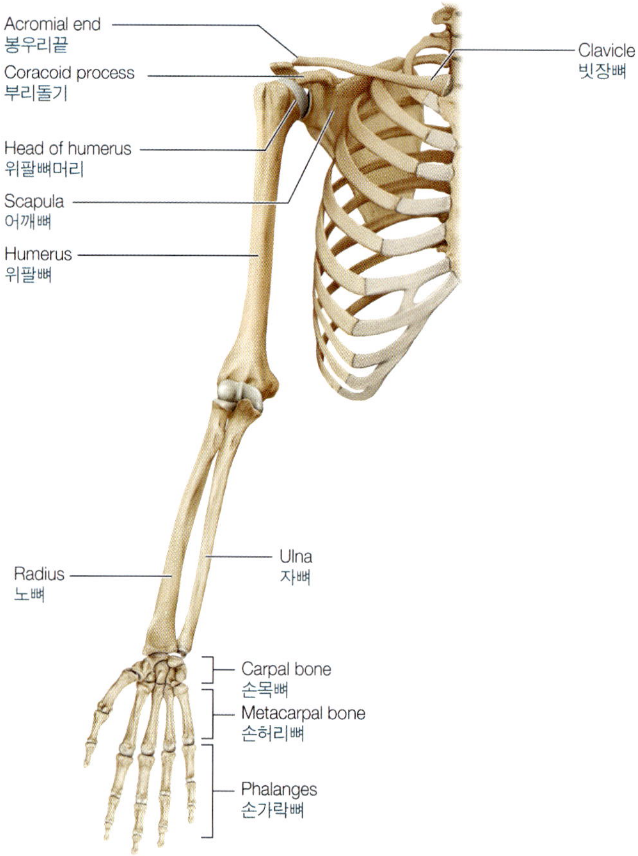

그림 2-10 팔이음뼈와 자유팔뼈(Shoulder girdle & Upper extremity)

(1) 팔이음뼈

clavicle 빗장뼈(쇄골)	2개로 구성되어 있다. 제1갈비뼈 바로 위에 수평으로 안쪽은 복장뼈와 바깥쪽은 어깨뼈와 관절한다. S자 형의 긴뼈로 가장 먼저 뼈되기가 이루어져 충격에 골절이 쉽게 일어난다.
scapula 어깨뼈(견갑골)	2개로 구성되어 있다. 역삼각형 모양의 뼈로 가슴우리 뒤벽 제2~제7 갈비뼈 사이에 존재한다. 위팔뼈, 빗장뼈와 관절을 이룬다.

(2) 자유팔뼈

carpals 손목뼈(수근골)	좌우 각각 8개씩 2열로 배열되어 있다.
humerus 위팔뼈(상완골)	2개로 구성되어 있다. 위팔뼈 머리(humerus head)는 어깨뼈와 관절하여 어깨관절(shoulder joint)을 이룬다. 아래쪽은 자뼈, 노뼈와 팔꿉관절(elbow joint, 주관절)을 이룬다.
metacarpals 손허리뼈(중수골)	좌우 각각 5개씩으로 구성되어 있다. 손바닥과 손등을 이루는 긴뼈이다.
phalanges 손가락뼈(지절골)	좌우 각각 14개씩으로 구성되어 있다. 엄지손가락은 2개의 뼈인 첫마디뼈(proximal phalanges, 근위지골)와 끝마디뼈(distal phalanges, 원위지골)로 구성되어 있고, 나머지 손가락은 중간마디뼈(middle phalanges, 중간지골)가 포함된 3개의 뼈로 구성되어 있다.
radius 노뼈(요골)	2개로 구성되어 있다. 아래팔의 바깥쪽인 엄지손가락 쪽으로 뻗어 내려가고 아래 부분이 크고 넓다. 손을 짚고 넘어지면서 노뼈 하단 1/3 부근에 콜리스 골절(Colles' fracture)이 잘 일어난다.
ulna 자뼈(척골)	2개로 구성되어 있다. 아래팔의 새끼손가락 쪽으로 뻗어 내려가고 위 상단이 크고 넓다.

(3) 다리이음뼈

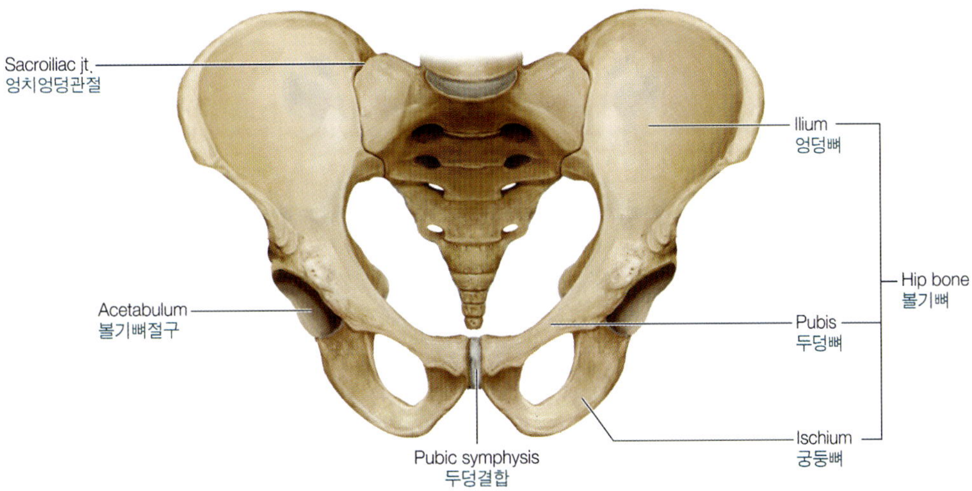

그림 2-11 다리이음뼈(하지대, Pelvic girdle)

CHAPTER 2

hip bone 볼기뼈(관골)	2개로 구성되어 있다. 엉덩뼈(ilium, 장골), 궁둥뼈(ischium, 좌골), 두덩뼈(pubis, 치골)가 출생 후 1개로 융합되어 하나의 볼기뼈를 형성된다. 좌우 볼기뼈와 관절하고, 엉치뼈와 관절하여 골반(pelvic)을 형성한다.
pubic symphysis 두덩결합(치골결합)	좌우 두덩뼈가 결합하여 만드는 관절로 임신기간 중 릴렉신(relaxin)이라는 호르몬에 의해 골반인대들이 느슨해진다.

(4) 자유다리뼈

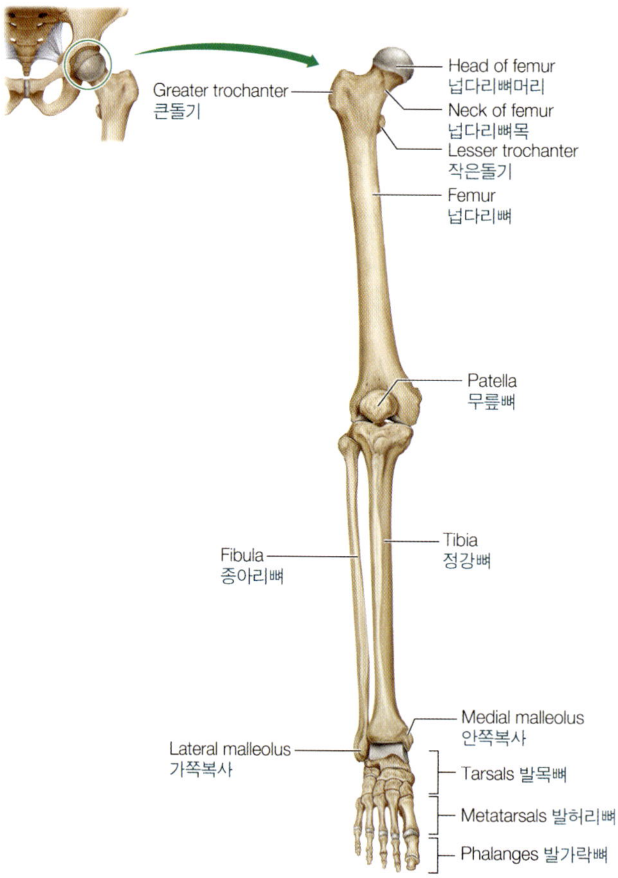

그림 2-12 자유다리뼈(Lower extremity)

femur 넙다리뼈(대퇴골)	2개로 구성되어 있다. 인체의 뼈 중에서 가장 크고 긴뼈이다. 볼기뼈 절구(acetabulum, 관골구)와 넙다리뼈 머리(femural head)와 관절하여 엉덩관절(hip joint, 고관절)을 형성한다.
fibula 종아리뼈(비골)	2개로 구성되어 있다. 종아리의 바깥쪽에 위치한 가늘고 긴뼈로 발목관절을 형성한다.

metatarsals 발허리뼈	좌우 각각 5개씩 작고 긴뼈로 발바닥을 형성한다.
patella 무릎뼈(슬개골)	2개로 구성되어 있다. 역삼각형의 종자뼈(sesamoid bone)로 앞, 뒤 십자인대(cruciate ligament)가 존재한다. 위쪽의 넙다리뼈와 아래쪽의 정강뼈가 만나 무릎관절(knee joint, 슬관절)을 이룬다.
phalanges 발가락뼈	좌우 각각 14개씩의 짧은뼈로 구성되어 있다. 손가락과 동일하게 엄지발가락은 2개, 나머지 4개 발가락은 3개의 뼈로 구성되어 있다.
tarsals 발목뼈(족근골)	한쪽 발에 각각 7개씩의 뼈로 구성되어 있다.
tibia 정강뼈(경골)	2개로 구성되어 있다. 굵고 긴뼈로 종아리의 안쪽에 존재한다. 정강뼈의 앞면은 피부에서 쉽게 만져지며 외부 충격 시 흔히 타박상을 입는 곳이다.

3) 관절

관절(articulation or joint)은 섬유결합조직인 인대(ligament)에 의해 뼈와 뼈, 뼈와 연골이 연결되는 부분으로 다양한 운동을 가능하게 한다. 관절은 운동성의 정도에 따라 섬유관절(fibrous joint), 연골관절(cartilaginous joint), 윤활관절(synovial joint)로 구분된다.

cartilaginous joint 연골관절	뼈와 연골이 연결되는 부위로 약간의 운동성이 있는 관절이다.
fibrous joint 섬유관절	치밀결합조직으로 뼈들이 단단히 결합되어 있어 운동성이 극히 제한적이다.
ligament 인대	뼈와 뼈를 연결하는 결합조직으로 관절의 안정성을 유지시켜 준다.
synovial joint 윤활관절	인체 대부분의 관절에서 볼 수 있고, 자유스러운 움직임이 가능하다.

(1) 윤활관절의 구조

articular cartilage 관절연골	뼈끝의 관절면을 덮고 있는 연골로 외부 충격을 흡수하는 역할을 한다.
articular cavity 관절공간	관절주머니 내의 공간이다. 윤활막에서 분비되어 관절연골에 영양분을 공급하는 윤활액이 들어 있다.
fibrous joint capsule 관절주머니(관절낭)	안쪽의 윤활막과 바깥쪽의 섬유막으로 구성되어 있다. 윤활막(synovial membrane)은 관절공간에 윤활액을 분비한다.

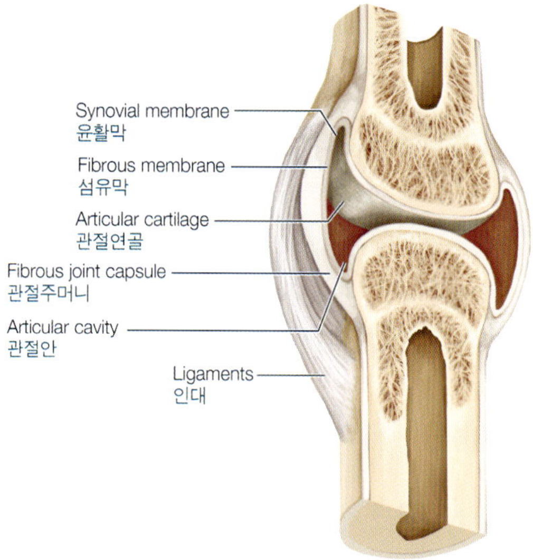

그림 2-13 윤활관절의 구조(Synovial joint structure)

(2) 윤활관절의 유형

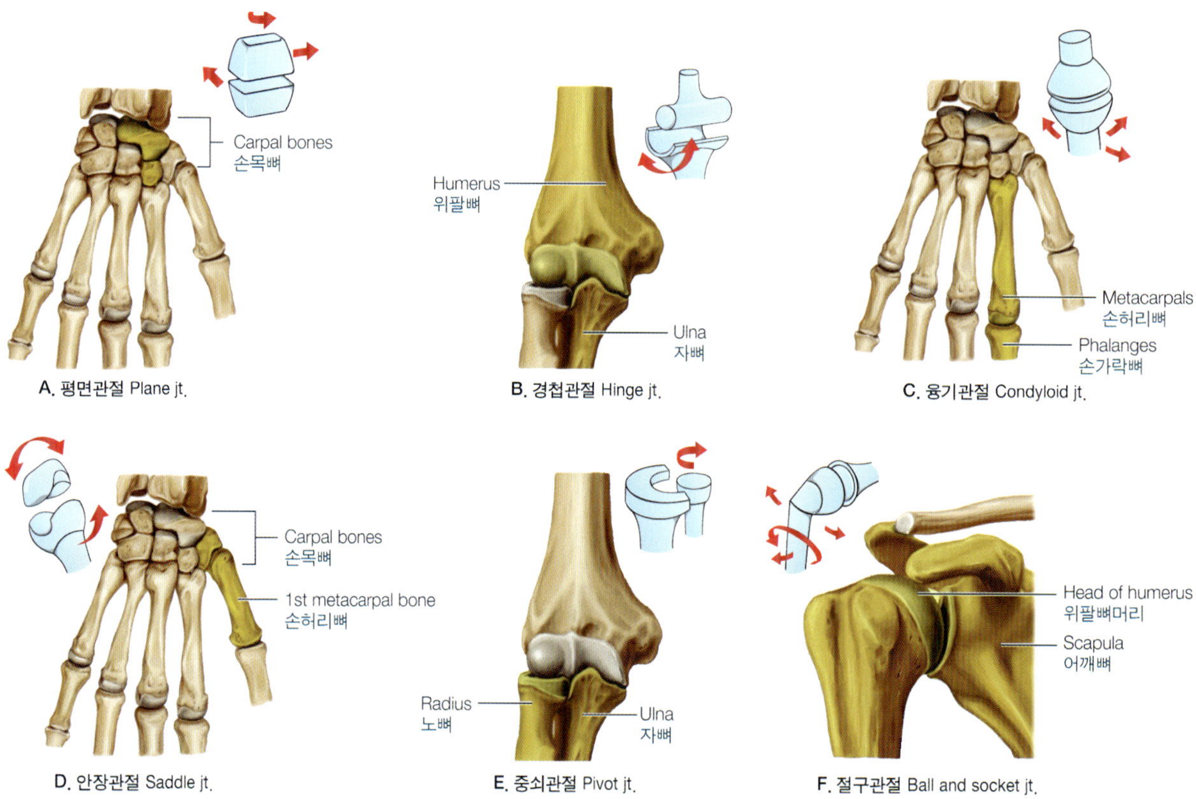

그림 2-14 윤활관절의 유형(Synovial joint type)

ball and socket joint 절구관절	구형 또는 반구형의 관절머리와 소켓모양의 관절오목이 만나 이루는 관절로 자유로운 운동이 가능 하다. 어깨관절(shoulder joint), 엉덩관절(hip joint)에서 볼 수 있다.
condyloid joint 융기관절(타원관절)	타원형의 관절머리와 관절오목이 만나므로 굽힘, 폄, 벌림, 모음 운동이 가능하다. 손허리손가락관절(metacarpophalangeal joint)에서 볼 수 있다.
hinge joint 경첩관절	볼록한 면과 오목한 면이 만나는 여닫이문의 경첩과 같은 구조로 굽힘과 폄 운동이 일어난다. 팔꿉치관절(elbow joint), 무릎관절(knee joint), 손가락사이관절(interphalangeal joint)에서 볼 수 있다.
pivot joint 중쇠관절(차축관절)	차축을 중심으로 차바퀴가 돌아가듯이 긴축과 회전축이 평행하게 회전하는 관절이다. 몸쪽노자관절(proximal radioulnar joint), 먼쪽노자관절(distal radioulnar joint), 고리중쇠관절(atlanto-axial joint, 환축관절)에서 볼 수 있다.
plane joint 평면관절(활주관절)	관절하는 면이 거의 평면에 가까운 상태로 운동이 매우 제한적이다. 손목뼈사이관절(intercarpal joint), 발목뼈관절(intertarsal joint)에서 볼 수 있다.
saddle joint 안장관절	말안장처럼 생긴 두 개의 관절면끼리 서로 직각으로 맞물리는 관절이다. 엄지손가락의 손목손허리관절(carpometacarpal joint), 복장빗장관절(sternoclavicular joint, 흉쇄관절)에서 볼 수 있다.

3 의학용어(Medical terms)

1) 증상 및 징후와 관련된 용어

arthralgia 관절통	관절에서 느끼는 통증이나 불편감이다.
carpal tunnel syndrome 손목굴증후군(수근관증후군)	손목의 아홉 개의 힘줄과 정중신경이 통과하는 굴인 손목굴의 압박에 의한 증후군으로 새끼손가락을 제외한 네 손가락이 아프고 저린 증상이 나타나는 것이다.
close fracture 폐쇄골절	피부 파손을 동반하지 않는 뼈의 골절 상태이다.
Colles' fracture 콜리스골절	손목관절의 1인치 이내 노뼈 아래 끝의 골절로 '은 포크 변형' 징후가 관찰된다.
comminuted fracture 분쇄골절	뼈가 여러 조각의 골편으로 부서지면서 생긴 골절이다.

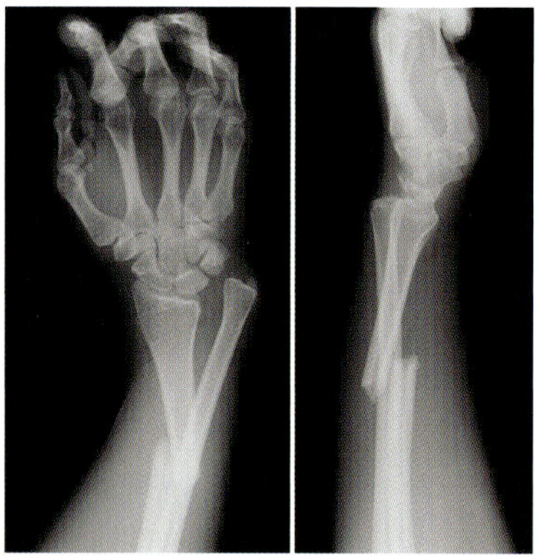

그림 2-15 폐쇄골절(Close fracture)

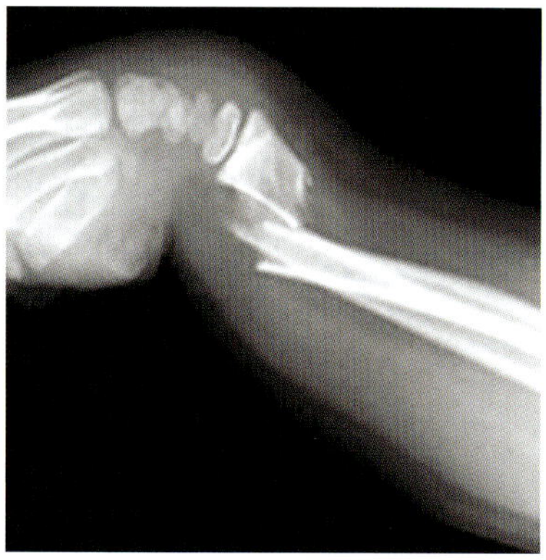

그림 2-16 콜리스골절(Colles' fracture)

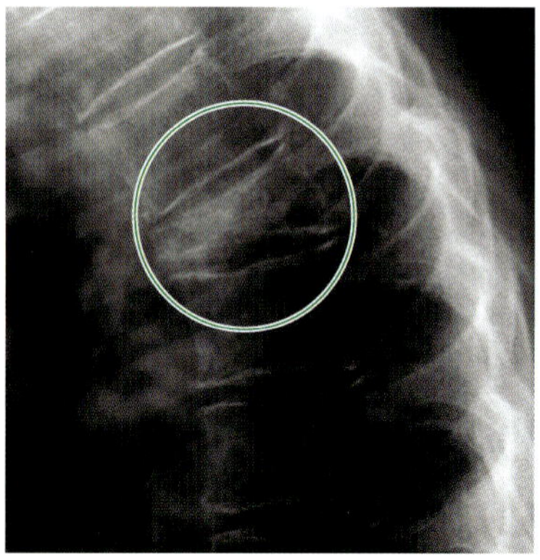

그림 2-17 척추압박골절(Spinal compression fracture)

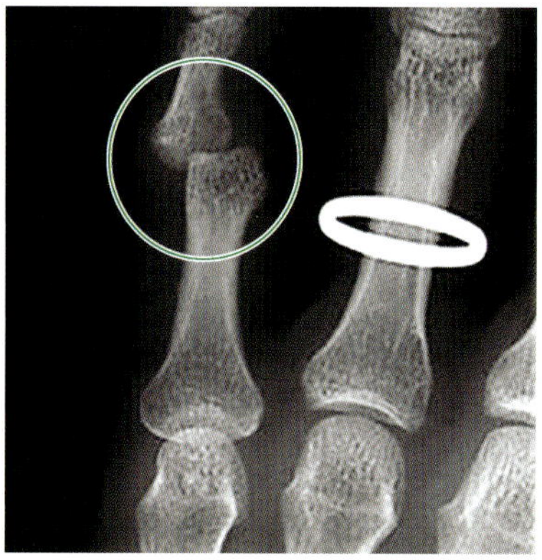

그림 2-18 탈구(Dislocation)

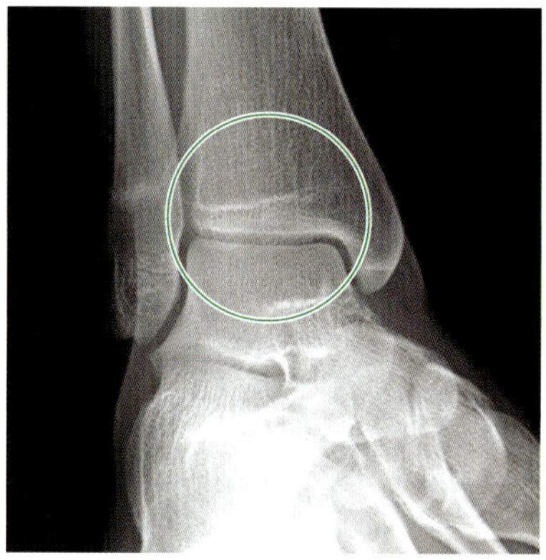

그림 2-19 피로골절(Fatigue fracture)

compression fracture 압박골절	압박에 의해 이루어진 골절이다.
crepitation 비빔소리(염발음)	골절된 뼈가 부딪히면서 나는 소리다.
dislocation 탈구	정상적인 관절의 위치에서 뼈가 완전히 빠져나온 상태이다.
fatigue fracture 피로골절	장기간 반복적인 자극에 의해 생기는 불완전골절로 스트레스 또는 행군골절(march fracture)이라고도 한다.
fracture 골절	외부의 강한 힘에 의해 뼈의 연속성이 파괴된 상태이다.
greenstick fracture 생나무골절(약목골절)	불완전굴곡골절로 뼈의 곡선 부분의 볼록한 면만 불완전하게 부러져서 휘어진 상태로 성인의 뼈보다 탄력성이 높은 소아의 골절에서 흔히 발생한다.

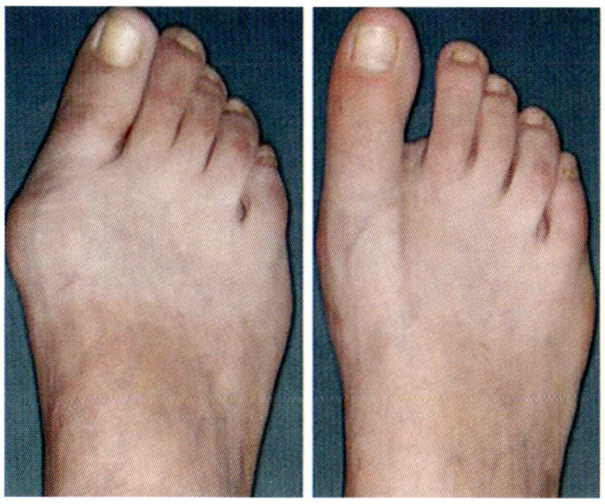

그림 2-20 엄지발가락가쪽휨증(Hallux valgus)

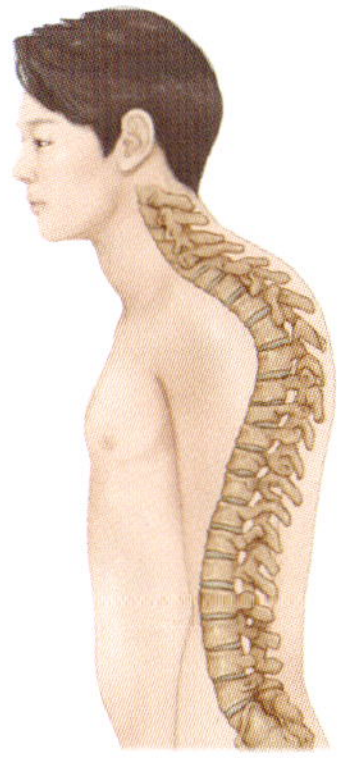

그림 2-21 척추뒤굽음증(Kyphosis)

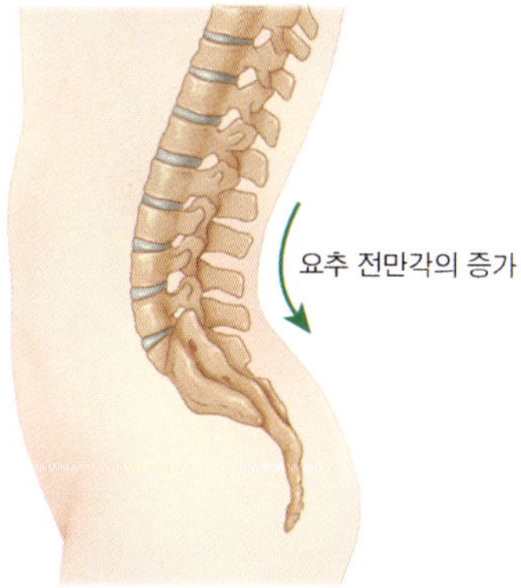

그림 2-22 척추앞굽음증(Lordosis)

hairline fracture 가는선골절 (미세골절)	골절면이 벌어지지 않고 가늘게 갈라진 모양이 머리카락 같아서 이름 붙여진 골절이다.
hallux valgus 엄지발가락가쪽휨증 (무지외반증)	엄지발가락이 가쪽을 향하여 다른 발가락과 가까워지는 상태이다.
hallux varus 엄지발가락안쪽휨증 (무지내반증)	엄지발가락이 안쪽을 향하여 다른 발가락에서 멀어지는 상태이다.
impacted fracture 끼임골절 (감입골절)	하나의 뼈 조각이 다른 뼈 조각에 깊고 단단하게 들어 박힌 골절이다.
kyphosis 척추뒤굽음증(척추후만증)	척추를 가쪽면에서 보았을 때 등뼈의 뒤굽이(후만곡)가 비정상적으로 돌출된 상태이다.
lordosis 척추앞굽음증(척추전만증)	척추를 가쪽면에서 보았을 때 허리굽이가 앞쪽으로 비정상적으로 구불어진 상태이다.
lumbago 허리통증(요통)	근육긴장, 류마티스관절염, 골관절염, 척추사이원반탈출증 등의 원인에 의해 발생하는 허리의 통증이다.
oblique fracture 빗금골절	뼈의 장축에 사선방향으로 일어난 골절이다.
open fracture 개방성 골절	부러진 뼈의 끝이 피부를 뚫고 밖으로 노출되는 것으로 감염의 위험이 높다.
ostealgia(ostalgia) 뼈통증(골통)	뼈의 비정상적인 통증이다.
phantom limb pain 헛팔다리 통증(환상사지통증)	절단되어 없어진 팔다리의 절단부위에서 느껴지는 이상 통증이다.

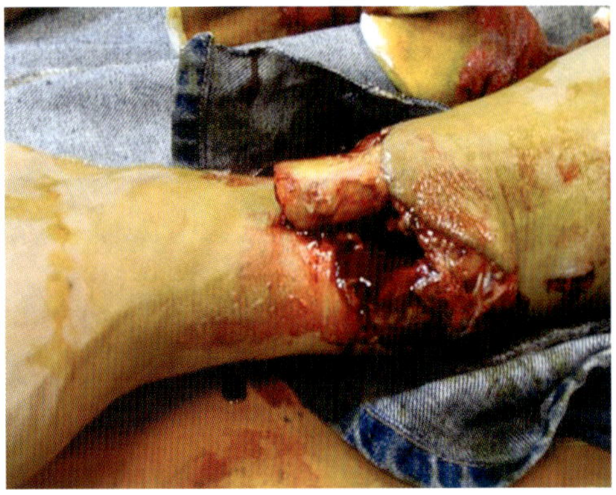

그림 2-23 개방성 골절(Open fracture)

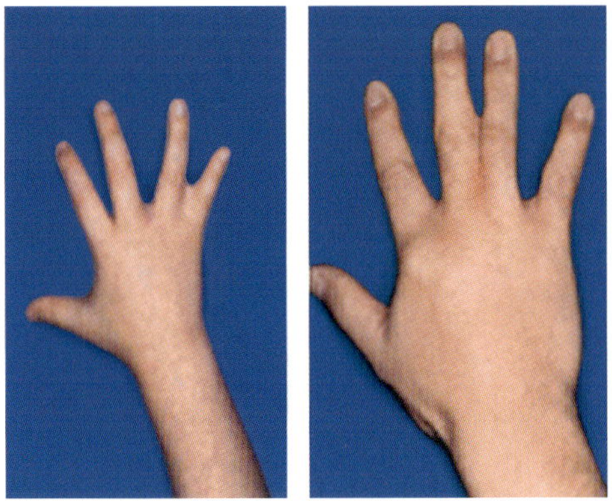

그림 2-24 가락붙음증(Syndactyly)

Pott's fracture 포트골절	정강뼈 및 종아리뼈 아래쪽에서 발목관절을 이루는 안쪽, 바깥쪽 복사부위를 포함하는 관절의 손상으로 발의 벌림(abduction, 외전)이 흔히 동반된다.
subluxation 불완전탈구(아탈구)	정상적인 관절의 위치에서 뼈끝의 일부가 이탈된 상태이다.
syndactyly 가락붙음증(합지증)	손가락의 일부 혹은 전체가 붙어 있는 선천적 기형으로 3, 4번이 가장 많다.
transverse fracture 가로골절(횡골절)	뼈의 장축에 대해 수평으로 골절된 것이다.

2) 질환 및 병리학적 용어

ankylosing spondylitis 강직성척추염	척추뼈몸통이 서로 융합되고 굳어져 척추관절의 운동이 상실되거나 잘 움직일 수 없는 상태로 젊은 남자에게 호발한다.
arthritis 관절염	관절연골의 국소적인 퇴행성 변화로 통증과 관절의 변형이 발생한다.
arthrosclerosis 관절경화증	관절이 비정상적으로 굳은 상태이다.
gouty arthritis 통풍관절염	요산이 축적되어 생기는 대사질환이다.
herniated intervertebral disc (HIVD) 척추사이원반탈출증	척추사이원반의 수핵이나 섬유륜이 빠져나오는 것이다.
multiple myeloma 다발성골수종	항체를 생성하는 형질세포가 억제되지 않는 침습적이거나 악성 성장을 보이는 종양으로 중년층 남성에게 호발한다.
osteitis 골염(뼈염)	감염, 퇴행 또는 상해로 발생하는 뼈의 염증이다.

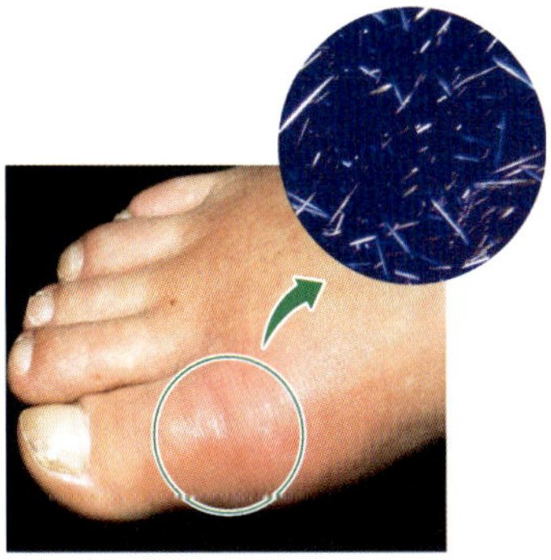

그림 2-25 통풍성관절염(Gouty arthritis)

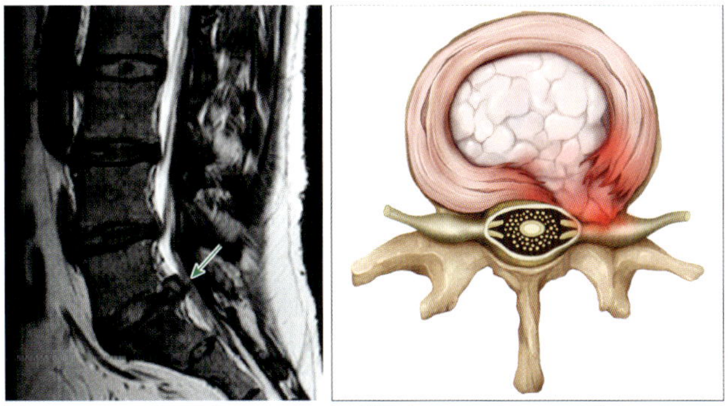

그림 2-26 척추사이원반탈출증(Herniated intervertebral disc)

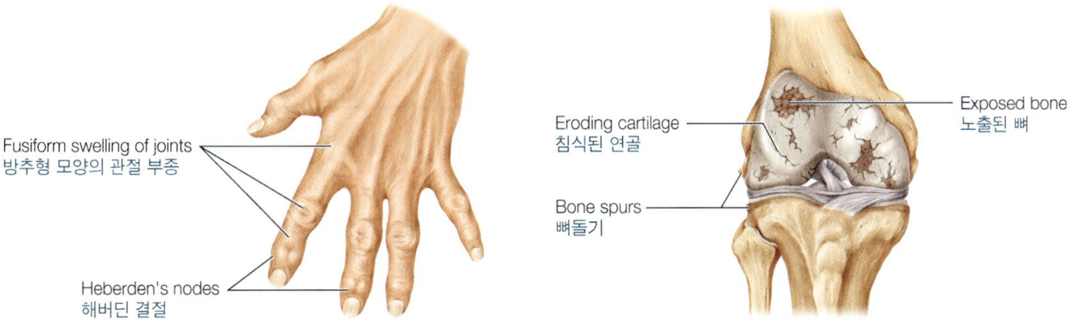

그림 2-27 골관절염(Osteoarthritis)

osteoarthritis 골관절염 (뼈관절염)	관절염의 가장 흔한 형태로 관절연골의 소실, 관절에서의 뼈 돌기와 연골의 증식증이 특징적이다. 손가락 첫 마디에 잘 생기며 관절을 사용하면 통증이 심해지고 휴식하면 좋아진다.
osteoma 골종(뼈종)	뼈 조직에 생긴 양성종양이다.
osteomalacia 골연화증(뼈연화증)	뼈에서 석회가 소실되거나 뼈를 무기질화 하는 칼슘과 인, 비타민 D의 결핍으로 생긴다.
osteomyelitis 골수염(뼈속질염)	뼈와 골수의 염증으로 혈액을 따라 돌던 균주가 뼈로 들어와서 감염을 일으킨다.
osteonecrosis 골괴사	허혈이나 감염, 악성신생물, 외상으로 인한 뼈 조직의 파괴나 죽음이다.
osteoporosis 골다공증(뼈엉성증)	뼈 밀도가 감소하고 뼈의 강도가 약해져서 골절이 일어날 가능성이 높은 상태이다.
osteosarcoma 골육종(뼈육종)	비전형적인 풋뼈 또는 뼈 형성을 특징으로 하는 악성 종양으로 원발성 악성 종양의 가장 흔한 예이다.

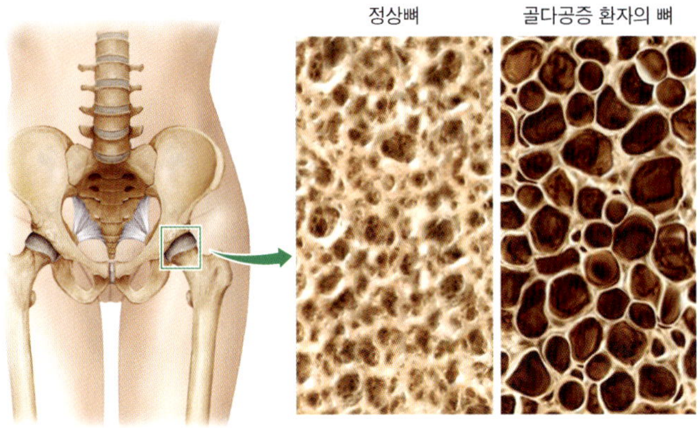

그림 2-28 골다공증 환자의 뼈 변화(Osteoporosis bone changes)

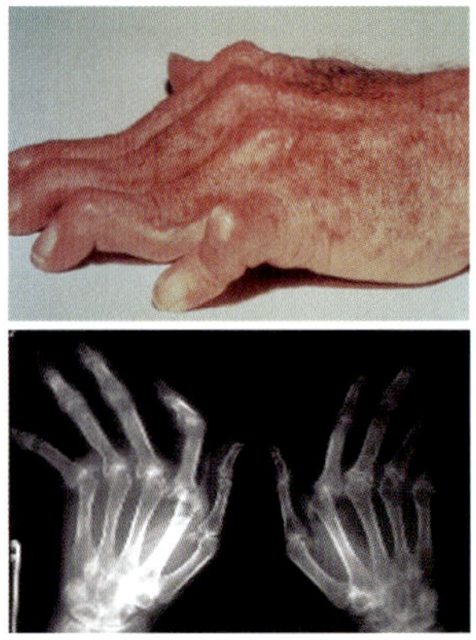

그림 2-29 류마티스관절염(Rheumatoid arthritis)

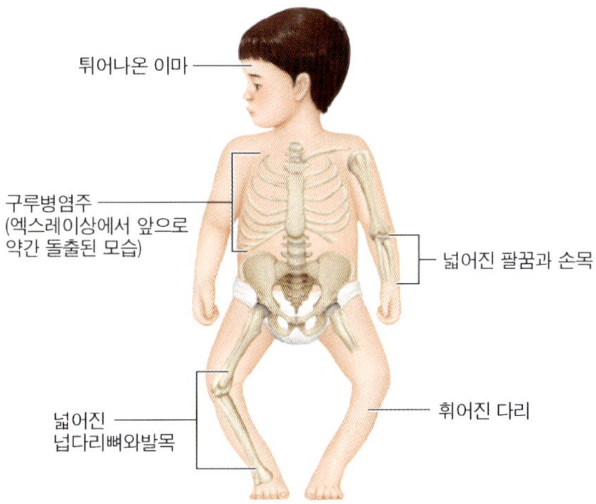

그림 2-30 구루병(Rickets)

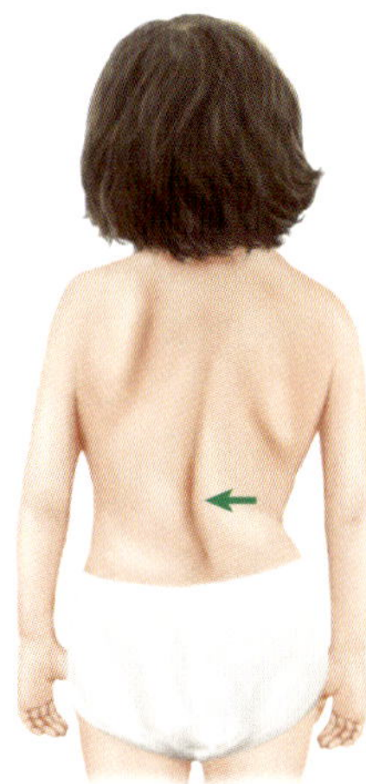

그림 2-31 척추옆굽음증(Scoliosis)

Paget's disease 파제트질환	뼈의 생성과 파괴가 반복되면서 구조적으로 약하고 변형된 뼈가 축적되는 질환이다.
periostitis 골막염(뼈막염)	뼈막에 발생한 염증을 통틀어 이르는 말로 압통, 종창, 동통이 나타난다.
Rheumatoid Arthritis 류마티스관절염	관절 주위를 둘러싸고 있는 활막의 염증과 비후를 일으키는 자가면역질환이다.
rickets 구루병	비타민 D의 부족으로 발생하는 질병으로 골화작용에 이상이 생기는 질환이다.
scoliosis 척추옆굽음증(척추측만증)	척추가 정면에서 보았을 때 옆으로 휘어진 상태이다.
spinal stenosis 척주관협착증(척추관협착증)	척주관이 비정상적으로 좁아진 것이다.

spondylitis 척추염	척추에 염증이 생기는 질병이다.
spondylosis 척추증	정상적인 척추의 구조와 기능을 상실하게 하는 퇴행성 질환이다.

3) 진단검사 및 수술적 용어

amputation 절단	치료목적으로 신체의 부분을 잘라내는 것이다.
arthrectomy 관절절제술	관절을 외과적으로 절개하여 관절공간에서 액체를 제거하거나 약물을 주입 하는 것이다.
arthrocentesis 관절천자	관절에서 검사나 치료목적으로 관절액을 뽑거나 주입하는 것이다.
arthrography 관절조영술	관절에 조영제를 주입하고 X선을 촬영하여 뼈관절의 구조를 잘 볼 수 있게 하는 영상촬영법이다.
arthroplasty 관절성형술	관절의 재배열 혹은 재건을 통해 움직임의 범위를 회복하고 통증을 덜어주기 위한 수술법이다.
arthroscopy 관절경검사	관절경(arthroscope)을 사용해서 관절내부 구조를 시각적으로 검사하는 방법이다.
bone density testing 골밀도 검사	뼈에 방사선이 흡수되는 정도를 파악하여 뼈 질량 손실 정도를 측정하는 방법이다.
bone scan 뼈 스캔(골 스캔)	인산염에 방사선을 내보내는 물질을 붙여 환자에게 정맥주사 하고 그 물질이 내보내는 방사선을 이용하여 영상을 만들어서 뼈와 관련된 각종 질환을 평가하는데 이용된다.
cast 석고붕대	치료기간 동안 신체일부를 고정시키기 위해 석고로 만든 딱딱한 고체 덩어리이다.

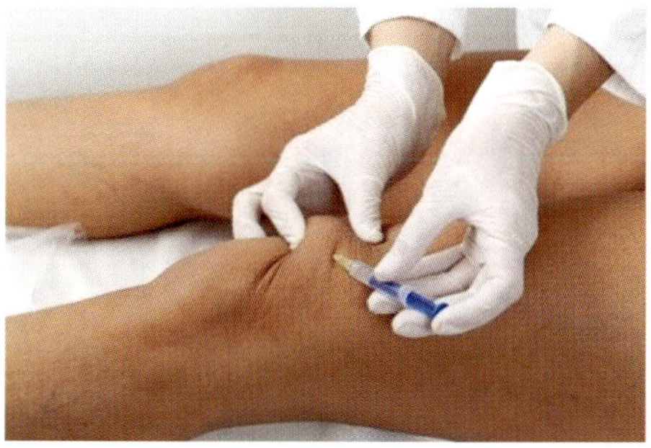

그림 2-32 관절천자(Arthrocentesis)

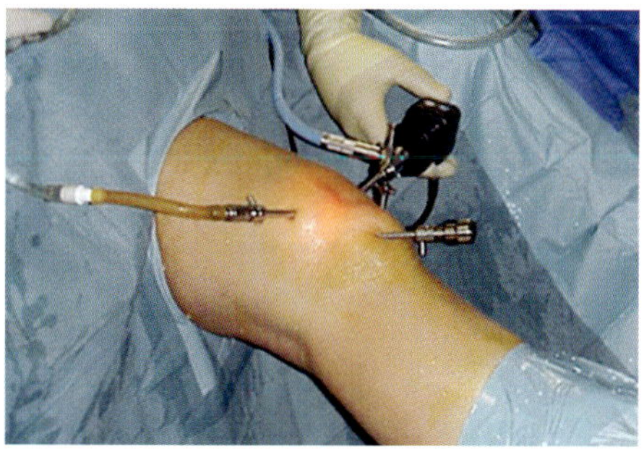

그림 2-33 관절경검사(Arthroscopy)

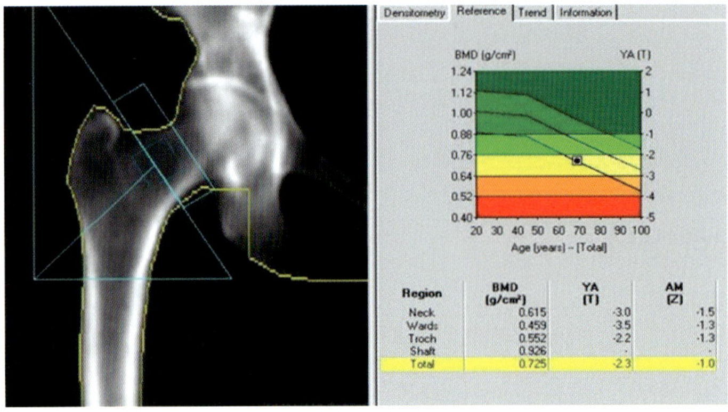

그림 2-34 골밀도검사(Bone density testing)

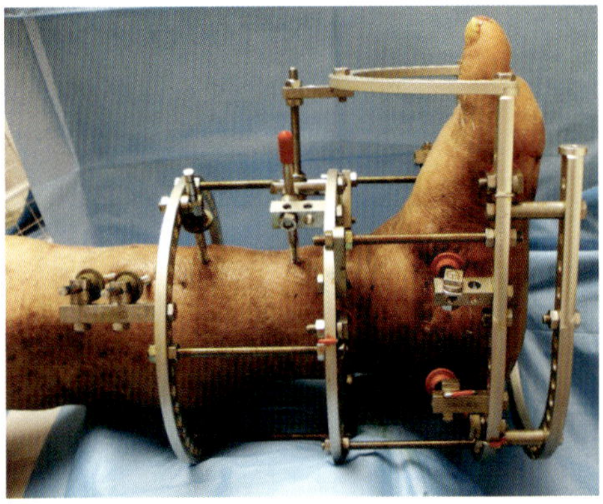

그림 2-35 외부고정장치(External fixation)

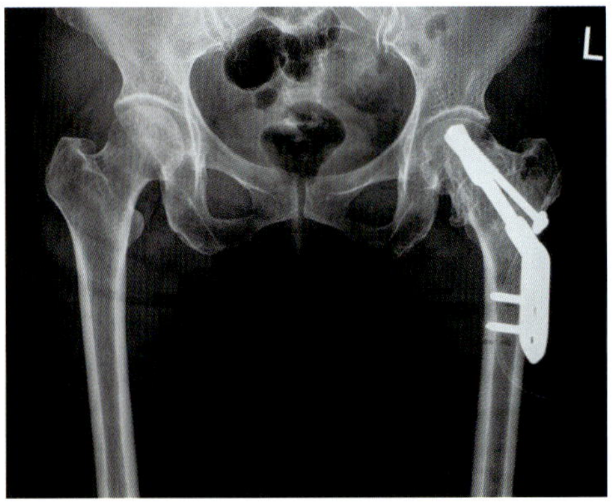

그림 2-36 내부고정장치(Internal fixation)

chondrectomy 연골절제술	부적절한 연골 부분을 제거하는 수술이다.
chondroplasty 연골성형술	손상된 연골을 복원하는 수술이다.
external fixation 외부고정장치	핀을 연조직을 통하여 뼈에 고정하는 장치로 골절치료에 사용하고 치료가 끝나면 제거한다.
internal fixation 내부고정장치	핀을 직접 뼈에 고정하여 부러진 뼈 조각을 고정하는 것으로 영구적인 골절의 처치에 사용한다.
magnetic resonance imaging 자기공명영상	핵자기공명영상을 이용해서 생체의 장기나 조직의 병소를 단층상 등의 영상으로 표시하여 질환을 진단하기 위한 영상검사법으로 관절 내부와 같은 연조직의 영상을 얻는데 유용하다.
radiography(simple x-ray) 일반촬영	뼈와 관절 부위에 방사선을 투과시켜 이상 여부를 알아보는 검사이다.
reduction 정복	골절된 뼈를 정상적 위치로 복구하는 것이다.

rheumatoid factor 류마티스 인자 검사	류마티스 관절염을 진단하기 위한 것으로 환자의 혈청에서 발견되는 류마티스 요인을 찾는 혈액검사이다.
spinal fusion 척추고정술	척추를 움직이지 못하게 고정하는 수술이다.
splint 부목	신체 부분을 부동, 억제, 지지하기 위한 정형외과적 기구이다.
synovectomy 윤활막절제술(활액막절제술)	윤활막의 염증성 증식에 따라 관절연골의 변성, 파괴 더 나아가 뼈에 대한 파급의 우려가 있는 경우 활막면을 병소와 함께 제거하는 수술이다.
total hip arthroplasty 엉덩관절전치환술	볼기뼈절구와 넙다리머리에 보철 및 인공 구조물을 설치하여 인공관절로 대치하는 수술법이다.
total knee arthroplasty 무릎관절전치환술	무릎뼈 부위의 손상된 연골을 제거하고 인공관절을 원래 다리의 위치에 맞게 정돈시킨 후 삽입 고정하는 수술이다.
traction 당김(견인)	비정상적인 뼈와 관절을 정상적인 위치로 되돌리기 위하여 몸쪽으로 잡아 당기는 것이다.
uric acid test 요산검사	통풍성 관절염을 진단하기 위한 것으로 요산 양을 측정하는 혈액검사이다.

4) 약어(Abbreviations)

약 어	원 어	의 미
BDT	bone density testing	골밀도검사
Fx	fracture	골절
HIVD	herniated intervertebral disc	척추사이원반탈출증
HNP	herniation of nucleus pulposus	수핵탈출
OA	osteoarthritis	골관절염
OP	osteoporosis	골다공증
OS	orthopedic surgery	정형외과
RA	rheumatoid arthritis	류마티스관절염
ROM	range of motion	관절가동범위
RR	recorvery room	마취실, 회복실
THA	total hip arthroplasty	엉덩관절전치환술
TKA	total knee arthroplasty	무릎관절전치환술
TMJ	temporomandibular joint	턱관절

E.X.E.R.C.I.S.E.S

01

다음 그림을 보고 해부학적 명칭을 기술하시오.

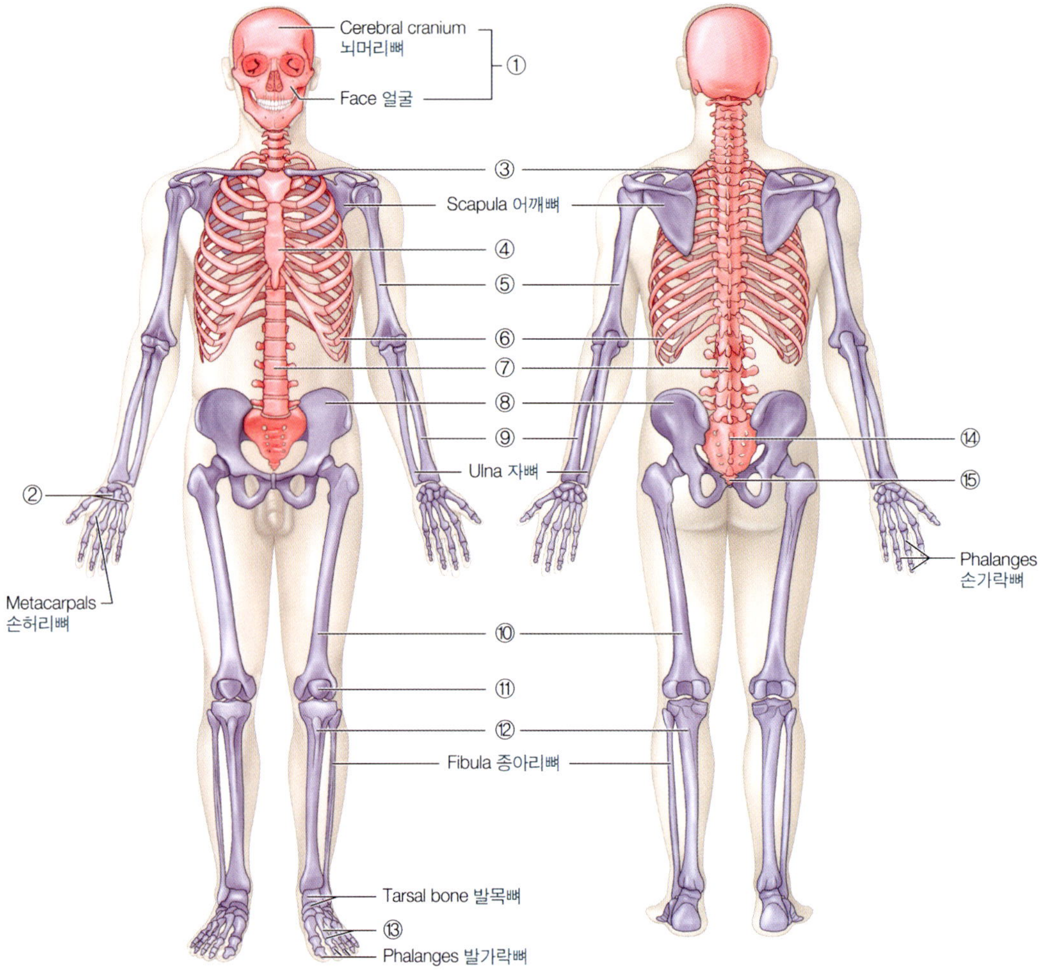

02

다음 괄호 안에 알맞은 용어를 쓰시오.

① 골절 ( )
② 관절염 ( )
③ 관절경검사 ( )
④ 골관절염 ( )
⑤ 당김(견인) ( )
⑥ dislocation ( )
⑦ osteoporosis ( )
⑧ osteomyelitis ( )
⑨ fibrous joint ( )
⑩ compression fracture ( )

03

다음 설명에 맞는 의학용어를 쓰시오.

① 골절된 뼈를 정상적 위치로 복구하는 것은? ( )
② 뼈의 장축에 사선방향으로 일어난 골절은? ( )
③ 손상된 연골을 복원하는 수술은? ( )
④ 뼈가 여러 조각의 골편으로 부서지면서 생긴 골절은? ( )
⑤ 비타민 D의 부족으로 발생하는 질병으로 골화작용에 이상이 생기는 질환은?
( )
⑥ 요산이 축적되어 생기는 대사질환은? ( )
⑦ 정상적인 관절의 위치에서 뼈끝의 일부가 이탈된 상태는? ( )
⑧ 좌우 마루뼈 사이의 섬유관절은? ( )
⑨ 인체의 뼈 중에서 가장 크고 긴뼈는? ( )
⑩ 복장뼈의 가장 아래 부분으로 가로막과 배곧은근의 부착부위는? ( )

A.N.S.W.E.R

01. ① 머리뼈(skull)
② 손목뼈(carpals)
③ 빗장뼈(clavicle)
④ 복장뼈(sternum)
⑤ 위팔뼈(humerus)
⑥ 갈비뼈(ribs)
⑦ 척주(vetebral column)
⑧ 볼기뼈(hip bone)
⑨ 노뼈(radius)
⑩ 넙다리뼈(femur)
⑪ 무릎뼈(patella)
⑫ 정강뼈(tibia)
⑬ 발허리뼈(metatarsal bone)
⑭ 엉치뼈(sacrum)
⑮ 꼬리뼈(coccyx)

02. ① fracture
② arthritis
③ arthroscopy
④ osteoarthritis
⑤ traction
⑥ 탈구
⑦ 골다공증
⑧ 골수염
⑨ 섬유관절
⑩ 압박골절

03. ① reduction
② oblique fracture
③ chondroplasty
④ comminuted fracture
⑤ rickets
⑥ gouty arthritis
⑦ subluxation
⑧ sagittal suture
⑨ femur
⑩ xiphoid process

MEDICAL TERMINOLOGY

03

C·H·A·P·T·E·R

근육계통

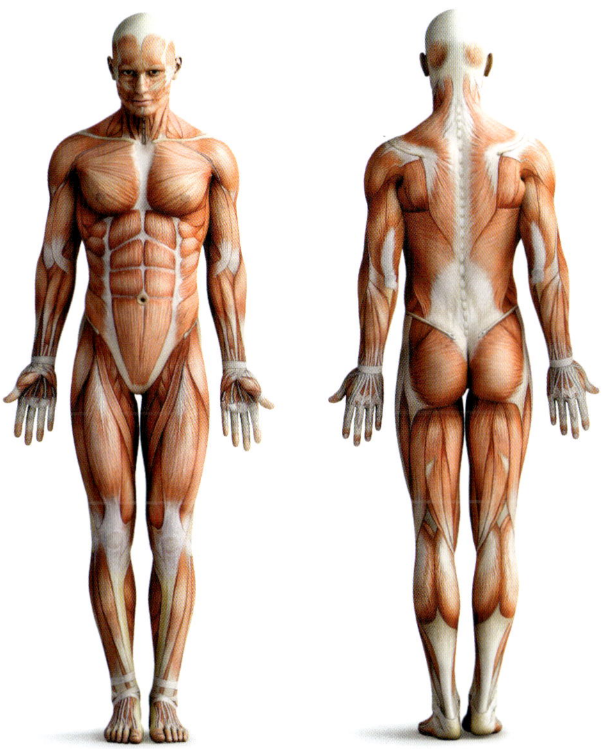

학·습·목·표

- 근육계통의 해부학적 구조와 명칭을 설명할 수 있다.
- 근육계통과 관련된 증상 및 징후와 관련된 용어를 설명할 수 있다.
- 근육계통과 관련된 질환 및 병리학적 용어를 설명할 수 있다.
- 근육계통과 관련된 진단검사를 설명할 수 있다.
- 근육계통과 관련된 수술적 용어를 설명할 수 있다.
- 근육계통과 관련된 약어를 설명할 수 있다.

MEDICAL TERMINOLOGY

03 CHAPTER

근육계통
Muscular system

1 개요

인체의 근육계통은 크게 뼈대근육, 심장근육, 민무늬근육의 3가지로 구분한다. 인체에는 600개 이상의 뼈대 근육이 있으며, 신경의 전기적인 흥분을 받아 반응을 한다. 뼈대근육은 수축과 이완을 통해 몸의 움직임을 만들며, 인체의 자세와 균형유지, 열 생산에 관여한다. 근육은 전체적으로 뼈와 근육을 잇는 이는곳(origin, 기시부), 근육 섬유다발들이 발달되어 두꺼운 힘살(belly)과 뼈 또는 관절, 근육에 닿는곳(insertion, 정지부)의 3부분으로 나눈다.

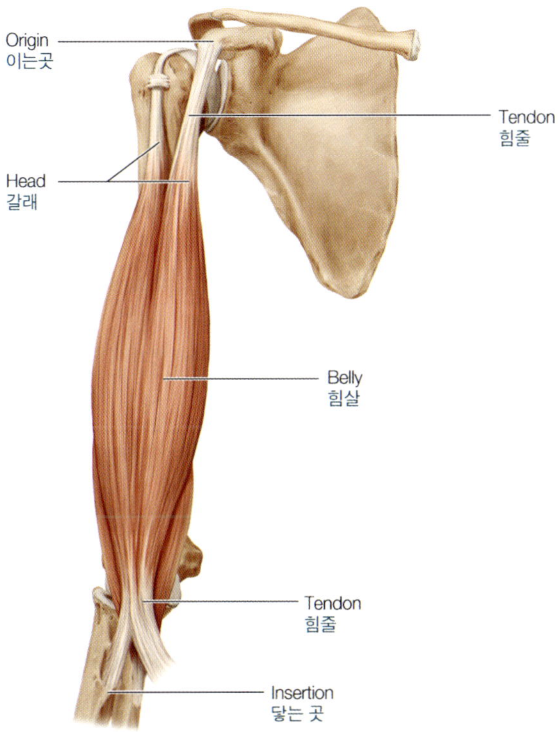

그림 3-1 뼈대근육의 부착(Attachment of skelectal muscle); 위팔두갈래근의 예(ex, Biceps brachii)

뼈대근육의 부착은 뼈, 관절, 피부 등과 연결되어 부착된다. 부착이 시작되는 부위는 이는곳(origin, 기시)이라 하며, 이는곳이 2개이면 두갈래근(biceps), 3개는 세갈래근(triceps), 4개는 네갈래근(quadriceps muscle)이라 한다.

2 해부학적 용어(Anatomical terms)

1) 전신 근육

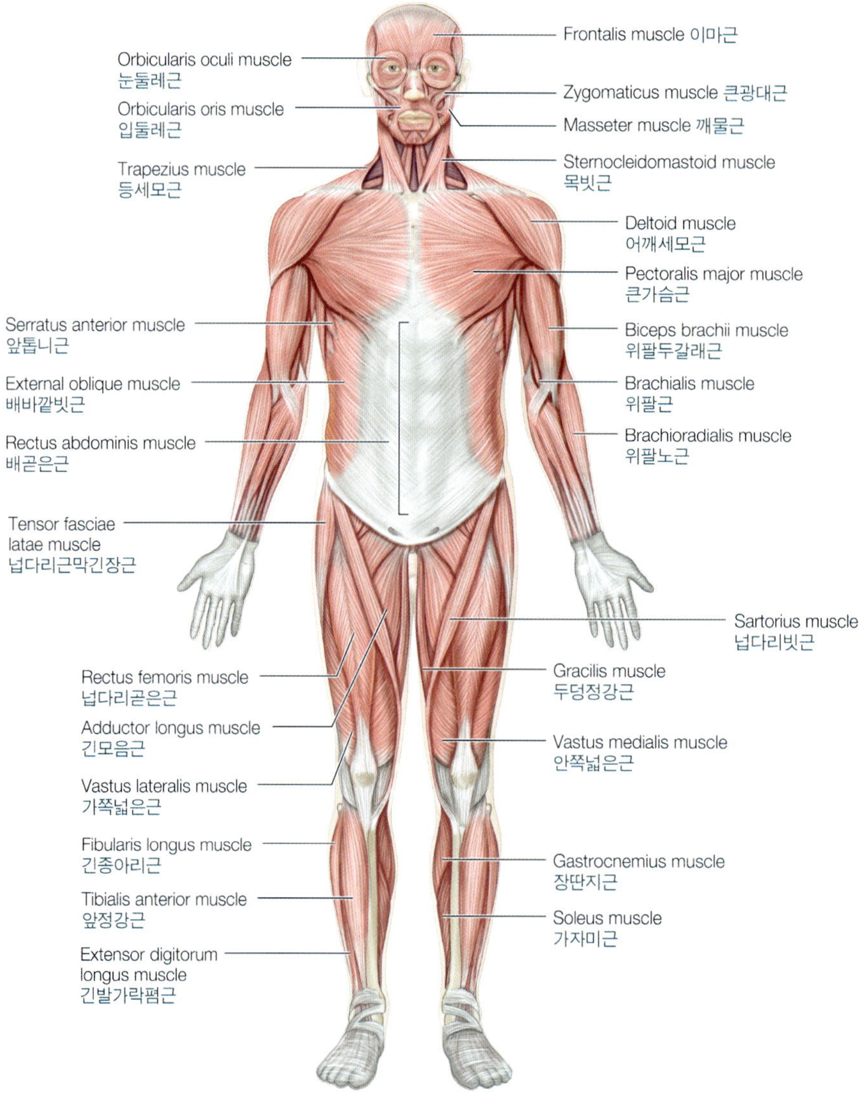

그림 3-2 전신 근육(Skelectal muscle) 앞면

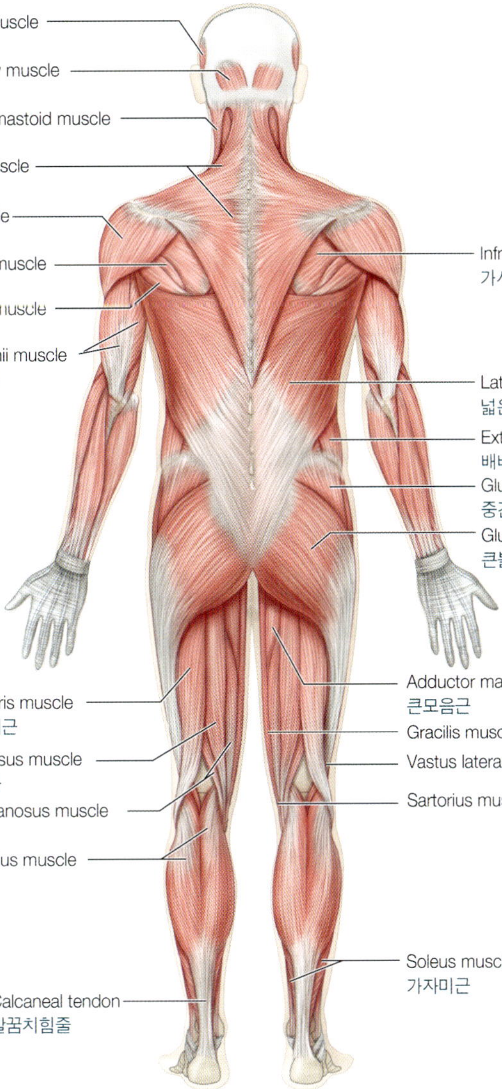

그림 3-3 전신 근육(Skelectal muscle) 뒷면

2) 뼈대근육과 움직임 유형

abduction 벌림(외전)	인체 중심선에서 멀어지는 운동이다.
adduction 모음(내전)	인체 중심선에서 가까워지는 운동이다.
agonist 작용근(주동근)	주어진 동작의 주가 되는 근육이다. 움직임은 주동근의 수축에 의해 발생한다.
antagonist 대항근(길항근)	다른 근육의 움직임에 대해 대응하는 근육이다. 주동근이 수축하면 길항근은 이완된다.

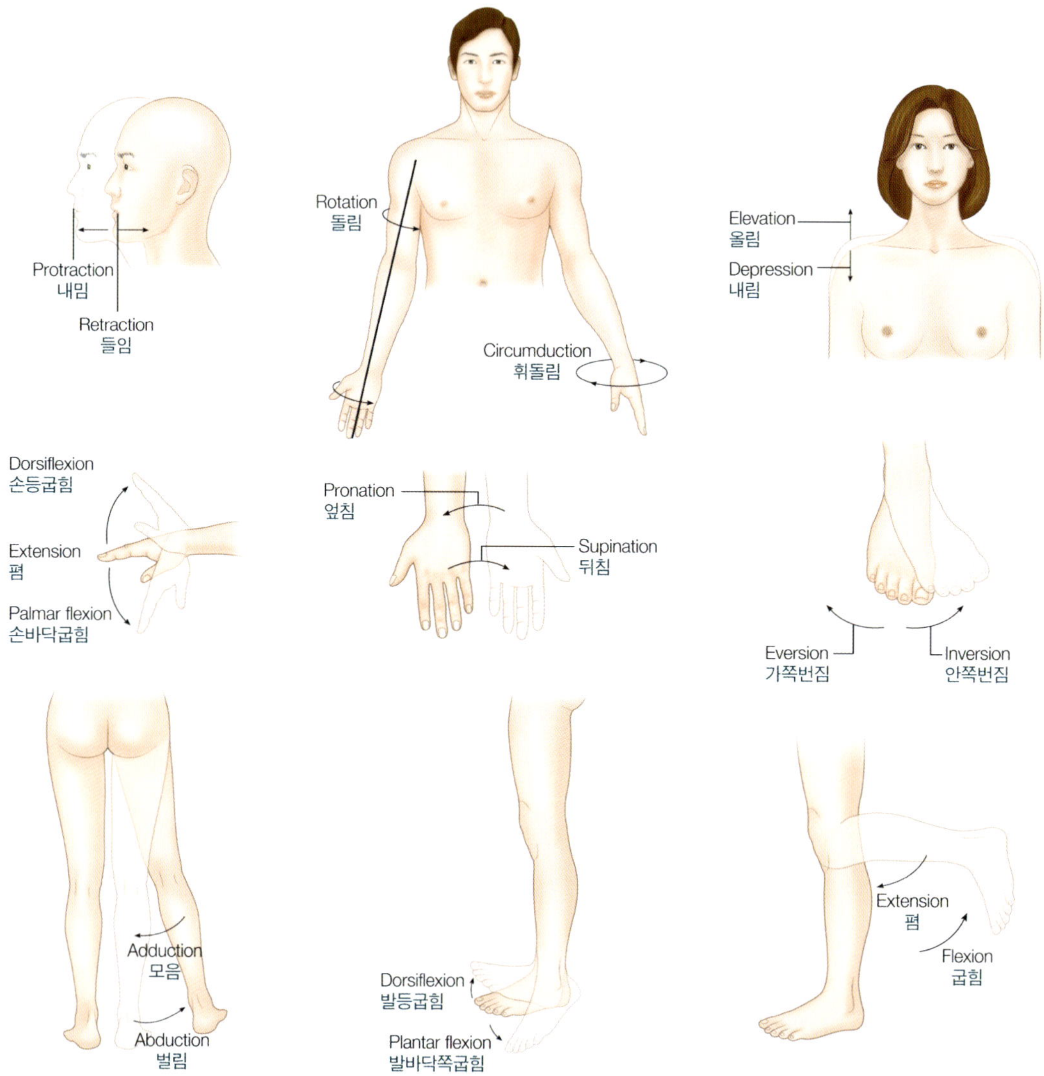

그림 3-4 윤활(활성막) 관절의 운동유형(Synovial joint motion type)

aponeurosis 널힘줄(건막)	섬유성 결합조직의 질기고 편평한 얇은 막으로 뼈, 근막에 근육을 부착 연결하고, 기관에 조직을 연결시키는 등의 역할을 한다.
biceps 두갈래근(이두근)	근육의 머리 부분이 두갈래로 된 근육으로 어깨와 아래팔을 연결하는 근육이다.
dorsiflexion 등쪽굽힘(배측굴곡)	발을 발등 쪽으로 구부리는 운동이다.
eversion 가쪽번짐(외번)	발바닥면이 가쪽을 향하도록 발목을 바깥쪽으로 돌리는 운동이다.
exercise 운동	근육의 수축 이완을 통해 건강 증진과 관절 구축 예방 등을 한다.
-active exercise 능동 운동	환자의 의지에 의해 수행되는 자발적인 근육의 활동이다.

-assistive exercise 보조 운동	기구나 다른 사람의 도움을 받아 일어나는 근육의 수축과 이완이다.
-isometric exercise 등척성 운동	근육이 수축하지만 근육 길이나 움직임에는 변화가 없는 운동이다.
-passive exercise 수동 운동	자발적인 근수축이 일어나지 않도록 하며, 기구나 다른 사람에 의해 움직이게 하는 운동이다.
extension 폄(신전)	두 뼈 사이의 관절 각도가 증가되는 운동이다
fascia 근막	근육섬유들을 둘러싸고 있는 결합조직성 얇은 막이다.
flexion 굽힘(굴곡)	두 뼈 사이의 관절 각도가 감소되는 운동이다.
hyperextension 과다폄(과다신전)	정상적인 범위를 벗어난 폄 운동이다.
hypertrophy 비대	근육 운동을 통해 근육의 부피가 증가하며, 근수축력이 강해진 경우 운동을 과도하게 하면 나타난다.
insertion 닿는곳(정지부)	주로 근육의 힘줄로 구성되며, 뼈막에 붙는다.
inversion 안쪽번짐(내번)	발바닥면이 서로 마주 보도록 발목 안쪽으로 돌리는 운동이다.
involuntary muscle 제대로근(불수의근)	내 의지대로 조절이 불가능한 근육이다.
myokinesis 근육운동	근육의 움직임, 활동을 말한다.
origin 이는곳(기시부)	뼈나 근육, 관절 등에서 근육이 시작되는 부분으로 근육의 머리 부분이다.
plantar flexion 발바닥쪽굽힘(족저굴곡)	발을 발바닥 면으로 구부리는 운동이다.
position 자세	근육 활동에 의한 인체의 자세나 어떤 검사를 위해 환자가 누워 있는 자세이다.
pronation 엎침(회내)	손등이 위쪽을 향하게 하는 운동이다.
quadriceps 네갈래근(사두근)	넙다리부위에 근육의 머리가 4개 있는 근육이다.
rotator cuff 돌림근(회전근)	어깨에 있는 4개의 근육 그룹으로 어깨밑근(subscapularis muscle, 견갑하근), 가시위근(supraspinatus muscle, 극상근), 가시아래근(infraspinatus muscle, 극하근), 작은원근(teres minor muscle, 소원근)으로 어깨뼈와 위팔뼈를 연결시켜, 어깨관절을 안정시키는 역할을 한다.
supination 뒤침(회외)	손바닥이 위쪽을 향하게 하는 운동이다.
synergist 협동근	인체 관절의 움직임을 보조하거나 움직임 생성을 위해 다른 근육과 함께 작용하는 근육이다.

tonic 근긴장	근육 긴장과 관련된 것을 말한다.
triceps 세갈래근(삼두근)	근육의 머리가 3개가 있는 근육이다.
voluntary 맘대로인(수의적)	내 의지대로 조절이 가능한 근육이다.

3 의학용어(Medical terms)

1) 증상 및 징후와 관련된 용어

ataxia 실조증	퇴행성 신경계 질환으로 조화운동불능(incoordination, 협동장애), 불명확한 말투, 정교한 운동능력이 저하, 보행 장애 등의 증상이다.
atonic 무긴장	정상적인 긴장이 결여된 것을 말한다.
atrophy 위축	근육 수축 빈도가 적거나, 운동세포가 손상 또는 파괴되어 흥분성 신경자극이 약해지거나 소실되어, 신경지배를 받는 근육이 위축되는 것이다.
bradykinesia 운동완만	운동이 느린 것, 육체적 반응이 둔한 것이다.
clonic 간헐적 경련성(간대성, 클로누스)	갑작스럽게 근육의 수축과 이완이 일어나는 것이다.
contraction 수축	신경흥분을 받아 근섬유 길이가 짧아지면서 근섬유가 두꺼워지는 과정이다.
contracture 구축	직접적인 근육손상, 염증성 근육질환, 신경병증에 의한 경직과 마비 등으로 인한 관절 주위 조직의 병리적 변화로 수동적 관절운동이 비정상적으로 제한된다.
dactylospasm 손가락 경련	손가락 또는 발가락의 근육경련이 일어난다.
dyskinesia 운동이상증	단편적이고 불완전한 운동에 의한 수의운동의 장애. 단편적이며 불완전한 운동이다.
dystonia 근육긴장이상증	지속적인 근육 수축에 의해 신체의 일부가 꼬이거나 반복적인 운동이나 비정상적인 자세를 보이는 등의 증상이다.
fascitis 근막염	근막에 생기는 염증이다.
fibromyalgia syndrom 섬유근통증후군	만성적인 광범위한 근육과 뼈대계통의 통증, 피로, 수면장애, 두통, 우울증 등의 증상이 있으며, 원인은 정확히 알려져 있지 않다.
flaccid 이완	근육 긴장성이 없거나 약한 상태이다.

hyperkinesia 운동과다(증)	hyperkinesis라고도 하며, 움직임이 과도하게 항진된 상태이다.
hypotonia 근(육)긴장저하	근육 긴장과 장력이 감소하는 현상이다.
muscle cramp 근육경련	근육 피로, 준비 운동 부족, 온도 변화 등이 원인으로 근육에서 일시적으로 일어나는 경련이다.
muscular dystrophy(MD) 근디스트로피, 근이영양장애	팔다리의 근육이 거의 좌우 대칭적으로 점점 위축되어 가는 것으로 척수에 있는 운동신경섬유 및 세포의 진행성 변성에 의한 것이지만 원인은 불분명하다.
myalgia 근육통	근육에 생기는 통증을 의미하며, 가장 흔한 원인은 해당 근육의 과도한 사용으로 생긴다.
myomalacia 근연화증	근조직이 연해지는 증상이다.
myoparesis 근(육)마비	근수축의 약화와 마비가 나타난다.
myotonia 근육긴장증	신경흥분 자극이 제거된 상태에서 수축한 근육이 다시 이완되지 않는 증상이다.
neuromyopathic 신경근육병증	신경과 근육에 생기는 병과 관련된 것이다.
rigor mortis 사후경축(사강)	사망 후에 보이는 근육의 경직 현상으로 보통 죽은 후 4~24시간 사이에 발생한 후 사라진다.
spasm 연축	근육 또는 근육다발의 갑작스러운 불수의적 수축으로 통증이나 기능장애를 동반하며 대부분 한쪽만 발생한다. 눈꺼풀이나 얼굴 근육에 자주 발생한다.
sprain 삠, 염좌	관절을 지지해주는 근육이나 인대가 외부적인 힘에 의해 늘어나거나 손상된다. 관절주위의 출혈과 부종으로 인한 통증, 기능장애가 동반되며, 한쪽 방향으로만 움직이는 무릎관절과 발목관절에 발생하기 쉽다.
strain 긴장, 과도긴장(좌상)	외부 상처없이 근육이 과도하게 긴장된 상태이다.
synovitis 활액막염	활액막의 염증이다.
tenodynia 힘줄통증	힘줄의 통증이다.
tetany 테타니(강직성 경련)	일반적으로 칼슘 대사 장애로 인해 발생하며, 근육경련으로 인해 관절 부위가 굽힘되는 증상이 나타난다.

2) 질환 및 병리학적 용어

amyotrophic lateral sclerosis (ALS) 근위축측삭경화증, 루게릭병	겉질 뇌줄기로, 겉질척수로와 척수의 운동신경세포(motor neuron)가 주로 손상되는 난치성 신경퇴행질환이다. 손상된 운동신경의 지배를 받는 근육은 약화와 마비가 점차 진행되며, 근육 섬유가 위축된다.
hysteromyoma 자궁근종	자궁 근육층에 생기는 경계가 명확하고 피막을 갖지 않는 평활근성 종괴이다.
lateral epicondylitis 가쪽위관절융기염(외측상과염)	팔꿈치관절과 팔에 외부적 힘이 가해지며 생기는 팔꿈치 과사용 증후군으로 테니스나 골프를 많이 하는 사람에게 주로 나타나 테니스팔꿉증(tennis elbow)이라고 하기도 한다. 손목이나 팔을 많이 사용하는 사람이 팔꿈치 주위 인대에 미세한 손상이 생겨 물건을 들어올리거나, 팔을 비트는 동작 시 팔꿈치 관절 바깥쪽에 통증이 생긴다.
leiomyosarcoma 평활근육종	민무늬근육(smooth muscle)에 발생한 양성 종양으로, 주로 자궁, 창자, 콩팥, 피부 등에 주위 조직과 경계가 명료하게 발생한다.
lipoma 지방종	성숙한 지방세포가 얇은 피막으로 둘러싸인 고립성 양성종양으로 주로 피부 밑, 근육 사이, 창자의 점막밑층에 주로 생긴다.
liposarcoma 지방육종	비교적 흔한 악성종양으로 배막뒤, 엉덩부분, 넙다리에 호발하며, 광범위한 절제술이 요구된다.
motor neuron disease(MND) 운동신경세포병	대뇌겉질의 위운동신경세포(upper motor neuron)와 뇌줄기 및 척수의 아래운동신경세포(lower motor neuron)가 진행성으로 손상된다. 임상 증상은 서서히 진행되는 팔다리 근육 약화 위축으로 시작하고, 결국 호흡근 마비로 수년 내에 사망에 이르게 되는 질환이다. 근위축측삭경화증(루게릭병)이 대표적이다.

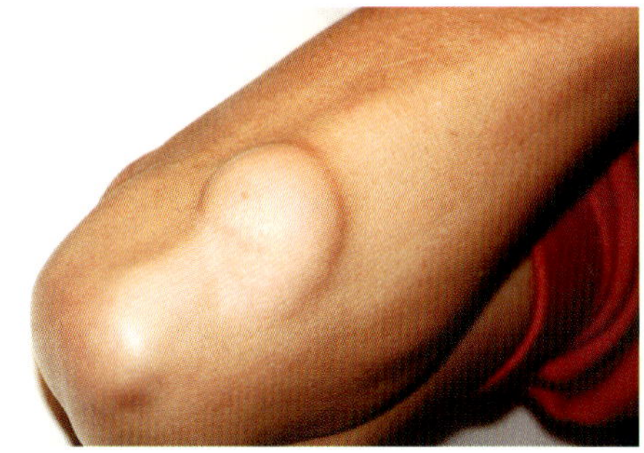

그림 3-5 팔의 팔꿈치에 생긴 지방종(Lipoma in elbow)

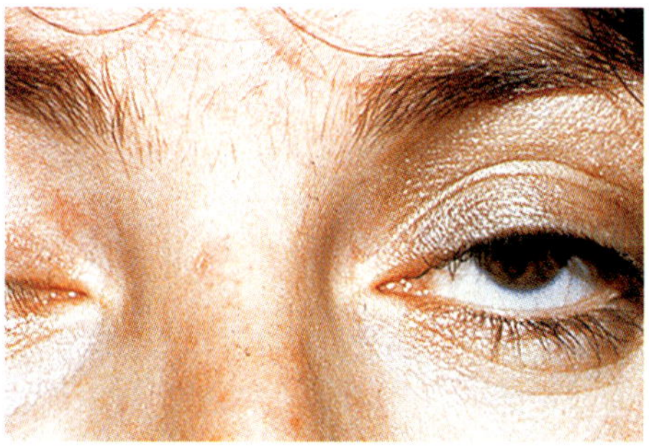

그림 3-6 중증근무력증 환자의 눈꺼풀처짐 증상(Ptosis of myasthenia gravi)

myasthenia gravis(MG) 중증 근무력증	신경흥분전달 장애에 기인하는 질환으로 얼굴, 턱, 눈꺼풀의 근육이 극도로 쇠약해져 눈꺼풀처짐(ptosis, 안검하수), 씹기, 삼키기 등에 어려움이 있다.
myoma 근종	근육조직에서 발생하는 종양이다.
myopathy 근육병증	근육이 점점 약해져가는 유전 질환이다. 점진적인 근력감소로 인한 보행능력의 상실과 호흡 근력의 약화 심장기능의 약화 등을 특징으로 하는 질환이다.
plantar fasciitis 발바닥근막염(족저근막염)	발바닥 근막이 반복적인 미세손상으로 근막을 구성하는 아교질 변성이 유발되어 염증이 발생한 것이다.
polymyosisits 다발성 근육염	근육의 염증과 퇴행성 변화를 특징으로 하는 결합조직 질환으로 대칭성 근력저하와 통증이 주로 나타난다.
progressive muscular dystrophy 진행근디스트로피(진행성근위축증)	척수 앞뿔세포의 변성으로 인해 생기는 운동 신경섬유의 퇴행성 변성으로 진행성의 근위축이 유발된다. 몸 끝에서부터 몸통 부분으로 대칭적으로 근육 약화와 마비가 느리게 진행되며, 가로막과 갈비사이근 마비로 인한 호흡장애가 유발된다.
rhabdomyosarcoma 횡문근육종	가로무늬근육에서 발생하는 종양이다. 연부조직에 생기는 육종으로서 주로 성인보다는 유아나 어린이에 발생하며, 치료 시 예후가 좋다.
rigidity 경축, 과다굳음	근육이 뻣뻣해져, 관절 굽힘이나 폄이 어려워진 상태이다.
rupture 파열, 터짐	근육이나 인대 전체가 외상으로 인해 끊어진 상태이다.
tendinitis 힘줄염(건염)	힘줄에 생기는 염증으로, 과격한 운동 시 흔히 발생하며, 과도한 긴장과 당김(견인)이 가해질 때 발생. 투수나 골키퍼의 어깨와 팔꿈치, 또는 농구나 육상 선수의 무릎에 자주 생기는 건염이다.

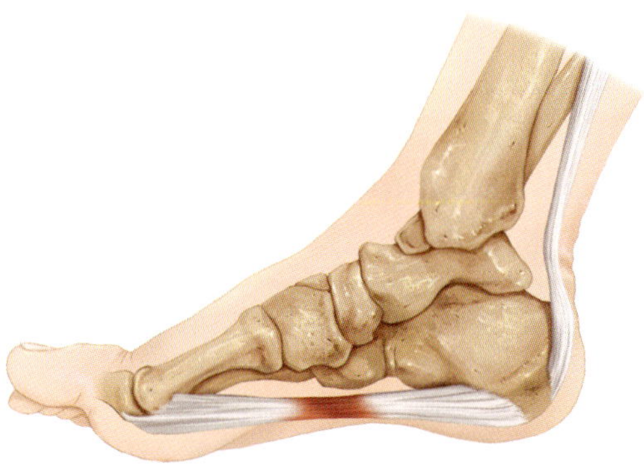

그림 3-7 발바닥근막염(Plantar fasciitis)

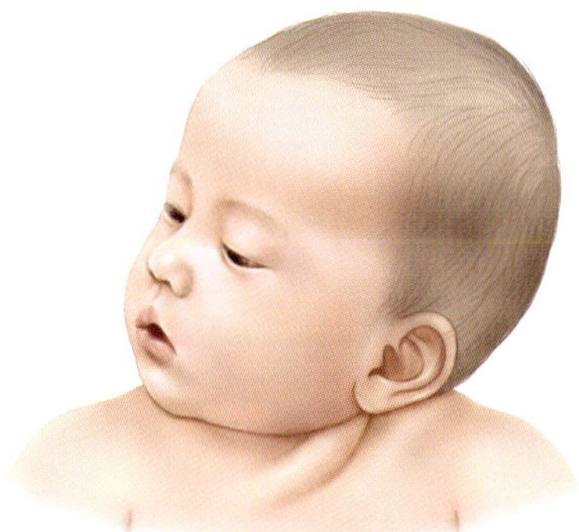

그림 3-8 기운목(Torticollis)

torticollis, Wry neck 기운목(사경)	목근육이 수축된 상태로 목이 비틀어져서 머리의 위치가 부자연스럽게 되는 경우로 주로 목빗근(sternocleidomastoid muscle, 흉쇄유돌근)이 구축된다.
tremor 진전, 떨림	규칙적인 율동성을 가지는 근육의 떨림 운동으로, 안정 시 떨림과 활동 시 떨림이 있다.

3) 진단검사 및 수술적 용어

calcium blood test 칼슘혈액검사	근육수축, 신경흥분전달, 혈액응고에 필수적인 혈중 칼슘의 농도를 측정하기 위한 혈액검사이다.
creatine kinase(CK) 크레아틴인산화효소	근육의 위축, 외상성손상, 운동, 진행성근위축증 환자에게 증가하는 혈중 크레아틴키나아제(creatine kinase) 농도를 측정하는 혈액검사이다.
electromyography(EMG) 근전도검사	말초신경 근육의 상태를 알기 위하여 근육의 전기적 활성 상태를 검사하는 방법이다.
fasciectomy 근막절제	근육에 생긴 강한 긴장과 압박을 감소하기 위해 근육을 둘러싼 막을 잘라 내는 수술이다.
muscle biopsy 근육생검	바늘 또는 수술에 의해 근육 조직을 채취 후 병리조직학적으로 진단하는 방법이다.
myography 근육운동기록기	근육 수축 활동을 기록하는 기기이다.
myoplasty 근(육)성형	조직 결손이나 변형이 있는 곳에 부분적으로 분리된 근육의 부분을 이용하는 수술이다.
myorrhaphy 근(육)봉합	분리된 근육을 꿰매는 수술이다.
myotomy 근육절개술	근육 조직을 절단 또는 절개하는 수술이다.
tenodesis 힘줄고정	건의 끝을 뼈에 봉합하는 것이다. 건을 사용해서 관절의 가동역을 줄이거나 일상생활 동작 교정에 도움이 되는 수술이다.
tenorrhaphy 힘줄봉합, 힘줄꿰맴(술)	힘줄 꿰맴술, 분리된 힘줄을 외과적으로 꿰매는 수술이다.
tenotomy 힘줄절단	단축한 힘줄을 잘라 구축 변형을 교정하는 수술이다.

4) 약어(Abbreviations)

약 어	원 어	의 미
AE	above the elbow	팔꿈치위
AK	above the knee	무릎 위
ALS	amyotrophic lateral sclerosis	근위축측삭경화증, 루게릭병
BE	below the elbow	팔꿈치 아래
BK	below the knee	무릎 아래
DTR	deep tendon reflex	깊은힘줄반사, 심부건반사
EMG	electromyography	근전도검사
FMS	fibromyalgia syndrom	섬유근통증후군
FROM	full range of motion	완전한 관절가동범위
IM	intramuscular	근육 내
LBP	low back pain	허리통증
MD	muscular dystrophy	근디스트로피, 근이영양장애
MG	myasthenia gravis	중증근무력증
MS	musculoskelectal	근골격의
ROM	range of motion	관절가동범위

EXERCISES

01

다음 그림을 보고 해부학적 명칭을 쓰시오.

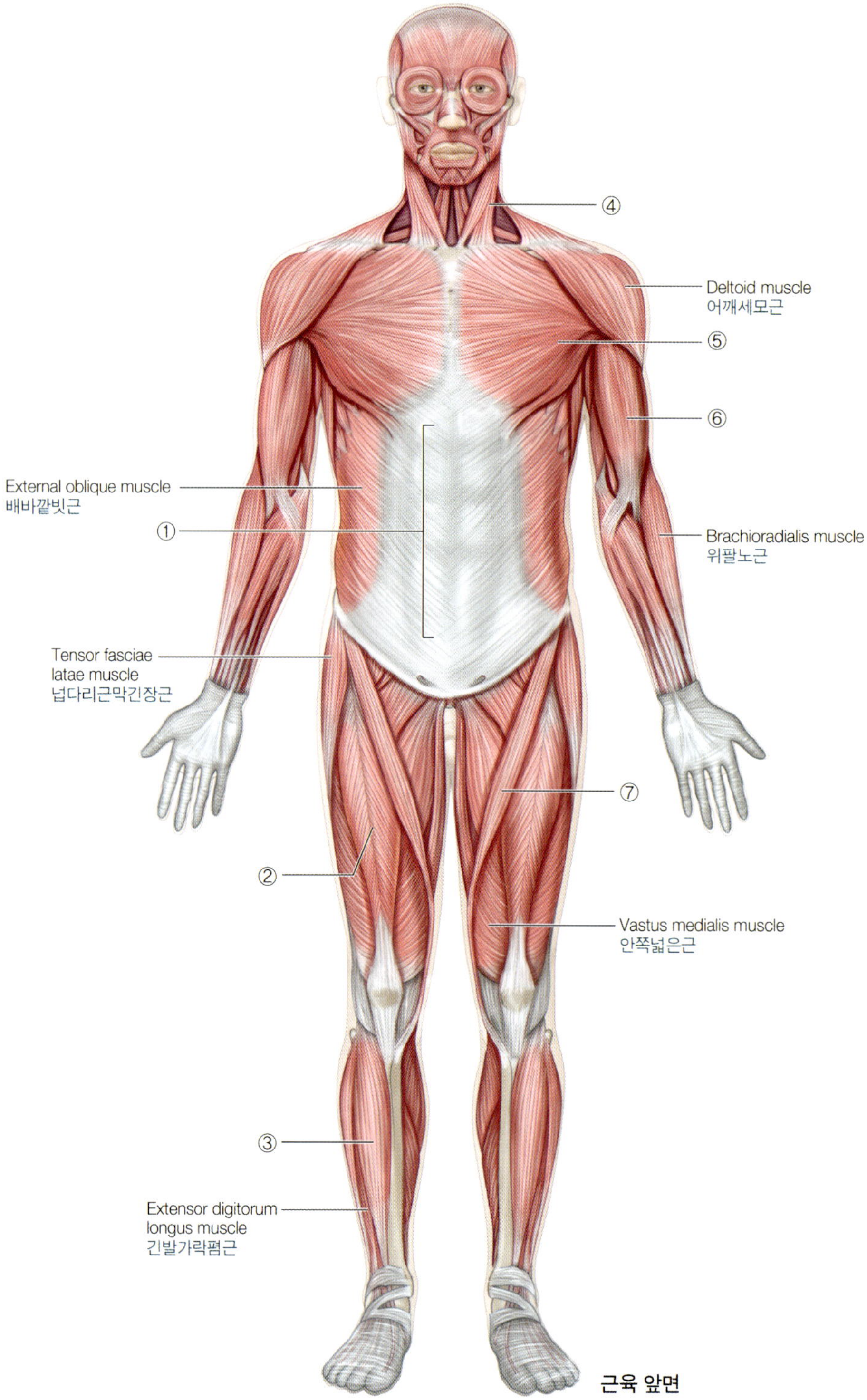

근육 앞면

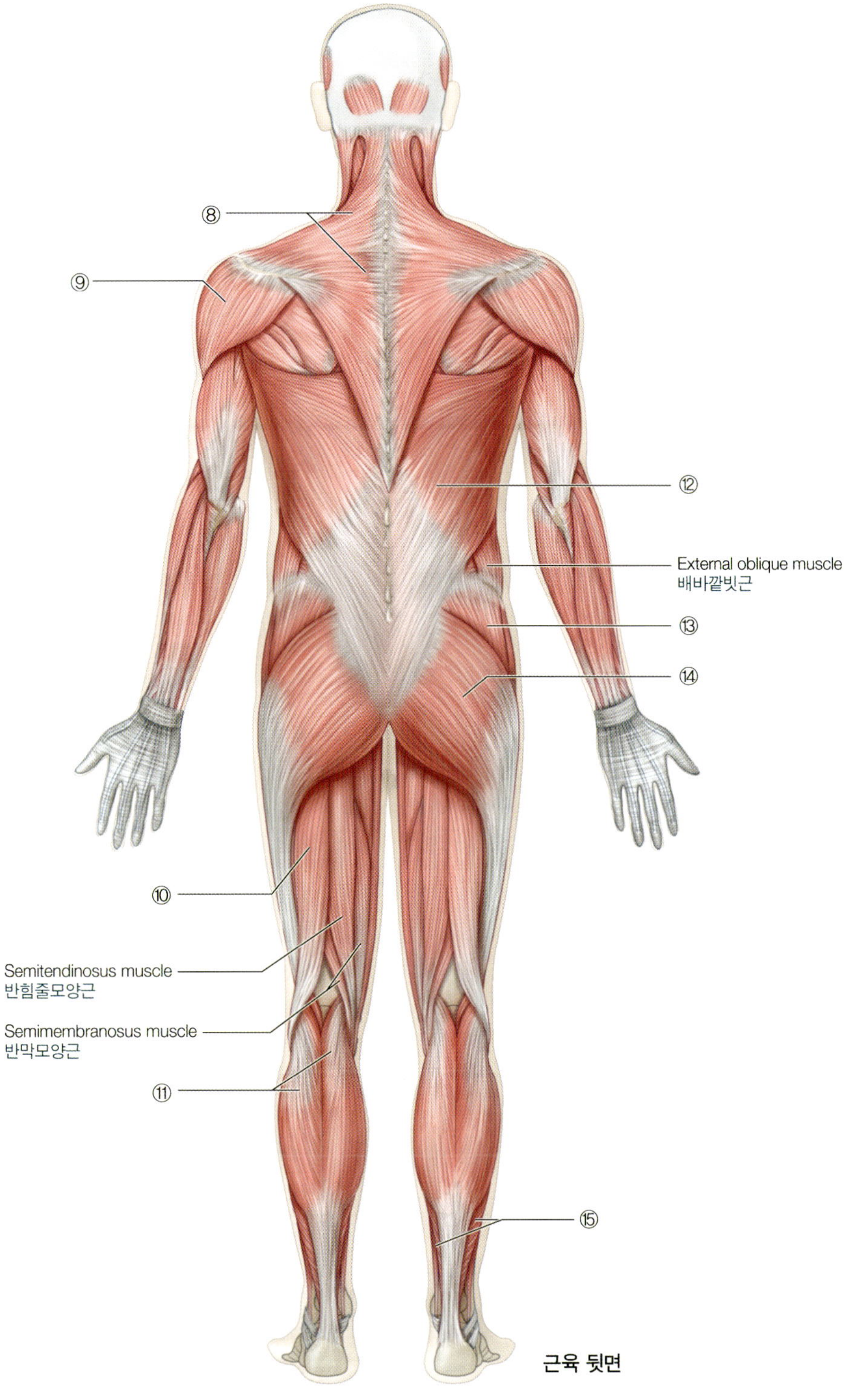
⑧
⑨
⑫
External oblique muscle
배바깥빗근
⑬
⑭
⑩
Semitendinosus muscle
반힘줄모양근
Semimembranosus muscle
반막모양근
⑪
⑮

근육 뒷면

02

다음 괄호 안에 알맞은 용어를 쓰시오.

① 근막 (　　　　　　　　　)
② 근육긴장증 (　　　　　　　　　)
③ 다발성근육염 (　　　　　　　　　)
④ 가쪽위관절융기염(외측상과염) (　　　　　　　　　)
⑤ 테타니(강직성 경련) (　　　　　　　　　)
⑥ Atrophy (　　　　　　　　　)
⑦ Fascitis (　　　　　　　　　)
⑧ Myasthenia gravis (　　　　　　　　　)
⑨ Quadriceps (　　　　　　　　　)
⑩ Tendinitis (　　　　　　　　　)

03

다음 설명에 맞는 의학용어를 쓰시오.

① 겉질 뇌줄기로, 겉질척수로와 척수의 운동신경세포가 주로 손상되는 난치성 신경퇴행 질환으로 근육 약화와 마비가 점차 진행, 근육 섬유가 위축되는 근육질환은? (　　　　　　　　　)
② 주로 목빗근(SCM) 구축으로 생기는 상태로 목이 비틀어져서 머리와 턱의 위치가 부자연스럽게 되는 것은? (　　　　　　　　　)
③ 퇴행성 신경계 질환으로 조화운동불능, 불명확한 말투, 정교한 운동능력이 저하, 보행장애 등의 증상을 특징으로 하는 질환은? (　　　　　　　　　)
④ 직접적인 근육손상, 염증성 근육질환, 신경병증에 의한 경직과 마비 등으로 인한 관절 주위 조직의 병리적 변화로 수동적 관절운동이 비정상적으로 제한되는 근육의 증상은? (　　　　　　　　　)
⑤ 근육 또는 근육다발의 갑작스러운 불수의적 수축으로 통증이나 기능장애를 동반하며 대부분 한쪽만 발생하며, 눈꺼풀이나 얼굴 근육에 자주 발생하는 근육의 증상은? (　　　　　　　　　)
⑥ 관절을 지지해주는 근육이나 인대가 외부적인 힘에 의해 늘어나거나 손상되어, 관절 주위의 출혈과 부종으로 인한 통증, 기능장애가 동반되는 것은? (　　　　　　　　　)
⑦ 어깨에 있는 4개의 근육 그룹으로 어깨밑근, 가시위근, 가시아래근, 작은원근으로 어깨뼈와 위팔뼈를 연결시켜, 어깨관절을 안정시키는 역할을 하는 것은? (　　　　　　　　　)
⑧ 팔꿈치관절과 팔에 외부적 힘이 가해지며 생기는 팔꿈치 과사용 증후군으로 테니스나 골프를 많이 하는 사람에게 주로 나타나는 것은? (　　　　　　　　　)
⑨ 사망 후에 보이는 근육의 경직 현상으로 보통 죽은 후 4~24시간 사이에 발생 한 후 사라지는 것은? (　　　　　　　　　)
⑩ 근육이 수축하지만 근육 길이나 움직임에는 변화가 없는 운동은? (　　　　　　　　　)

A.N.S.W.E.R

01. ① 배곧은근(rectus abdominis muscle)
② 넙다리곧은근(rectus femoris muscle)
③ 앞정강근(tibialis anterior muscle)
④ 목빗근(sternocleidomastoid muscle)
⑤ 큰가슴근(pectoralis major muscle)
⑥ 위팔두갈래근(biceps brachii muscle)
⑦ 넙다리빗근(sartorius muscle)
⑧ 등세모근(trapezius muscle)
⑨ 어깨세모근(deltoid muscle)
⑩ 넙다리두갈래근(biceps femoris muscle)
⑪ 장딴지근(gastrocnemius muscle
⑫ 넓은등근(latissimus dorsi muscle)
⑬ 중간볼기근(gluteus medius muscle)
⑭ 큰볼기근(gluteus maximus muscle)
⑮ 가자미근(soleus muscle)

02. ① Fascia
② Myotonia
③ Polymyositis
④ Lateral epicondylitis(tennis elbow)
⑤ Tetany
⑥ 위축
⑦ 근막염
⑧ 중증근무력증
⑨ 네갈래근
⑩ 힘줄염

03. ① Amyotrophic lateral sclerosis(ALS) 근위축측삭경화증, 루게릭병
② Toricollis, wry neck 기운목(사경)
③ Ataxia 실조증
④ Contracture 구축
⑤ Spasm 연축
⑥ Sprain 삠, 염좌
⑦ Rotator cuff 돌림근(회전근)
⑧ Lateral epicondylitis 가쪽위관절융기염(외측상과염) 또는 tennis elbow(테니스팔꿉증)
⑨ Rigor mortis 사후경축(사강)
⑩ Isometric exercise 등척성 운동

MEDICAL TERMINOLOGY

MEDICAL TERMINOLOGY

04 CHAPTER

순환계통

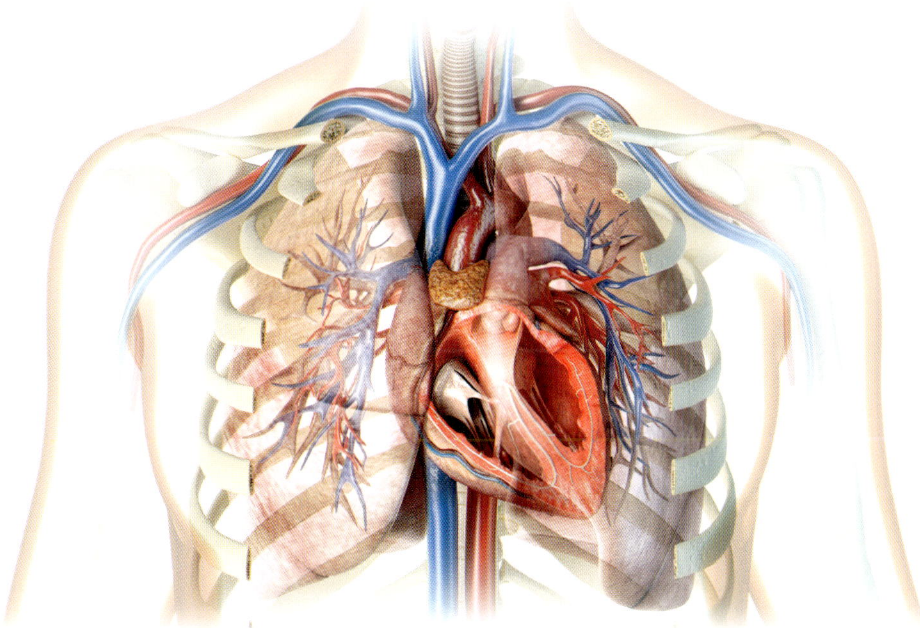

학·습·목·표

- 순환계통의 기능과 관련된 해부학적 구조와 명칭을 설명할 수 있다.
- 순환계통과 관련된 증상 및 징후와 관련된 용어들을 설명할 수 있다.
- 순환계통과 관련된 질환 및 병리학적 용어를 설명할 수 있다.
- 순환계통과 관련된 진단검사를 설명할 수 있다.
- 순환계통과 관련된 수술적 용어를 설명할 수 있다.
- 순환계통과 관련된 약어를 설명할 수 있다.

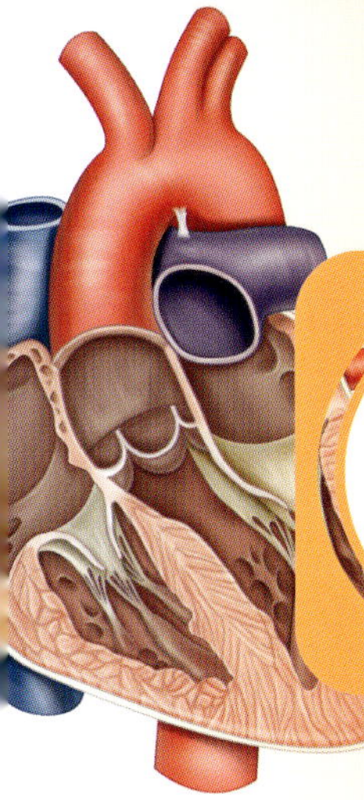

MEDICAL TERMINOLOGY

04 CHAPTER

순환계통
Circulatory system

1 개요

인체내에서 액체 수송을 담당하는 것을 순환계통(circulatory system)이라 하며, 순환계통에는 혈액(blood)을 운반하는 심장혈관계통(cardiovascular system)과 림프(lymph)를 운반하고 면역작용에 관여하는 림프계통(lymphatic system)으로 구성된다. 심장혈관계통은 온몸을 순환하고 돌아오는 혈액을 받아들이며, 강한 펌프작용을 통하여 온몸으로 혈액순환을 일으키는 원동력이 되는 기관인 심장(heart)과 혈액을 전신으로 운반하는 혈관(blood vessel), 그 속을 흐르는 혈액으로 구성된다.

림프계통은 혈액에서 빠져나온 림프액을 운반하고 여과하는 림프모세관(lymphatic capillary), 림프관(lymphatic vessel), 림프절(lymph node)과 지라(spleen, 비장), 가슴샘(thymus, 흉선) 및 편도(tonsil) 등의 인체의 면역계에 필수적인 림프모양 기관(lymphoid organ)으로 구성되어 있으며, 림프의 순환과 신체 내 면역(immunity)에 관여한다.

2 해부학적 용어(Anatomical terms)

1) 심장과 관련된 용어

aorta 대동맥	심장의 왼심실(left ventricle, 좌심실)에서 나와서 오름대동맥(ascending aorta, 상행대동맥), 대동맥활(aortic arch, 대동맥궁), 내림대동맥(descending aorta, 하행대동맥)으로 주행하며 온몸으로 혈액을 공급하는 가장 큰 동맥이다.
aortic valve 대동맥판(대동맥판막)	왼심실(좌심실)과 대동맥사이에 있는 판막(valve)으로 혈액이 왼심실에서 대동맥으로 한방향으로만 흐르게 하며, 혈액이 심장에서 동맥으로 뿜어져 나오되 혈액이 심실쪽으로 역류하는 것을 방지한다.

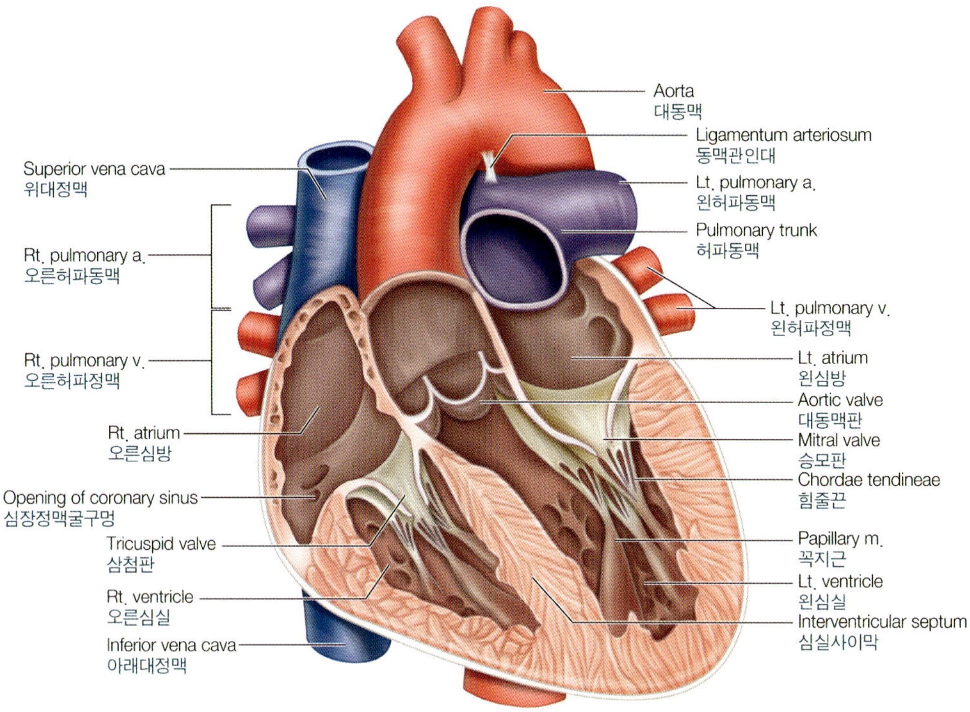

그림 4-1 심장의 구조(Structure of heart)

atrioventricular valve 방실판막	심방(atrium)과 심실(ventricle)사이에 있는 판막으로 혈액이 심방에서 심실로만 흐르도록 하는 판막이다.
atrium 심방	심장의 위쪽에 있는 2개의 방으로 구성되며, 심실의 위쪽에 있는 방이다. 심방은 오른심방(right atrium, 우심방)과 왼심방(left atrium, 좌심방)이 있다.
bicuspid valve 이첨판	왼심방(좌심방)과 왼심실(left ventricle, 좌심실) 경계에 있는 판막으로 왼심방에 있는 방실판막은 2개의 조각으로 되어있으며, 왼방실판막, 승모판이라고도 한다. 혈액이 왼심방에서 왼심실쪽으로만 흐르게 하며, 혈액이 심방쪽으로 역류를 방지하는 구조물이다.
blood Pressure(BP) 혈압	혈관에 걸리는 압력으로, 보통 동맥의 압력을 말하며, 수축기압과 이완기압이 있다. 단위는 mmHg이다.
cardiac cycle 심장주기	심장이 수축을 시작할 때부터 다음의 수축이 시작될 때까지를 말하며, 심장의 한 주기는 0.8초이다.
diastole 확장기	심장주기 중 심장의 근육이 이완을 하고 있는 시기이다.

diastolic blood pressure 확장기압	심장확장시 동맥에 걸리는 압력으로 최저혈압이라고도 한다. 정상 이완기 혈압은 80mmHg이다.
endocardium 심장속막(심내막)	심장의 안쪽에 있는 막과 그 아래의 결합조직을 말하며, 막은 단층편평상피로 구성되어 있다.
epicardium 심장바깥막(심외막)	심장의 표면을 감싸고 있는 장막성 섬유조직층이다.
heart 심장	심장혈관계통에서 혈관으로 혈액을 펌프질하는 근육성 기관으로 2개 심방(atrium)과 2개 심실(ventricle)로 이루어져 있으며, 전신으로 혈액을 이동하는데 필요한 혈압을 생성한다.
inferior vena cava 아래대정맥(하대정맥)	가로막(diaphragm, 횡격막) 아래쪽의 모든 정맥들로부터 나온 혈액을 받아 오른심방으로 유입시키는 인체에서 가장 굵은 정맥이다.
interatrial septum 심방사이막(심방중격)	왼심방과 오른심방을 나누고 있는 격벽을 의미한다.
interventricular septum 심실사이막(심실중격)	왼심실과 오른심실을 나누고 있는 격벽으로 근육성의 중격으로 되어있다.
mitral valve 승모판	왼방실판막 또는 이첨판이라고도 하며, 심장의 왼심방과 왼심실 사이에 있는 방실판막이다.
myocardium 심장근육층(심근층)	심장벽의 중간층을 이루고 있는 두꺼운 심장근육 조직으로 구성된 근육층, 심장은 대부분이 심장근육조직인 심장근육층(myocardium)으로 이루어져 있다.
pericardial cavity 심장막안	심장을 둘러싼 2겹의 심장막 사이의 빈 공간으로 소량의 액체가 차있어 심장의 수축과 확장시 달라붙지 않게 하며, 염증시에는 이곳에 액체의 양이 증가한다.
pericardium 심장막	심장을 싸고 있는 이중의 막이다.
pulmonary artery 허파동맥(폐동맥)	온몸에서 심장으로 돌아온 산소가 부족한 정맥혈을 가스교환을 하기 위해 오른심실에서 허파로 보내는 기능혈관이다. 또한 이곳은 인체에서 가장 산소분압이 낮은 정맥혈이 흐르며, 왼, 오른 2개의 허파동맥이 있다.
pulmonary valve 폐동맥판(허파동맥판막)	오른심실(우심실)과 허파동맥 사이에 있는 판막으로 세개의 반월판으로 되어 있다.
pulmonary vein 허파정맥(폐정맥)	허파에서 가스교환을 마친 산소가 풍부한 동맥혈을 왼심방으로 운반하는 혈관으로, 한쪽 허파에서 2개 총 4개이며 인체에서 가장 산소분압이 높은 동맥혈이 흐르는 혈관이다.

CHAPTER 4

pulse pressure 맥압	수축기 혈압과 이완기 혈압의 차이압을 말하며 mmHg로 표시한다. 정상치는 수축기압의 1/3, 이완기압의 1/2이며 40mmHg이다.
pulse(P) 맥박	규칙적인 심장수축으로 인해 발생하는 동맥의 율동성 박동으로 손목이나 목의 동맥 등에서 특히 만져진다. 정상 맥박수는 50～100회/분이다.
sinoatrial node, SA node 굴심방결절(동방결절)	심장전도계통(cardiac conduction system) 중에서 가장 빠른 빈도로 충격을 발생시키며, 각 심장주기를 시작하게 하는 첫 부위이다. 이곳에서 자가발생한 율동적인 흥분이 심박동의 정상 속도의 기본이 되기 때문에 내인성 심장박동조율기(cardiac pacemaker), 제1향도잡이라고도 불린다.
superior vena cava 위대정맥(상대정맥)	머리, 얼굴, 팔 부위의 정맥혈을 모아서 오른심방(우심방)으로 유입시키는 굵은 정맥으로 신체 상부의 정맥들로부터 혈액을 받는다.
systole 수축기	심장주기 중 심장의 근육이 수축을 하고 있는 시기이다.
systolic blood pressure 수축기압	혈압(blood pressure)은 혈관에 걸리는 동맥의 압력으로 수축기 혈압과 이완기 혈압이 있다. 수축기 혈압은 심장이 수축할때 동맥에 걸리는 압력을 말하고, 최대혈압이라고도 한다. 정상 수축기 혈압은 120mmHg이다.
tricuspid valve 삼첨판	오른심방과 오른심실 사이에 있는 판막으로 오른방실판막이라고도 한다. 삼첨판은 오른심실로 흘러간 혈액이 오른심방으로 역류하는 것을 방지한다.
vena cava 대정맥	오른심방과 연결된 굵은 정맥으로 신체의 정맥혈을 심장으로 회수하는 혈관이다. 종류는 위·아래대정맥(superior·inferior vena cava, 상·하대정맥)이 있다.
ventricle 심실	심장의 아래쪽에 있는 2개의 방으로 심방의 아래쪽에 있는 심장의 방이다. 심실은 오른심실(right ventricle, 우심실)과 왼심실(left ventricle, 좌심실)이 있다.

2) 혈관과 관련된 용어

(1) 심혈관과 순환

systemic circulation 온몸순환	심장의 왼심실을 떠났던 산소가 포화된 신선한 혈액이 신체 각 부위를 순환한 다음 정맥을 통해 오른심방으로 들어오는 순환으로 허파순환에 비해 그 범위가 훨씬 넓다. 온몸순환의 경로는 다음과 같다. 왼심실(left ventricle) → 대동맥(aorta) → 동맥(artery) → 세동맥(arteriole) → 모세혈관(capillary) → 세정맥(venule)→ 정맥(vein) → 대정맥(vena cava) → 오른심방(right atrium)

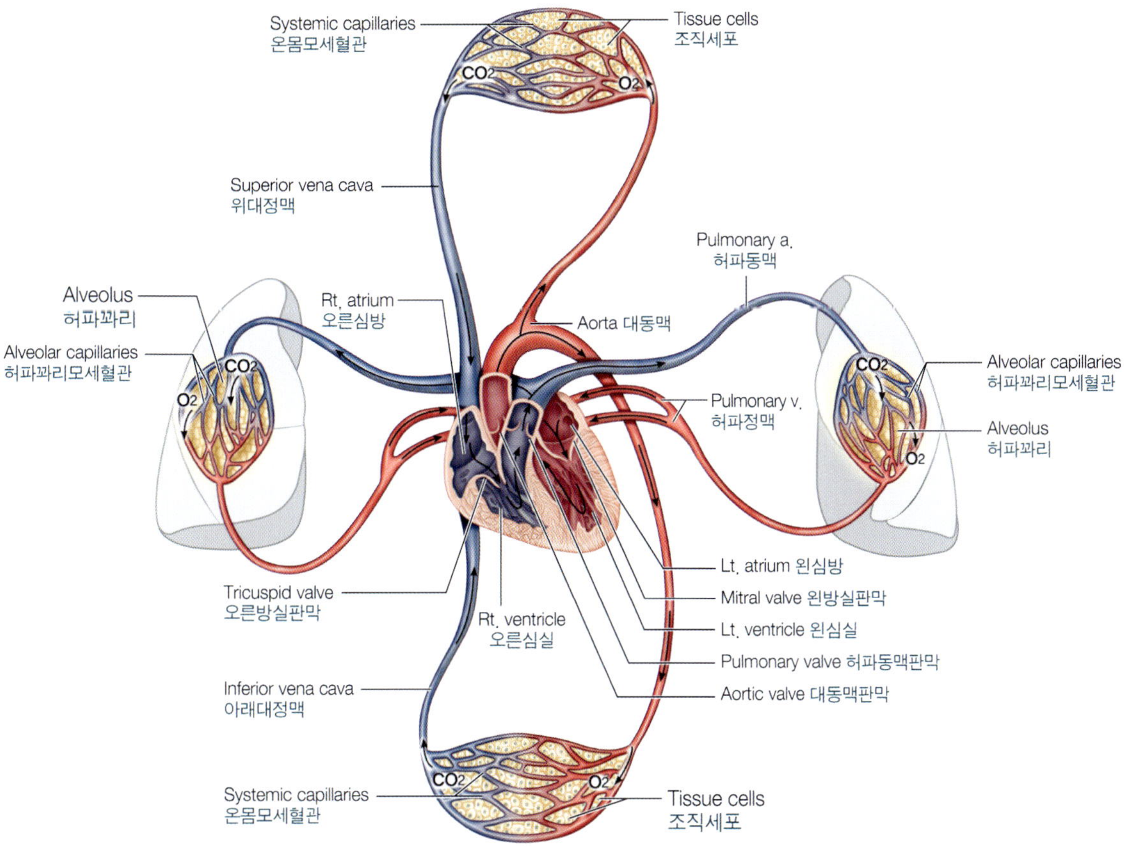

그림 4-2 온몸순환과 허파순환(Systemic circulation & pulmonary circulation)

pulmonary circulation 허파순환	오른심실에서 나온 혈액이 허파동맥을 통해 허파로 유입되어 허파꽈리(폐포, alveola)에서 산소와 이산화탄소를 교환한 후 허파정맥을 통하여 왼심방으로 돌아오는 순환으로 순환경로는 다음과 같다. 오른심실(right ventricle) → 허파동맥(pulmonary artery) → 허파(lung) → 허파정맥(pulmonary vein) → 왼심방(left atrium)
hepatic portal system 간문맥계통	소화관과 간(liver) 사이에 혈액을 운반하는 혈관계통으로 창자(intestine, 장)에서 간으로 가는 혈관이다. 소장에서 혈류로 흡수된 영양분이 문맥(portal vein)을 통하여 간으로 이동한다.
coronary circulation 관상동맥순환(심장동맥순환)	심장 자체의 조직에 관류하는 동맥과 정맥에 의한 순환이다.
artery 동맥	높은 압력으로 심장에서 신체 각 부위로 내보내는 혈액을 운반하는 혈관이다.
capillary 모세혈관	혈액과 세포외액 사이에 물질교환 기능을 가진 좁은 혈관을 말한다.

arteriole 세동맥	동맥과 모세혈관을 연결하는 혈관이다.
venule 세정맥	모세혈관으로부터 혈액을 회수하는 혈관으로 정맥계통에서 가장 지름이 작은 혈관이다.
vein 정맥	신체의 기관에서 나온 혈액을 심장으로 보내주는 혈관이다.

(2) 동맥계통

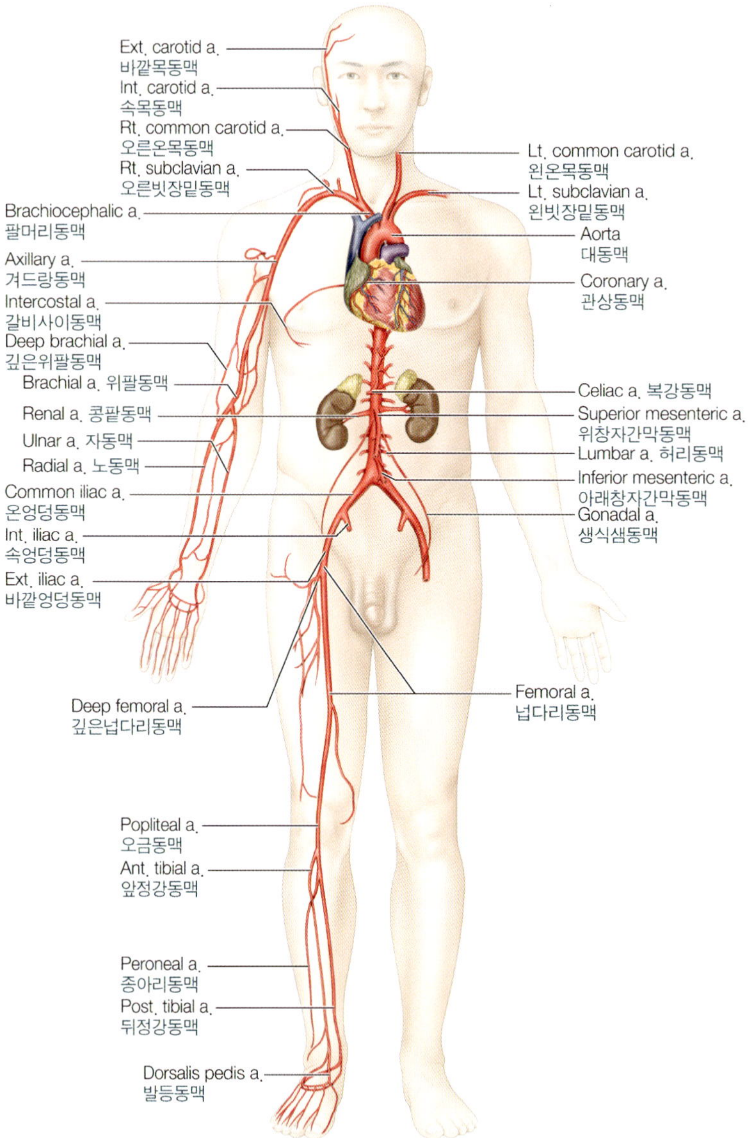

그림 4-3 온몸동맥(Systemic artery)

abdominal aorta 배대동맥(복대동맥)	소화관, 콩팥, 골반 기관 및 다리로 혈액을 수송하는 혈관이다.
aorta arch 대동맥활(대동맥궁)	오름 및 내림 대동맥(상행 및 하행 대동맥) 사이의 활처럼 휘어진 대동맥 부분의 혈관이다.
ascending aorta 오름대동맥(상행대동맥)	왼심실(좌심실)에서 나와서 왼·오른 심장동맥(좌·우 관상동맥)을 분지하고, 대동맥활(대동맥궁)로 연속되는 대동맥을 말한다.
bracial artery 위팔동맥(상완동맥)	팔에 혈액을 수송하는 혈관으로 임상에서 혈압 측정시 이용되는 혈관이다.
carotid artery 목동맥(경동맥)	목, 머리 및 뇌로 혈액을 수송하는 혈관이다.
coronary artery 관상동맥, 심장동맥	심장의 심근세포에 혈액을 공급하며, 심장을 양육하는 혈관이다.
descending aorta 내림대동맥(하행대동맥)	대동맥의 주요부분으로 대동맥활(대동맥궁)에서 나와 몸통으로 계속 내려가면서 가슴대동맥(thoracic aorta, 흉대동맥)과 배대동맥(abdominal aorta, 복대동맥)으로 이루어져 있다.
femur artery 넙다리동맥(대퇴동맥)	넙적다리(thigh, 대퇴)와 무릎 안쪽으로 혈액을 수송하는 혈관이다.
iliac artery 엉덩동맥(장골동맥)	골반 속 기관과 아래복부 벽에 혈액을 수송하는 혈관이다.
pulmonary artery 허파동맥(폐동맥)	가스교환을 위해 오른심실(우심실)에서 나온 혈액을 허파로 운반하는 기능혈관이다.
radial artery 노동맥(요골동맥)	위팔동맥(상완동맥)에서 분지한 아래팔의 바깥 쪽 혈관으로 임상에서 맥박측정시 이용되는 혈관이다.
renal artery 콩팥동맥(신동맥)	콩팥(kidney, 신장)으로 혈액을 수송하는 혈관이다.
subclavicular artery 빗장밑동맥(쇄골하동맥)	팔에 혈액을 공급하는 혈관이다.
thoracic aorta 가슴대동맥(흉대동맥)	내림대동맥(하행대동맥)이 가로막(diaphragm, 횡격막)을 통과하기 이전까지의 대동맥이다.

(3) 정맥계통

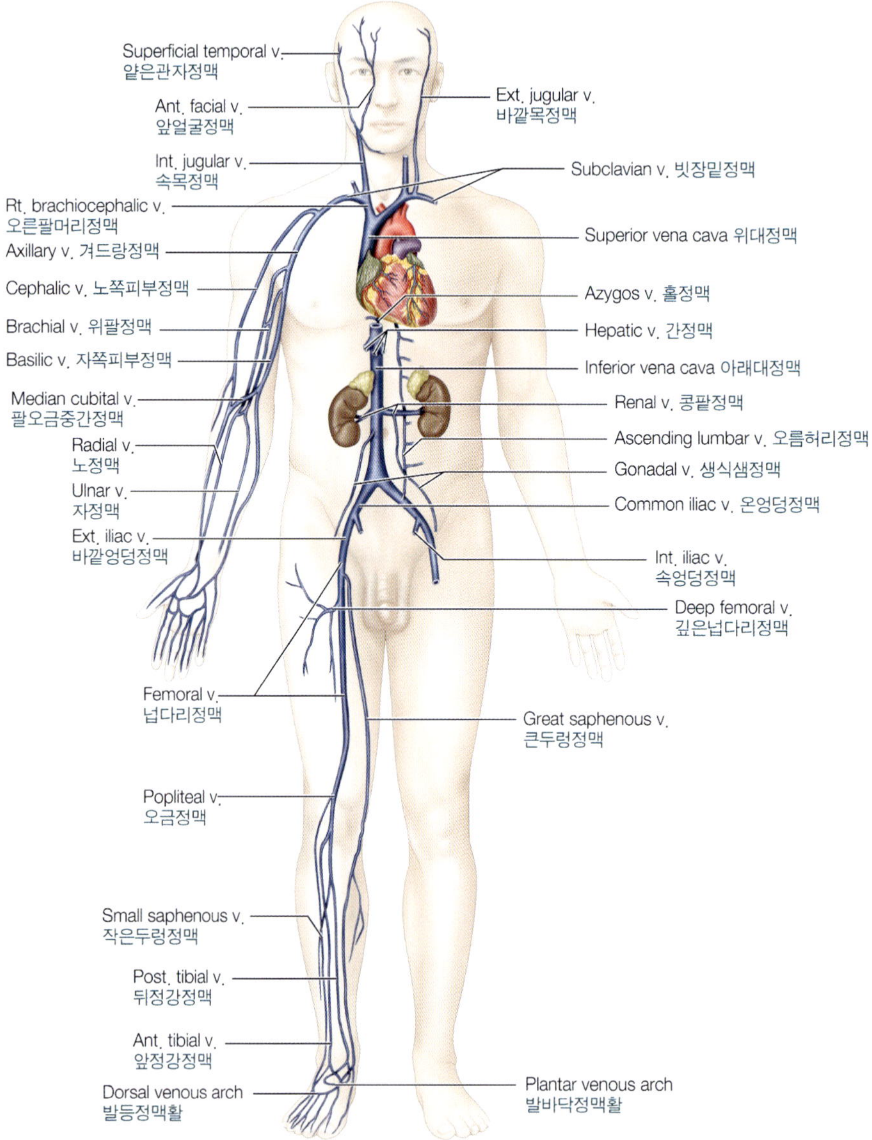

그림 4-4 온몸정맥(Systemic vein)

femur vein 넙다리정맥(대퇴정맥)	넙적다리(대퇴)와 안쪽 무릎으로부터 온 혈액을 운반한다.
iliac vein 엉덩정맥(장골정맥)	골반속의 기관과 하복부벽으로부터 온 혈액을 운반한다.
jugular vein 목정맥(경정맥)	뇌와 머리의 조직들로부터 혈액을 받는 혈관이다.
portal vein 문맥, 간문맥	위, 창자(장)에서 온 정맥혈을 간으로 운반하는 혈관이다.
renal vein 콩팥정맥(신정맥)	콩팥(신장)으로부터 처리된 후 나오는 혈액을 운반한다.

3) 혈액과 관련된 용어

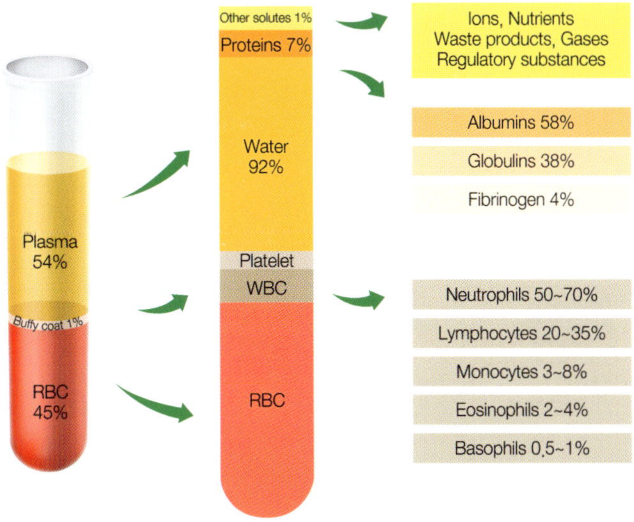

그림 4-5 혈액의 구성(Composition of blood)

agranulocyte 무과립백혈구	세포질에 과립이 없는 백혈구(leukocyte)로 림프구(lymphocyte)와 단핵구(monocyte)가 해당된다.
basophil 호염기구	청색의 과립을 가진 과립백혈구(granulocyte)이며, 과립내에 헤파린(heparin), 히스타민(histamine) 등이 들어있다.
blood cell 혈구	혈액의 세포성분으로 혈액세포라고 하며, 종류로는 적혈구(erythrocyte), 백혈구(leukocyte), 혈소판(platelet, thrombocyte)이 있다.
blood clot 피덩이(피떡)	혈액이 응고하여 gel로 전환된 것이다.
blood 혈액	혈장과 혈액세포(적혈구, 백혈구, 혈소판)로 구성된 액체성 결합조직이다. 혈액의 양은 체중의 7～8%를 차지하고 있다.
bone marrow 골수	골수안(골수강)과 해면질을 채우고 있는 그물결합조직으로 피를 만드는 조혈작용을 한다.
eosinophil 호산구	붉은 과립을 가진 과립백혈구로 기생충(parasite)에 대한 방어작용을 하며 기생충감염(parasitization)이나 알레르기질환(allergic disease)시 증가한다.
erythrocyte(red blood cell, RBC) 적혈구	전체 혈액의 45%를 차지하는 혈액세포로 혈색소를 함유하고 있으며, 산소, 이산화탄소 운반에 관여한다.
granulocyte 과립백혈구	세포질에 과립이 있는 백혈구를 말하며, 중성구(neutrophil), 호산구(eosinophil), 호염기구(basophil) 3종류가 있다.

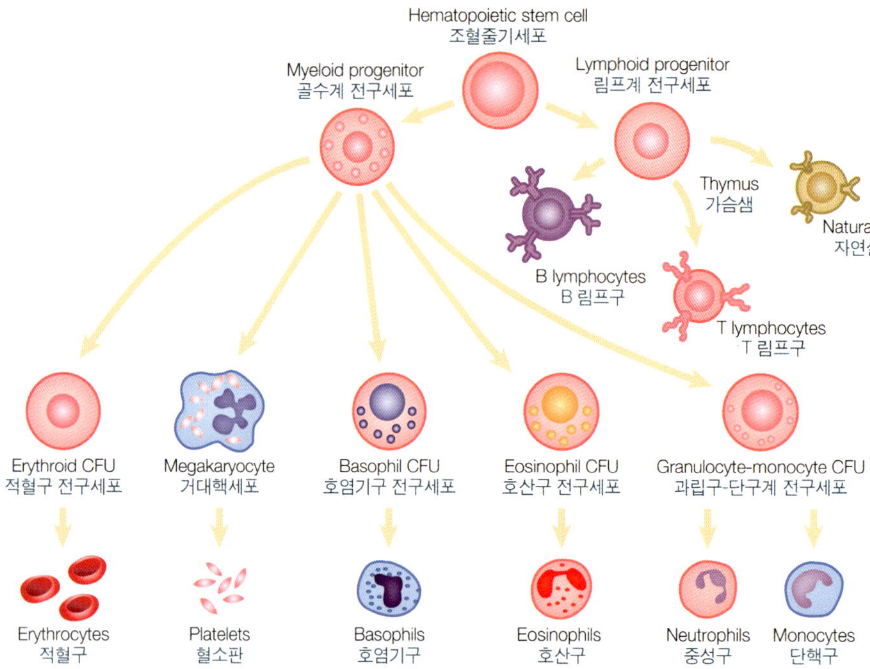

그림 4-6 혈구의 분화(Differentiation of blood cells)

hemoglobin(Hb) 혈색소(헤모글로빈)	혈구내에 있는 헴(heme)과 글로빈(globin)으로 구성된 붉은색을 띠는 물질로 산소와 이산화탄소를 운반한다.
hemostasis 지혈	혈관 손상시 출혈(bleeding)을 멈추게 하는 것으로 혈소판과 혈액응고인자(blood coagulation factor)가 관여하고 있다.
leukocyte(white blood cell, WBC) 백혈구	과립백혈구와 무과립백혈구로 구분하며, 포식작용(phagocytosis)과 면역작용에 의한 신체방어에 관여하는 혈액세포이다.
lymphocyte 림프구	면역과정에서 활성화되는 무과립백혈구이다. 면역반응에 관여하는 세포로 종류는 B림프구(B lymphocyte)와 T림프구(T lymphocyte)가 있다.
monocyte 단핵구(단구)	포식작용으로 감염에 대항하는 무과립백혈구이다.
neutrophil 중성구, 호중구	중성염료에 염색되는 세포질 과립을 가진 과립백혈구로 주화성(chemotaxis)에 의한 세균의 탐식능력이 매우 강한 백혈구이다. 주로 세균감염(bacterial infection)이나 급성염증시(acute inflammation)에 증가한다.
oxyhemoglobin 산소혈색소, 산소헤모글로빈	혈색소와 산소가 결합된 것으로 산소를 운반하고 있는 혈색소를 의미한다.
phagocytosis 포식작용	중성구나 단핵구와 같은 포식세포가 침입한 미생물이나 오래된 세포를 파괴하는 작용을 말한다.

plasma 혈장	전혈(whole blood) 중 혈액의 액체 성분으로 각종 물질 운반 작용에 관여한다.
platelet 혈소판	혈액응고(blood coagulation)에 필요한 물질을 생산하며, 지혈(hemostasis)에 관여한다.

4) 림프계통과 관련된 용어

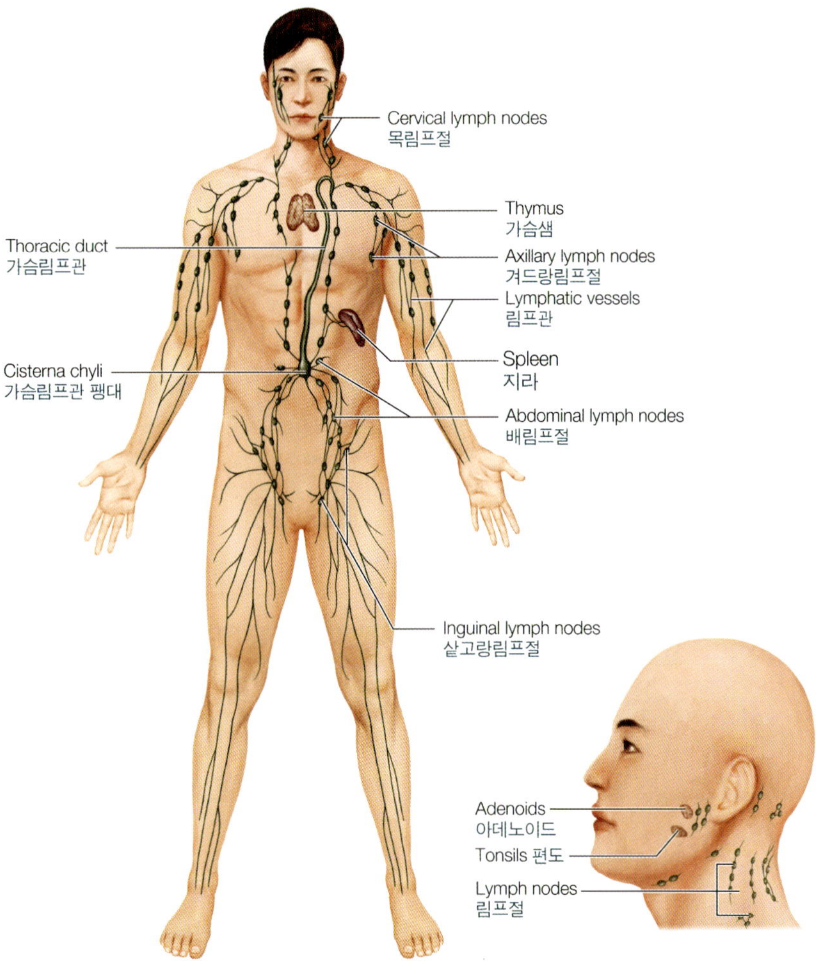

그림 4-7 림프계통(Lymphatic system)

antibody(Ab) 항체	체내로 침입해 온 항원을 파괴하거나 불활성화 시키는 체내에서 생성되는 면역물질로 면역글로불린(Immunoglobulin, Ig)이라고도 한다.
antigen(Ag) 항원	체내에 들어와 항체생산과 면역반응을 일으키는 단백질성 물질이다. 항원의 종류로는 감염 미생물, 독소, 이식조직 등이 해당된다.

immunity 면역	체내로 침입하여 감염증을 일으키는 특정 병원체(pathogen)에 대해 저항이 생기는 현상이다. 즉 특정질환으로부터 보호를 받는다는 뜻으로 쓰이며, 조직이나 기관에 손상을 줄 수 있는 모든 병원체나 독소에 저항할 수 있는 신체의 능력을 의미한다.
lymph 림프	모세혈관을 뚫고 조직속으로 나온 혈액성분은 조직액이 되어 조직내에 남아 있다가 혈관내로 다시 들어가는데, 조직내에 남아 있다가 모세림프관으로 들어가 순환하는 액체를 림프라고 한다. 림프는 림프관을 통해 순환하는 투명한 액체로 세포성분은 림프구가 들어있다.
lymph node 림프절	림프관의 군데군데에 분포하는 결절상의 림프모양 기관으로 기능은 림프구생산, 면역작용 및 림프속의 이물질을 여과하는 역할을 한다.
lymphatic system 림프계통	림프관, 림프절, 림프조직으로 구성되며 림프의 순환, 림프구 생성 및 항체생산에 의한 신체의 면역에 관여한다.
lymphatic vessel 림프관	림프가 흐르는 관이며, 림프절로 유입되는 들림프관과 림프절에서 나가는 날림프관이 있다.
spleen 지라(비장)	인체에서 가장 큰 림프모양 기관으로 림프구 생성, 항체생산에 의한 면역작용 및 노화된 적혈구를 파괴하는 작용을 한다.
thoracic duct 가슴림프관(흉관)	다리와 왼쪽 팔, 왼쪽 상반신의 림프를 받아들이는 인체에서 가장 굵은 림프관이다.
thymus 가슴샘(흉선)	가슴세로칸(mediastinum, 종격)에 위치한 1차 림프구 조혈기관으로 T림프구를 생산하고 인체의 면역반응 유지를 돕는 작용을 하는 림프모양 기관이다.
tonsils 편도	입속 양쪽 구석, 목 안쪽 및 코 뒷부분에 위치하는 림프모양 기관으로 외부 세균 등의 물질로부터 신체를 방어하는 면역작용을 한다.

3 의학용어(Medical terms)

1) 증상 및 징후와 관련된 용어

(1) 심장과 혈관

arrhythmia 부정맥

심장의 조율기능 이상에 의해 심장의 리듬이 불규칙하거나 소실한 것으로 심장에서 전기 자극이 잘 만들어지지 못하거나, 자극의 전달이 제대로 이루어지지 않아, 규칙적인 수축이 계속되지 못하여 심장 박동이 비정상적으로 빨라지거나, 늦어지거나 혹은 불규칙해지는 상태이다.

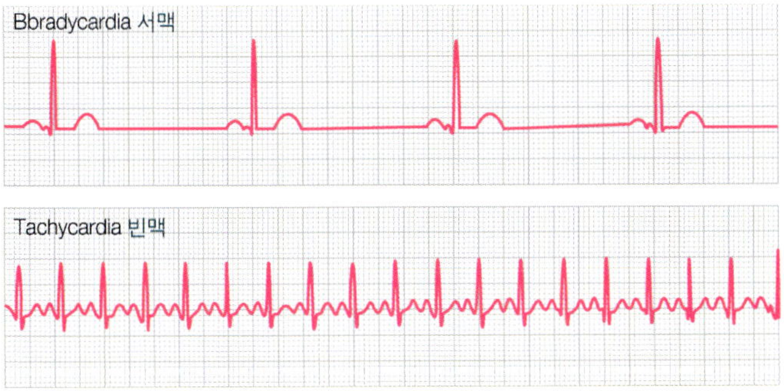

그림 4-8 부정맥(Arrhythmia)

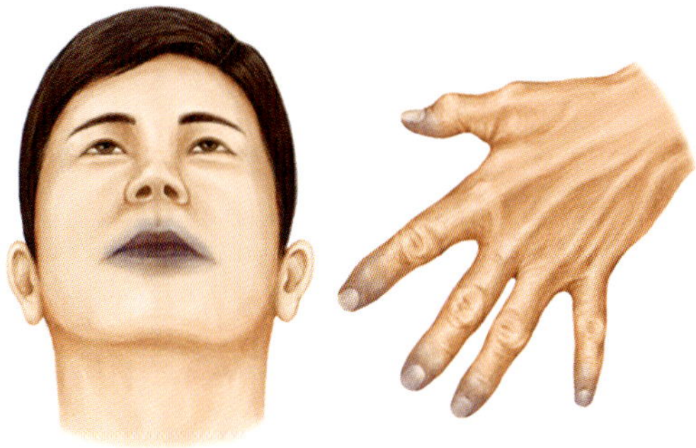

그림 4-9 청색증(Cyanosis)

bradycardia 서맥(느린맥)	성인에서 심장박동수가 1분에 60회 이하로 느려지는 상태이다.
cardiac murmur 심(장)잡음	청진시 심장에서 들리는 비정상적인 소리로 심방, 심실로 흐르는 혈액의 흐름이 변화하여 발생하며, 주로 심장의 판막에 의하여 발생하는 경우가 많다.
cyanosis 청색증	저산소증의 중요한 징후 중 하나로 피부와 점막이 암자색 또는 푸른색을 띠게 되는 것이다. 해당 부위의 혈관에 동맥혈 산소 포화도의 저하(70~85% 이하)에 의해 환원혈색소가 5g/dL 이상시 나타난다.
edema 부종	조직틈새에 비정상적으로 다량의 수분이 축적된 상태, 즉, 세포사이 또는 몸안(body cavity, 체강)에 체액이 다량으로 증가된 상태를 말하며, 염증시의 국소부종과 심장질환, 신장질환에 의한 전신부종이 있다.
fibrillation 세동(잔떨림)	심장근육들이 서로 다른 시기에 수축하여 불규칙적으로 분당 350회 이상의 박동을 일으켜, 심방과 심실의 조화된 기능이 깨지고 심방수축이 거의 일어나지 않게 되는 상태를 말한다.
flutter 조동(된떨림)	맥박이 분당 200~300회 정도로 매우 빠르지만 규칙적일 때를 말하며, 심방이나 심실에서 나타날 수 있다.
hyperemia 충혈	국소적으로 조직이나 신체의 일부에 동맥과 세동맥의 혈관 확장으로 혈액의 양이 능동적으로 증가된 상태이다.
hypertension 고혈압	혈압이 정상보다 높은 것으로, 보통 혈압이 140/90mmHg 이상일 때를 말한다.
hypotension 저혈압	혈압이 정상보다 낮은 것으로, 혈압이 90/60mmHg 보다 낮을때를 말한다.
ischemia 허혈	국소로 유입되는 동맥혈의 부족에 의한 조직의 국소적인 빈혈(anemia) 상태를 말하며, 혈관이 막히거나 좁아지는 것이 원인이다.

palpitation 두근거림	가슴이 두근거리거나 뛰거나, 심장박동이 규칙적 또는 불규칙적으로 빠르고 세게 느껴지는 등의 심박동에 대한 주관적 경험을 의미한다.
tachycardia 빈맥, 빠른맥	심장박동수가 분당 100회 이상으로 지나치게 빠른 상태이다.
vasoconstriction 혈관수축	혈관이 수축하여 혈관의 지름이 감소하는 것을 말한다. 특히 세동맥의 수축상태를 의미한다.
vasodilation 혈관확장	혈관이 확장, 혈관의 지름이 증가하는 것이다. 혈관확장의 발생기전은 수축성 신경을 억제하고 확장성 신경을 자극하여 일어나며, 특히 세동맥의 확장은 해당부위의 국소로 가는 혈류를 증가시킨다.
ventricular fibrillation 심실세동(심실잔떨림)	심박수가 분당 350회 이상이며, 심장의 박동에서 심실의 각 부분이 무질서하게 불규칙적으로 수축하는 것이다.

(2) 혈액과 림프계통

erythrocytopenia 적혈구감소(증)	혈액내에 적혈구 수가 비정상적으로 감소하는 것으로 빈혈시 적혈구 감소를 보인다.
hematoma 혈종	혈관 밖으로 나온 혈액이 장기나 조직에서 국소적으로 굳어진 혈액덩어리를 만든 것으로 외상으로 생길때가 많다. 머리혈종(cephalohematoma), 피하혈종(ecchymoma), 관절내혈종 등이 있다.
hemolysis 용혈	혈액속의 적혈구가 어떤 원인에 의하여 파괴되어 그 안에 있던 혈색소가 유출되는 현상이다.
hemostasis 지혈	혈관손상시 출혈을 멈추게 하여 혈액의 유출이 멎는 것으로 지혈은 혈관, 혈소판, 응고인자들이 서로 작용하여 이루어져 손상된 혈관 내의 혈액을 유지시킨다. 혈소판은 1차지혈, 응고인자는 2차지혈에 관여한다.

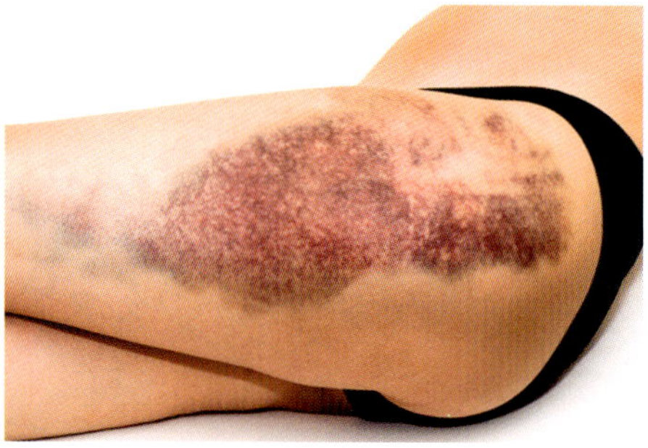

그림 4-10 혈종(Hematoma)

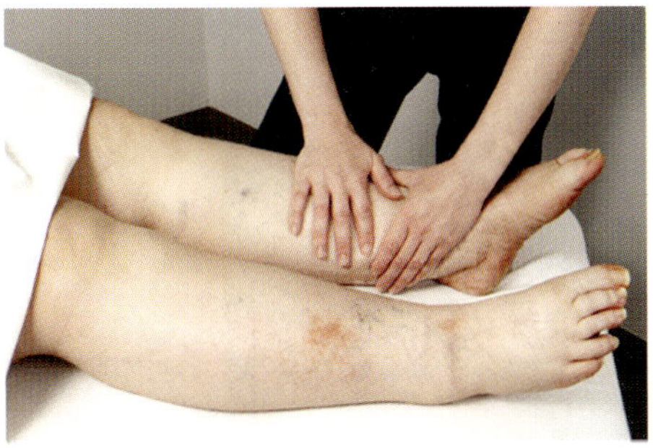

그림 4-11 림프부종(Lymphedema)

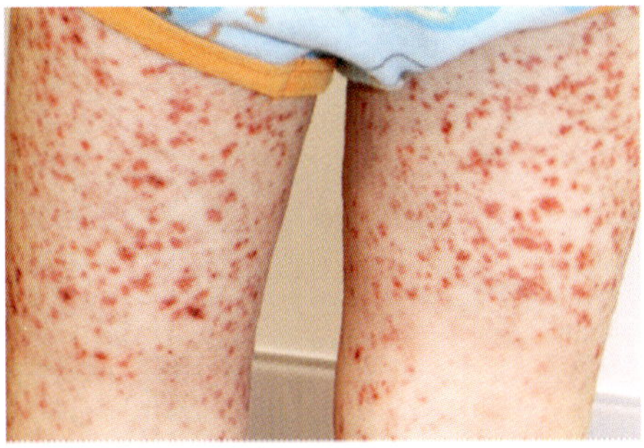

그림 4-12 자반(Purpura)

hypoproteinemia 저단백혈증	혈장속에 단백질의 양이 비정상적으로 줄어든 상태로 원인으로는 영양부족, 간질환이나 신장질환시 발생할 수 있으며, 부종이나 장막강내의 액체 저류를 보일 수 있다.
leukocytosis 백혈구증가	혈중 백혈구 수가 10,000～11,000개 이상/1μL으로 증가한 것을 말하며, 급성염증이나 세균감염시에 백혈구수의 증가를 보인다.
leukopenia 백혈구 감소	혈중 백혈구 수가 정상 수치(4,000～10,000개/1μL)보다 낮은 4,000개/1μL 이하로 감소되어 있는 상태를 말한다.
lymphedema 림프부종	림프관이 막혀서 림프가 피하조직에 저류하여 단단해지고 부기가 있는 상태이다.
purpura 자반(병)	피부내의 출혈로 인하여 피부 표피를 통하여 쉽게 보이는 자홍색이나 보라색 반점을 특징으로 하는 일련의 병태를 말한다.
splenomegaly 비장비대	비장(spleen, 지라)이 부어서 커진 상태를 말한다.
thrombolysis 혈전용해	혈전(thrombus)을 녹이는 것을 말하며, 섬유소용해작용이라고도 한다. 중요한 혈전용해물질은 플라스민(plasmin)이며, 이 플라스민을 활성화하여 혈전을 용해한다.

2) 질환 및 병리학적 용어

(1) 심장과 혈관

aneurysm 동맥류	동맥벽의 선천적 기형이나 동맥벽이 손상되거나 이상으로 인하여 동맥벽이 융기되거나, 혹처럼 부풀어 올라서 주머니 모양으로 늘어난 것을 의미한다.
angina pectoris 협심증	관상동맥의 폐쇄나 협착에 의해 심장근육에 충분한 혈액 공급이 이루어지지 않아 가슴부위에 조임증, 통증, 불편감, 압박이 오는 것을 말한다.

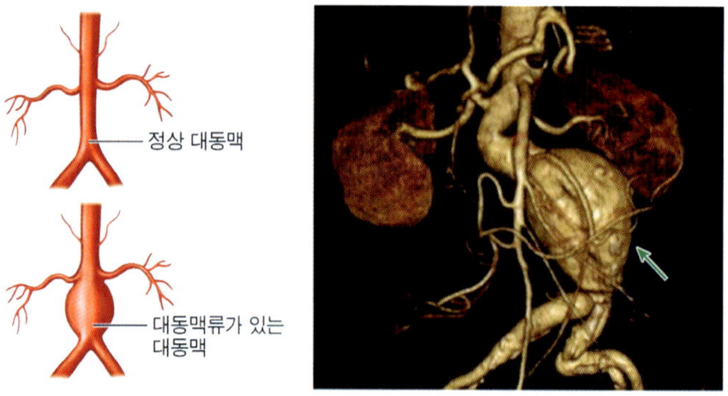

그림 4-13 동맥류(Aneurysm)

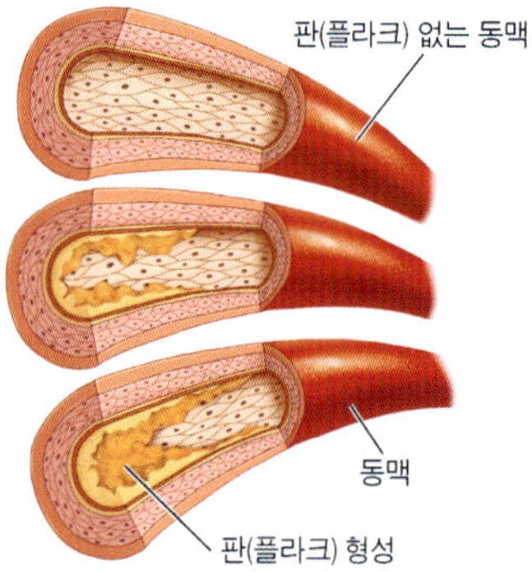

그림 4-14 동맥경화증(Arteriosclerosis)

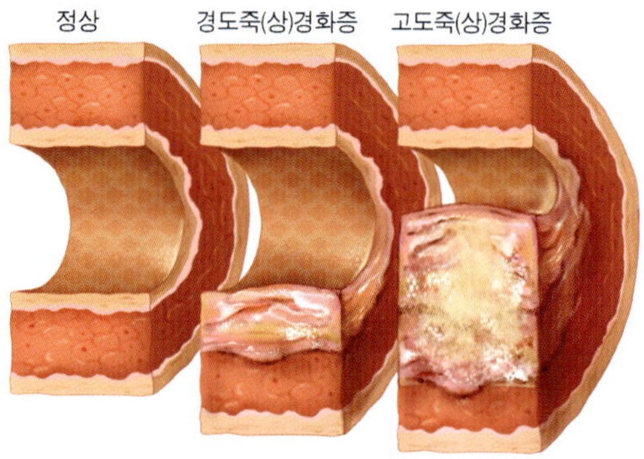

그림 4-15 죽상경화증(Atherosclerosis)

aortic stenosis 대동맥판협착증	심장의 대동맥판이 좁아지거나 대동맥 자체가 좁아져서 혈류의 순환이 방해를 받게 되는 것이다.
arteriosclerosis 동맥경화증	동맥벽에 지방물질들이 쌓여 동맥벽은 점점 두꺼워지고 굳어지며, 동맥의 내강은 좁아지고, 동맥벽은 탄력성을 잃게 되어 석회화가 되는 현상이다.
arteriostenosis 동맥협착증	동맥의 내강이 좁아지는 것이다.
atheroma 죽종	동맥 내막에 지방축적이 원인이 되어 동맥 내막면에 잘 경계된 노란색의 부위 혹은 약간 튀어나온 것으로 죽(상)경화증(atherosclerosis)에서 보이는 양상이다.
atherosclerosis 죽상경화증, 아테롬성경화증	대동맥과 같은 탄력성동맥의 내막층에 지방과 콜레스테롤(choleserol)이 침착, 내피세포(endothelial cell)가 증식한 결과로 이루어진 죽종(atheroma)과 함께 섬유증이 동반되는 병적인 혈관질환이며, 죽종은 혈관의 내부로 돌출되어 혈관의 내강을 좁아지게 한다.
atrial septal defect(ASD) 심방중격결손(심방사이막결손증)	왼심방과 오른심방 사이의 중격에 구멍, 결손이 있는 것을 말한다.

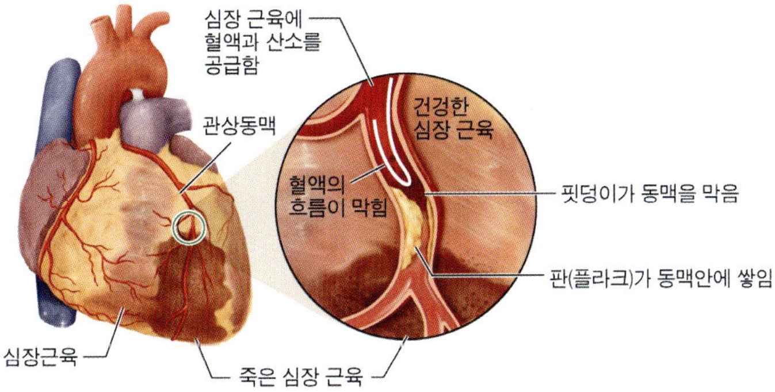

그림 4-16 관상동맥질환(Coronary artery disease)

cardiac arrest 심장정지	심장박동의 정지로 심장이 혈액을 방출할 수 없어 순환기능을 상실한 상태이다.
cardiomegaly 심장비대	고혈압, 심장판막증, 선천적 심장기형시 심장에 지나치게 부담이 가서 심근이 두꺼워지고 심장이 커진 상태이다.
carditis 심장염	심장에 생긴 염증이다.
congestion 울혈	순환장애로 조직이나 신체의 일부에 정맥 및 모세혈관이 확장되어 수동적으로 정맥혈이 정체되어 증가된 상태이다. 원인으로는 정맥 주위에서 발생한 종양에 의해 정맥이 압박되거나 정맥벽이 정맥염이나 혈전증 등에 의해 내경이 좁아지거나 폐색되어 정맥 내 혈액이 증가된 경우에 일어난다.
congestive heart failure 울혈심부전, 울혈심장기능상실	심장에서 혈액을 말초로 보내는 펌프 기능이 효과적이지 못하여, 혈액이 심장으로 들어오지 못하고 왼심방과 허파에 정맥혈이 정체되어 고이는 상태이며, 숨이 차고, 가슴 뜀, 호흡곤란, 폐부종, 사지부종, 간비대, 복수 등의 증상이 나타난다.
coronary artery disease(CAD) 관상동맥질환	심장에 혈액을 공급하는 관상동맥에 생기는 병을 말하며, 주로 관상동맥 죽상경화증(coronary atherosclerosis)이 가장 흔한 원인으로 심장에 산소와 영양분이 충분한 공급이 이루어지지 않아 심장이 정상적인 기능을 하지 못하게 되며, 심부전(heart failure)과 심근경색증(myocardial infarction)의 원인이 된다.
deep vein thrombosis(DVT) 깊은정맥혈전증, 심부정맥혈전증	깊은 부위를 주행하는 정맥에 혈류장애로 혈액이 정체되거나, 혈액이 응고되어 혈전(thrombus)이 발생하는 혈전성 장애로 하지의 정맥에서 잘 발생한다. 혈전조각들은 폐로 이동하여 폐색전증(pulmonary embolism)을 유발할 수 있다.

CHAPTER 4

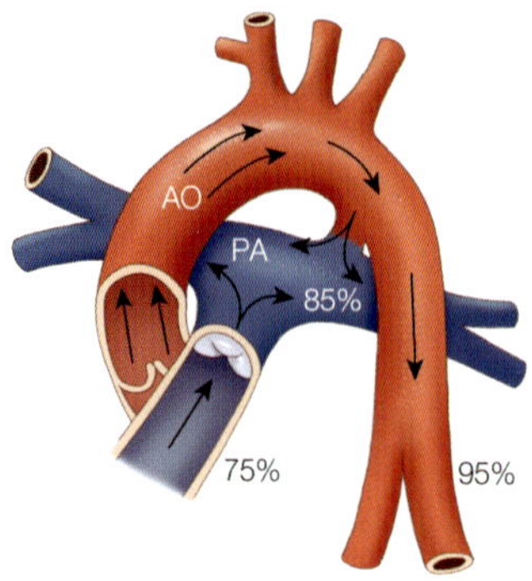

그림 4-17 열린동맥관(Patent ductus arteriosus)

embolism 색전증	심장과 혈관 내에서 형성된 혈전과 고형물질, 기체성분 등 혈관 밖에서 혈관 내로 들어온 유리된 물질이 혈류를 타고, 다른 말초 혈관내강을 폐색하는 상태를 말한다. 혈전이 색전증을 일으킨 경우를 혈전색전증이라고 한다.
embolus 색전	혈관을 막아 색전증을 일으키는 혈관내의 이물질이다. 색전의 종류에는 혈전이 가장 많으며, 지방, 공기, 질소 가스, 종양 등이 있다.
endocarditis 심내막염	심장의 내면을 싸고 있는 심내막의 염증으로 류마티스열(rheumatic fever), 세균, 매독 등이 원인이다.
infarction 경색증	동맥이나 정맥이 폐색되어 동맥혈의 공급이나 정맥혈의 순환이 갑자기 장애를 받아 장기나 조직의 일부에 허혈성 괴사(ischemic necrosis)를 일으킨 상태이다.
myocardial infarction(MI) 심근경색	심장에 혈액을 공급하는 관상동맥에 혈전증이나 동맥경화증 등에 의해 막히는 경우, 혈액공급을 받는 심장의 전체 또는 일부분에 혈액공급 부족에 따른 산소와 영양 공급의 급격한 감소로 심장근육층 조직이나 세포가 괴사되는 현상이다.
myocardial ischemia 심근허혈	심장근육에 혈액을 공급하는 혈관의 폐색 또는 협착에 의한 심장근육의 혈액공급 부족 현상이다.
patent ductus arteriosus (PDA) 열린동맥관, 동맥관개존증	태아순환시 대동맥활(대동맥궁)과 허파동맥사이를 연결하는 혈관인 동맥관이 출생 후에도 닫히지 않고 계속 열려 있는 선천성 심장질환이다.
pericarditis 심막염	심장막의 염증으로 심낭염이라고도 한다. 원인으로는 류마티스열, 결핵, 바이러스감염, 외상, 요독증 등이 있다.
phlebitis 정맥염	정맥벽에 염증성 침윤이 있고, 강내에 혈전 형성이 있으며, 병소부위에 부종, 경결 및 동통을 수반한다.

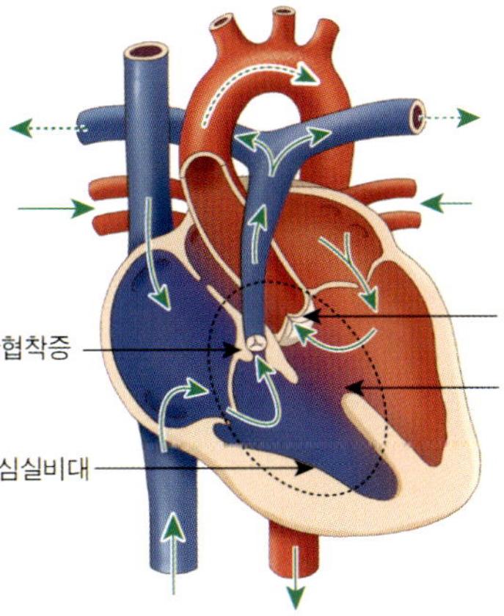

그림 4-18 팔로네증후(Tetralogy of Follot)

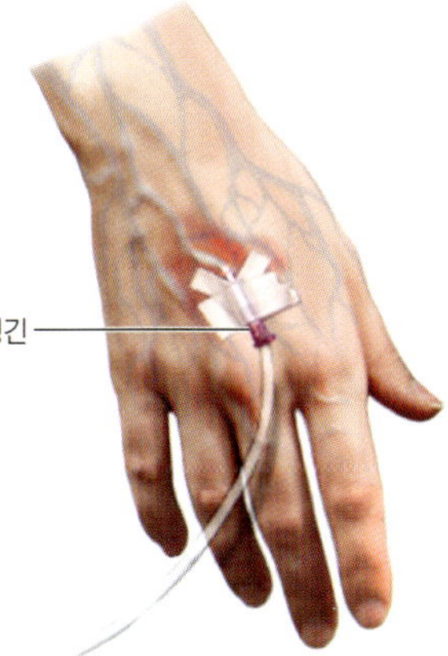

그림 4-19 혈전정맥염(Thrombophlebitis)

rheumatic heart disease 류마티스심장병	류마티스열에 의한 심근이나 심장판막의 손상이다.
septal defect 중격결손	심장내 사이막(중격)의 어느 곳인가에 결손이 있고, 좌우의 심방이나 심실에 비정상적으로 교통이 생기는 것이다.
tetralogy of Follot 팔로네징후	심실중격결손, 폐동맥판협착증(pulmonary stenosis), 대동맥우위, 우심실비대 등 4가지 결손을 포함하는 한 세트의 선천성 심장결손을 말한다.
thrombophlebitis 혈전정맥염	혈전 형성을 동반하는 정맥염증이며, 주로 정맥주사나 정맥채혈 부위 정맥에 혈전이 생겨 혈관이 붉게 붓고 통증 및 응어리가 생긴다.
thrombosis 혈전증	생체 심장이나 혈관에서 혈액이 응고된 혈전이 비정상적으로 생성되는 것이다.
thrombus 혈전	혈관 내에서 혈액이 응고한 것으로 혈소판, 섬유소, 기타 세포들이 응집하여 굳어진 덩어리를 말한다.
varicose veins 정맥류	장기간의 혈관내압 증가로 인해 비정상적으로 정맥이 꼬불꼬불하게 확장한 것이다. 다리의 표재정맥에서 잘 발생한다. 또한 간경화증(hepatis cirrhosis)의 경우에는 문맥압 항진에 의한 식도 및 치질정맥류가 발생할 수 있다.
ventricular septal defect(VSD) 심실중격결손(심실사이막결손증)	왼심실과 오른심실 사이의 중격에 구멍이 뚫린 선천심장병이다. 방사선검사를 통하여 오른심실의 비대와 확장을 볼 수 있으며, 구멍이 크면 심장기능상실에 이른다.

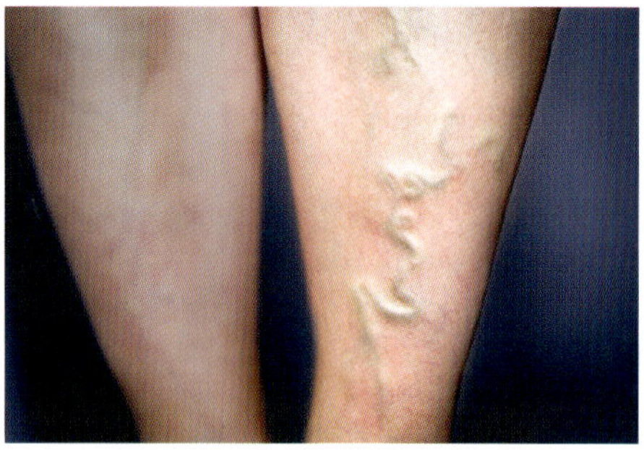

그림 4-20 정맥류(Varicose veins)

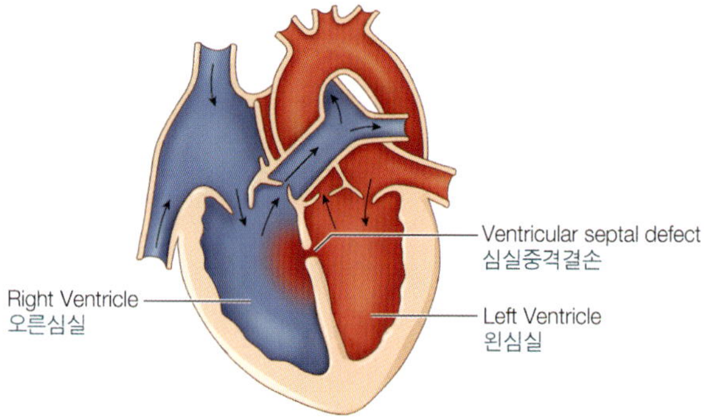

그림 4-21 심실중격결손(Ventricular septal defect)

(2) 혈액과 림프계통

acquired immune deficiency syndrome(AIDS) 후천면역결핍증후군, 에이즈	인간면역결핍바이러스(human immunodeficiency virus, HIV)에 감염되어, 면역기능을 담당하는 보조 T-림프구(helper T lymphocyte)의 수가 감소하고 기능이 떨어져 결핵(tuberculosis), 진균증(fungus), 폐렴(pneumonia) 등의 다양한 감염병이 발생하는 질환이다.
anemia 빈혈	혈액중의 혈색소(hemoglobin)량이 감소된 것을 의미하며, 그 결과 신체의 조직과 장기에 도달하는 산소의 양이 감소된 상태를 말한다.
aplastic anemia 재생불량빈혈(골수무형성빈혈)	골수 이상으로 생기는 빈혈이며, 골수의 저형성으로 적혈구뿐만 아니라 백혈구, 혈소판의 생성부전으로 범혈구감소증(pancytopenia)을 보인다.
autoimmune disease 자가면역질환	정상적인 면역은 자기성분에 대해 면역관용을 보이지만, 병적으로 자기의 신체 성분에 대항하는 항체가 생겨, 항원항체반응이 일어남으로써 발생하는 면역질환을 의미한다. 자가면역질환의 예로 그레이브스(Graves)병, 류마티스관절염, 전신홍반루푸스(systemic lupus erythematosus, SLE), 중증근무력증 등이 있다.
cardiac tamponade 심장압전(심장눌림증)	심장막안(심낭)에 액체가 고여 발생하는 급성심장압박을 의미한다.
chronic myelogenous leukemia(CML) 만성골수세포백혈병	골수구계 세포가 백혈구를 만드는 과정에서 생긴 혈액생성조직의 악성종양(malignant tumor)이며, 백혈구의 과도한 이상증식을 특징으로 하는 만성적인 경과를 보이는 혈액암이다. 환자의 90% 이상에서 필라델피아 염색체(Philadelphia chromosome)가 출현되는 특징적인 유전자의 이상을 보이며, 백혈구 수는 10만~90만개/μL로 증가하고, 백혈병의 약 25%를 차지하는 성인형 백혈병이다.

hemophilia 혈우병	선천성, 유전성으로 혈액응고 제 Ⅷ인자의 결핍에 의해 발생하는 출혈성 질환이다. 반성열성유전이며, 혈우병 가족에 속하는 여자에 의하여 그 유전자가 자녀에게 전해지며, 이 병이 나타나는 것은 거의 남자에게서 나타난다.
Hodgkin disease 호지킨병	경부 림프절(lymph node)에서 시작하여 림프절의 점진적인 비대(hypertrophy)를 특징으로 하는 림프조직의 악성질환이다.
hyperlipemia 고지혈증	혈중에 콜레스테롤(cholesterol), 중성지방(triglyceride) 등의 지질(lipid)이 비정상적으로 높은 현상이다.
immunodeficiency 면역결핍	감염성 질환이나 암세포와 맞서 싸우는 면역계의 기능이 일부 손상되거나 그 기능을 완전히 상실한 상태로 선천적 면역결핍과 후천적 면역결핍이 있다.
leukemia 백혈병	백혈구 계통 세포들의 비정상적인 증식이 일어나 조혈장애를 일으키며, 백혈병 세포들이 여러 조직으로 침윤되는 특징을 가지는 조혈조직의 악성종양(malignant tumor)이며, 혈액암이다. 정상적인 백혈구와 적혈구, 혈소판의 생성 억제로 여러 가지 증상이 나타나는데, 백혈구 수가 감소하면 면역저하를 일으켜 세균감염에 의한 패혈증(septicemia)을 일으킬 수 있고, 적혈구의 감소는 빈혈 증상을 가져오며, 혈소판의 감소는 출혈 경향을 일으킨다.
lymphadenitis 림프절염	림프절의 염증으로 급성(acute)과 만성(chronic)으로 나눈다. 급성은 임상적으로 화농성, 비화농성 등으로 구별한다.
lymphadenopathy 림프절병증	림프절에 발생하는 모든 병적상태를 의미하며, 보통 림프절이 커지는 림프절 질환을 말한다.
lymphoma 림프종	림프절에 생긴 악성종양으로 온몸의 림프절이 붓고 지라(spleen, 비장)가 커진다.
multiple myeloma 다발골수종	형질세포(plasma cell)가 비정상적으로 분화 및 증식되어 나타나는 혈액암으로 비정상적인 형질세포를 골수종세포(myeloma cell)라고 한다. 이 세포는 종양을 만들고 뼈를 녹여 통증을 유발하고 잘 부러지게 하며, 골수를 침범하여 백혈구, 적혈구, 혈소판 수치를 감소시켜 빈혈, 감염 및 출혈의 위험도가 증가하게 된다.
pancytopenia 범혈구감소증	형성저하골수(hypoplastic marrow)로 인한 재생불량빈혈(aplastic anemia) 시 적혈구, 백혈구, 혈소판 수가 비정상적으로 모두 감소하는 것이다.
polycythemia 적혈구증가증	혈액 속의 적혈구가 정상치를 넘어 증가하는 병이며, 빈혈과 대응되는 증세로서 다혈증·다혈구혈증이라고도 한다. 적혈구수, 혈색소량이 모두 비정상적으로 증가하며, 적혈구 증가증은 신생아의 생리적 적혈구증가증과 저산소 환경의 고산지대에서 나타날 수 있다.

septicemia 패혈증	세균이 혈액 속에 들어가 번식하면서 세균이 생산한 독소에 의해 중독 증세를 나타내거나, 전신에 감염증을 일으키는 병을 의미한다.
thrombocytopenia 혈소판감소증	혈액응고와 지혈을 담당하는 혈소판의 수가 정상 혈소판 수치보다 감소하는 상태이다. 사람의 혈소판 정상 수치는 15만~40만개/μL이며, 혈소판감소는 순환 혈중의 혈소판 수가 10만개/μL 이하일 때를 말한다.

3) 진단검사 및 수술적 용어

(1) 심장과 혈관

aneurysmectomy 동맥류절제	동맥이 혹처럼 부풀어 확장된 동맥류(aneurysm)를 외과적으로 잘라내는 것으로 동맥류는 수술적으로 터질 염려와 혈전증이 생길 위험성이 있기 때문에 잘라내는 것이 필요하다.
angioplasty 혈관성형	혈관(blood vessel)을 외과적으로 재건하는 수술이다.
artificial pacemaker 인공 심박 조율기	전기적으로 심장이 수축되도록 자극하여 서맥(bradycardia)이나 심방세동(atrial fibrillation) 치료를 위하여 사용되는 장치이다. 외부에서 부착되거나, 심장박동을 조절하기 위하여 심장으로 이어지는 연결을 이용하여 피부아래 전지회로와 전극선을 이식할 수 있다.
atherectomy 죽종절제	동맥에서 죽종을 제거하는 것을 의미한다.
balloon angioplasty 풍선혈관성형	작은 풍선을 막힌 혈관 부위에 집어넣어 부풀림으로써 판을 납작하게 하여 동맥 내경을 넓게 한다. 스텐트(stent)라고 부르는 작은 철사실린더를 삽입하면 정맥이 열린상태로 유지하게 해주는데 도움이 된다.
cardiopulmonary resuscitation(CPR) 심폐소생술	심장과 폐의 활동이 멈추어 호흡이 정지하거나 심정지라고 판단되는 환자에 대하여 혈액을 순환시켜 뇌 손상을 지연시키고 호흡계통 및 순환계통의 기능회복을 도모하는 응급처치(emergency care)이다.

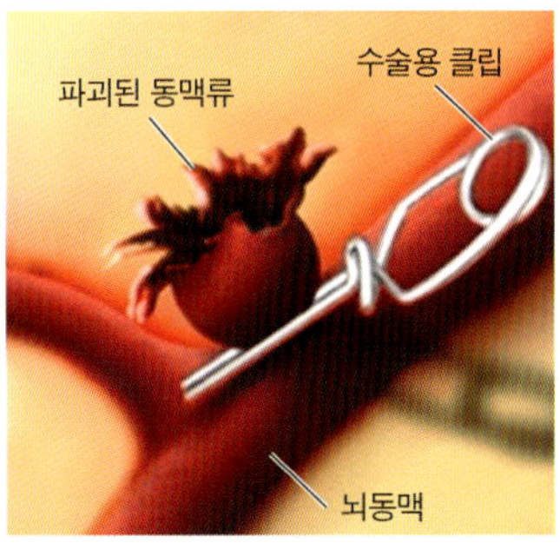

그림 4-22 동맥류절제(Anerysmectomy)

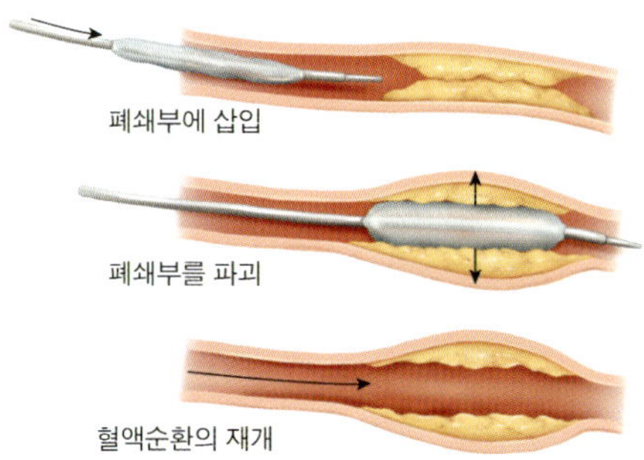

그림 4-23 혈관성형(Angioplasty)

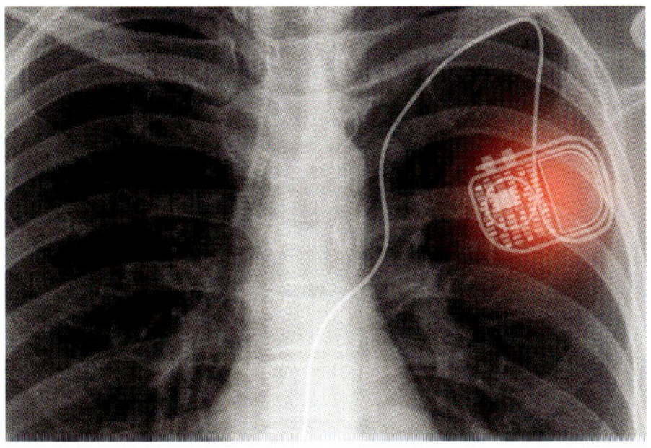

그림 4-24 인공심박조율기(Artificial pacemaker)

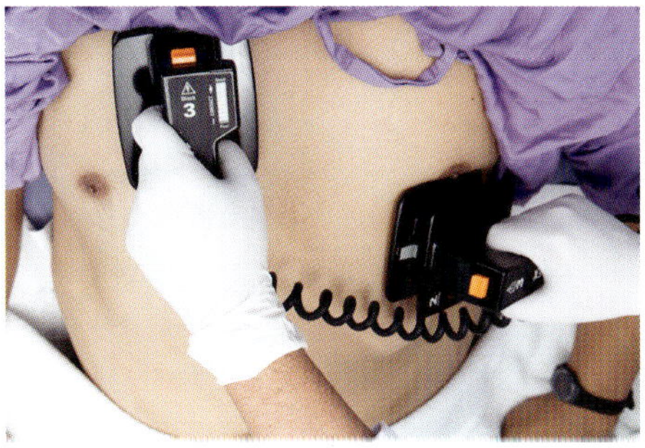

그림 4-25 심장충격기(Defibrillator)

computed tomography angiography(CTA) 컴퓨터단층촬영 혈관조영	정맥으로 조영제(contrast agent)를 주입 후 고해상도 컴퓨터촬영시스템을 이용하여 신체의 혈관구조를 검사하는 방법이다.
coronary artery bypass graft 관상동맥우회로, 관상동맥우회술	관상동맥의 일부가 막히거나 좁아졌을 때 환자의 몸에서 혈관 일부를 떼어내어 좁아진 동맥의 우회로를 만들어 심장근육으로 흐르는 혈류를 개선시키는 수술이다. 수술은 대개 정맥이식이나 속가슴동맥 또는 대용혈관을 이용한 도관을 수술적으로 대동맥과 관상동맥사이에 이식하며, 관상동맥의 폐쇄부위보다 먼쪽에 연결한다.
coronary stent 관상동맥스텐트	판(plaque, 플라크)에 의해 막힌 동맥을 치료하거나 혈관성형이나 죽종절제 후 동맥의 폐쇄를 막기 위해 관상동맥내에 삽입하는 장치이다.
defibrillation 세동제거(심장충격)	심방세동, 심실세동을 억제하여 규칙적인 심박동의 리듬을 찾도록 하는 것이다. 보통 흉벽 외부에 심장충격기(defibrillator, 제세동기)의 전극을 적용하여 심장에 강한 전류를 순간적으로 보내는 방법으로 부정맥의 치료에 쓰인다.
echocardiography 심초음파검사	초음파를 이용하여 심장의 해부학적 구조와 기능의 영상을 기록하는 검사이다.
electrocardiography(ECG) 심전도검사	심장에서 발생하는 전기적 활동을 그래프로 기록하는 검사법이다. 심전도검사는 흉통, 호흡곤란 등의 증상이 있는 환자나 고혈압 등과 같이 심장에 영향을 주는 질환이 있는 환자에서 시행되며, 수술 전 환자에서 전신 마취 전 심장기능을 확인하기 위한 기본검사로 시행되기도 한다.
endarterectomy 동맥내막절제	동맥벽이 두꺼워지거나 죽종이 있을 때 동맥의 내막을 선택적으로 제거하는 수술이다.
laser angioplasty 레이저혈관성형	레이저 빛으로 동맥경화판을 녹여내는 것이다.

CHAPTER 4

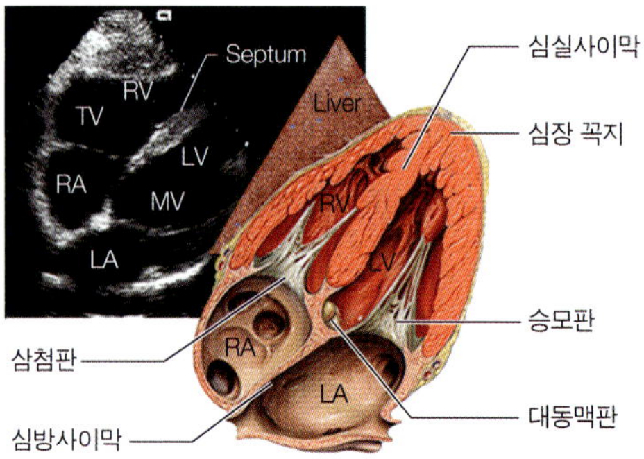

그림 4-26 심초음파검사(Echocardiography)

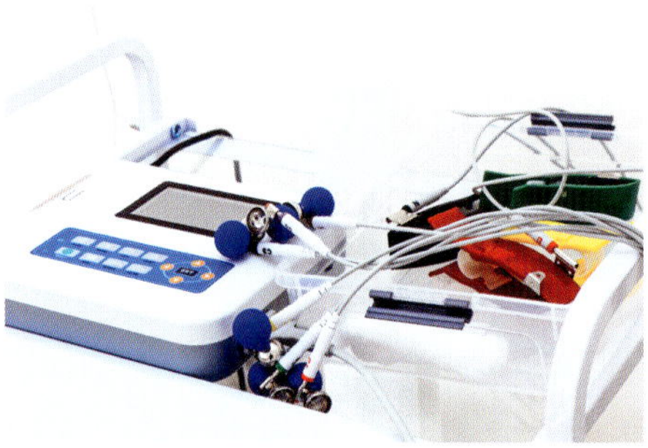
그림 4-27 심전도검사(Electrocardiography)

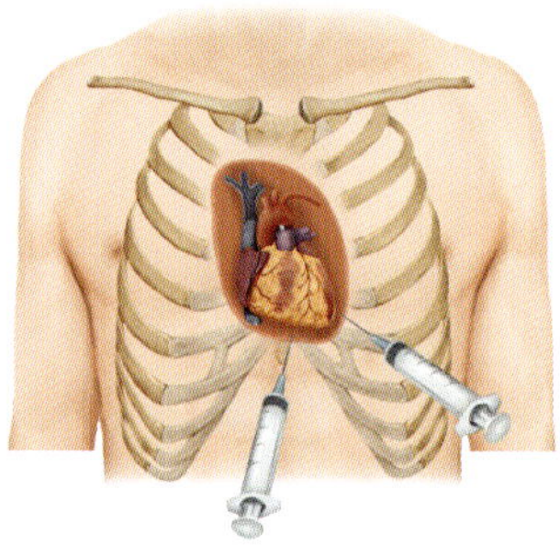
그림 4-28 심장막천자(Pericardiocentesis)

pericardiocentesis 심장막천자	심장막안(pericardial cavity, 심낭)에 고여 있는 물이나 기타 삼출물을 빼내기 위하여 바늘을 찔러 그 안에 있는 액체를 빼내는 방법이다. 주로 심장막안(심낭)에 들어있는 액체나 공기 제거, 심장압전(cardiac tamponade)의 완화를 위해서 실시한다.
phlebectomy 정맥절제	정맥의 일부를 제거하는 것으로 정맥류의 치료로 사용할 수 있다.
sphygmomanometer 혈압계	혈압을 측정하는 기구로 혈압계는 위팔부위를 감고 부풀릴 수 있는 고무 커프스와 이것과 연결되어 있는 수은(Hg) 기둥의 높이나 눈금판에 압력을 기록하는 장치로 구성되어 있다.
thrombectomy 혈전절제	혈관에서 혈액순환을 방해하는 혈전을 제거하는 수술이다.
valvuloplasty 판막성형	변형된 판막(valve)을 외과적으로 재건하는 방법이다.
valvulotomy 판막절개	심장의 기능을 외부에서 대신하는 상태에서 심장을 절개하여 심장판막을 직접 보면서 교련부를 절개하는 시술로 협착된 판막을 절개하여 넓혀 줌으로써 충분한 혈액량이 이동되게 한다.

(2) 혈액과 림프계통

activated partial thrombo-plastin time(aPTT) 활성화부분트로보플라스틴시간	내인계 응고인자의 결핍을 알아보는 응고관련 검사로 혈우병(hemophilia)이나 헤파린(heparin)과 같은 주사용 항응고 치료자를 위한 추적관찰 검사에 이용하는 검사법이다.
blood component therapy 혈액성분요법	농축 적혈구, 혈소판, 혈장, 알부민과 같은 특정 혈액성분의 수혈을 의미한다.
blood transfusion 수혈	어떤 원인으로 혈액량이 감소되었거나 부족한 수혈자의 순환혈류내로 건강한 사람에게서 채취한 혈액을 전혈(whole blood)이나 혈액 중 부족한 혈액성분을 주입하는 치료방법이다.
bone marrow biopsy 골수생검	백혈병이나 재생불량빈혈과 같은 질환을 진단하거나 혈액세포의 상태파악 등의 검사를 목적으로 골수를 채취하는 검사이다. 성인의 골수 채취부위는 일생동안 적골수로 남아있는 엉덩뼈(ilium, 장골)부위에서 실시한다.
bone marrow transplantation 골수이식	환자의 병든 골수 대신 이식에 적합한 건강한 골수세포를 이식하는 것이다. 주로 백혈병이나 재생불량빈혈시 실시한다. 주입한 골수가 잘 착상하여 번식할 수 있도록 미리 X선을 조사하여 이식받는 환자의 항체기능을 억제해 둘 필요가 있다.
complete blood count(CBC) 전체혈구계산	전반적인 건강의 선별검사 또는 진단을 목적으로 사용되는 가장 일반적인 말초혈액 검사이다. 자동혈액분석기(Automated hematology analyzer)로 측정하며, 검사항목으로는 적혈구, 백혈구, 혈소판 등의 혈구수, 혈색소 함량, 적혈구용적률, 혈액도말표본에서 볼 수 있는 각종 백혈구의 백분율을 보는 백혈구감별계산(differential leukocyte count) 등이 포함한다.
erythrocyte sedimentation rate(ESR) 적혈구침강속도	시간당 적혈구가 침강하는 속도(단위 mm/hour)를 측정하여 조직의 손상, 염증, 암 등의 질환이 있는지를 알아보는 검사이다.

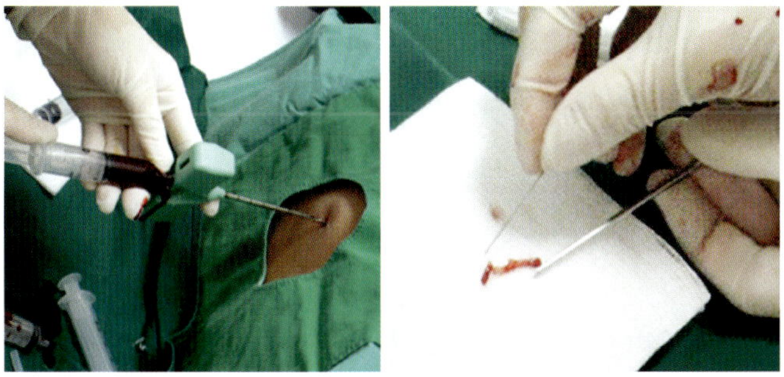

그림 4-29 골수생검(Bone marrow biopsy)

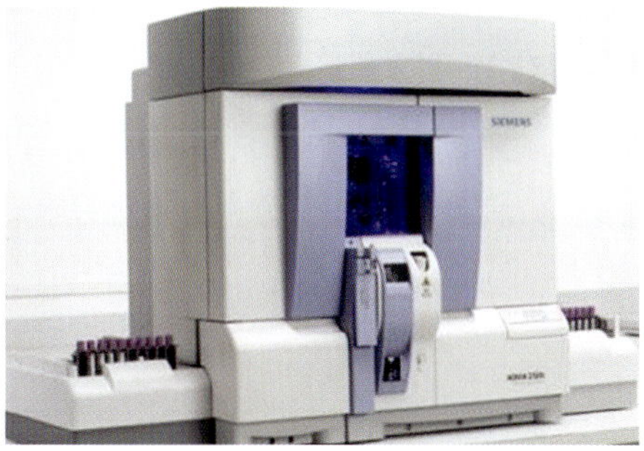

그림 4-30 자동혈액분석기(Automated hematology analyzer)

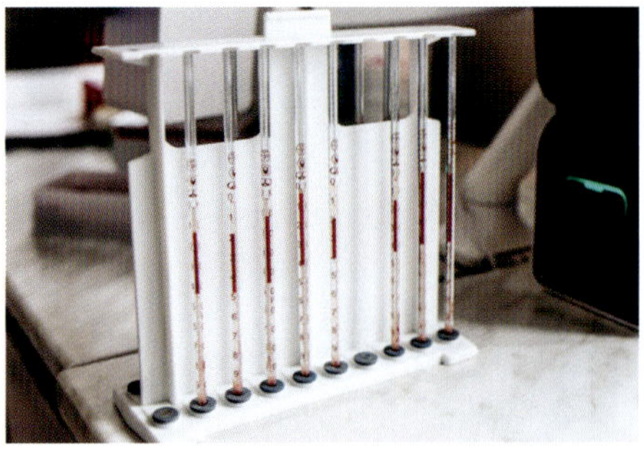

그림 4-31 적혈구침강속도(Erythrocyte sedimentation rate)

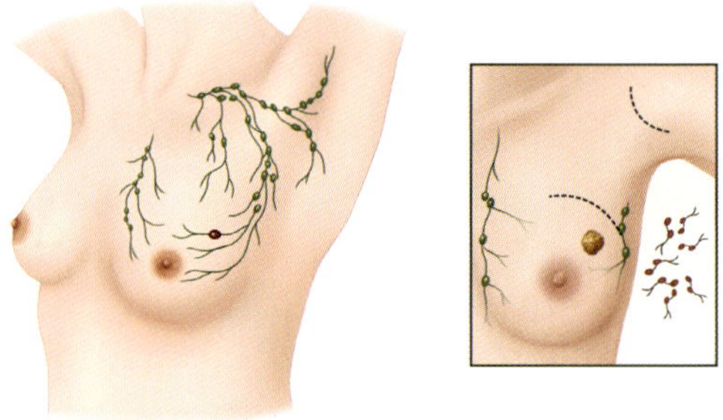

그림 4-32 림프절절제(Lymphadenectomy)

hematocrit 적혈구용적률, 헤마토크리트	전혈 중 적혈구가 차지하는 용적 %를 말하며, 빈혈 유무 판단에 이용되는 검사법이다. 남자는 39%이하, 여자는 36% 이하일때 빈혈이라고 판단한다.
immunotherapy 면역요법	감염증일 경우에 병원체나 그것이 내는 독소에 대한 면역체를 체내에 주입하거나, 인공적으로 면역체를 생산 또는 증강시켜 치료에 도움이 되게하는 치료법이다. AIDS, 암, 알레르기 질환의 치료에서 볼 수 있다.
lymphadenectomy 림프절절제	림프절을 외과적으로 떼어내는 것으로 종양제거를 위해 실시한다.
plasmapheresis 혈장분리교환	혈액을 혈장과 혈구성분(적혈구, 백혈구 등)으로 분리하고 혈장만을 제거한 뒤, 혈소판 등 특정 혈구성분을 분리하여 추출한 후 재 주입하는 방법으로 성분수혈 뿐만아니라 각종 항체, 면역복합물 또는 혈액중의 단백결합성 독소 등을 혈장으로부터 제거하는 목적으로도 실시한다.
prothrombin time(PT) 프로트롬빈시간	외인계 응고인자의 결핍을 알아보는 응고관련 검사이며, 쿠마딘(coumadin)과 같은 경구용 항응고제 복용자를 위한 추적관찰 검사에 이용된다.
splenectomy 비장절제	지라(spleen, 비장)를 떼어 내는 것으로 여러 원인으로 지라(비장)가 너무 커졌거나 지라(비장)의 기능이 항진되어 제거하는 것을 의미한다.
thymectomy 가슴샘절제(흉선절제)	가슴샘(thymus, 흉선)을 외과적으로 제거하는 수술이다.
tonsillectomy 편도절제	반복적인 편도염(tonsilitis), 편도 비대에 의한 합병증을 예방하기 위해 편도를 외과적으로 떼어내는 것을 말한다.
venipuncture 정맥천자	정맥채혈, 정맥주사, 정맥압 측정 등을 위해 주사침을 사용해서 정맥을 직접 찌르는 것을 의미한다.

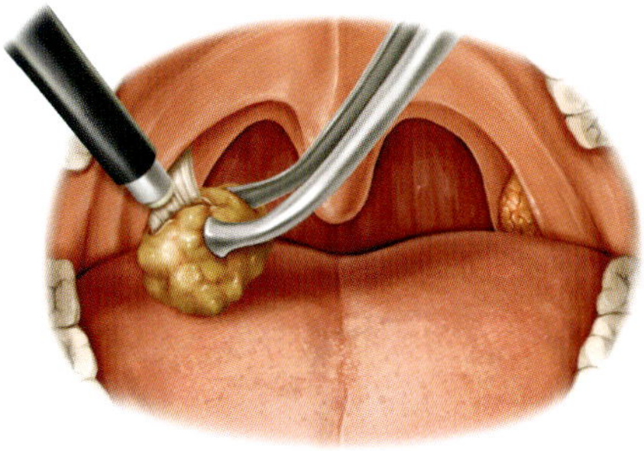

그림 4-33 편도절제(Tonsilectomy)

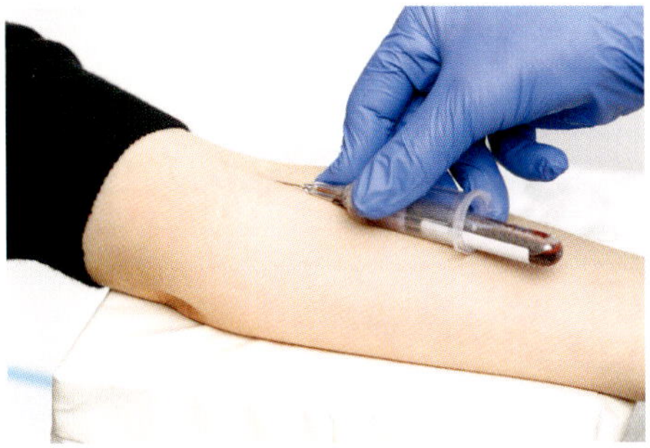

그림 4-34 정맥천자(Venipuncture)

4) 약어(Abbreviations)

(1) 심장과 혈관

약 어	원 어	의 미
AF	atrial fibrillation	심방세동
AS	aortic stenosis	대동맥판협착증
ASD	atrial septal defect	심방중격결손
BP	blood pressure	혈압
CABG	coronary artery bypass graft	관상동맥우회술이식(편)
CCU	coronary care unit	관상동맥집중치료실
CHD	coronary heart disease	관상동맥심질환
CHF	congestive heart failure	울혈심부전
DVT	deep vein thrombosis	깊은정맥혈전증, 심부정맥혈전증
ECG	electrocardiography	심전도검사
LA	left atrium	왼심방(좌심방)
LV	left ventricle	왼심실(좌심실)
MI	myocardial infarction	심근경색증
PAD	patent ducts arteriosus	열린동맥관, 동맥관개존증
PVC	premature ventricular contractions	조기심실수축
RA	right atrium	오른심방(우심방)
RV	right ventricle	오른심실(우심실)
TOF	tetralogy of Follot	팔로네징후
VSD	ventricular septal defect	심실중격결손
VT	ventricular tachycardia	심실빈맥

CHAPTER 4

(2) 혈액과 림프계통

약 어	원 어	의 미
AIDS	acquired immune deficiency syndrome	후천면역결핍증후군, 에이즈
ALL	acute lymphocytic leukemia	급성림프구백혈병
AML	acute myelogenous leukemia	급성골수세포백혈병
aPTT	activated partial thromboplastin time	활성화부분트롬보플라스틴시간
BMT	bone marrow transplatation	골수이식
CBC	complete blood count	전체혈구계산
CLL	chronic lymphocytic leukemia	만성림프구백혈병
CML	chronic myelogenous leukemia	만성골수세포백혈병
ESR	erythrocyte sedimentation rate	적혈구침강속도
Hb	hemoglobin	혈색소, 헤모글로빈
HCT	hematocrit	적혈구용적률, 헤마토크리트
PT	prothrombin time	프로트롬빈시간
RBC	red blood cell	적혈구
WBC	white blood cell	백혈구

01

다음 그림을 보고 해부학적 명칭을 기술하시오.

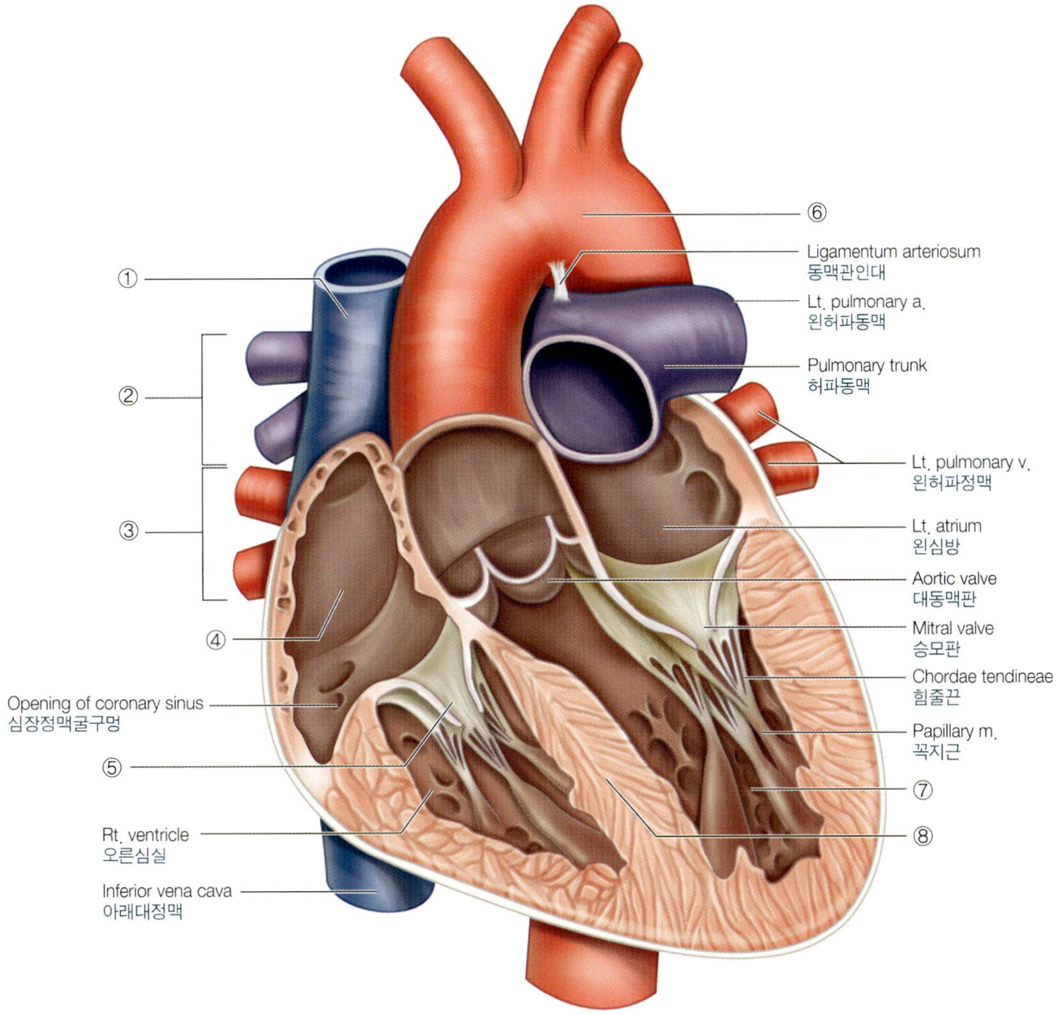

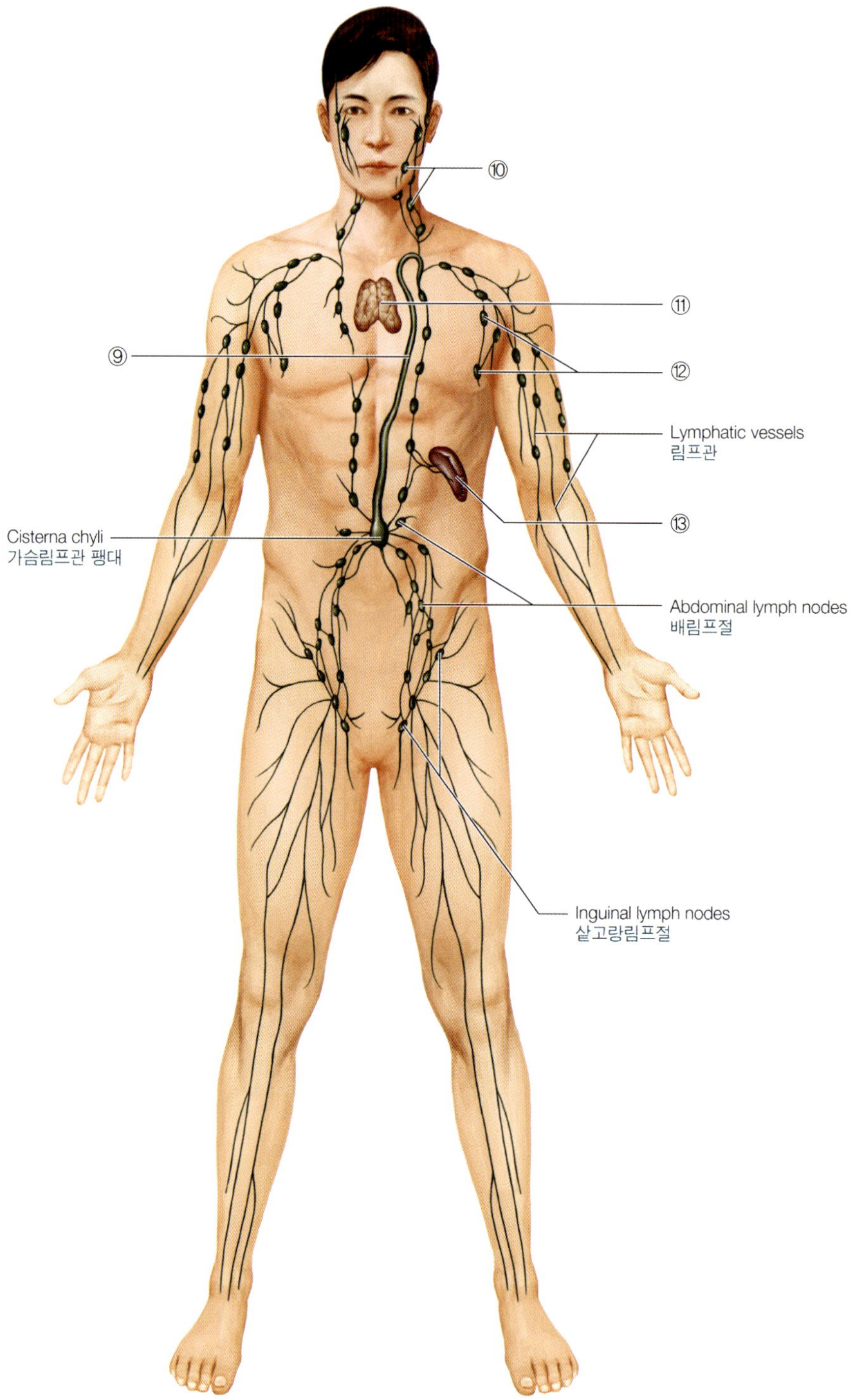
⑩
⑪
⑨
⑫
Lymphatic vessels
림프관
⑬
Cisterna chyli
가슴림프관 팽대
Abdominal lymph nodes
배림프절
Inguinal lymph nodes
샅고랑림프절

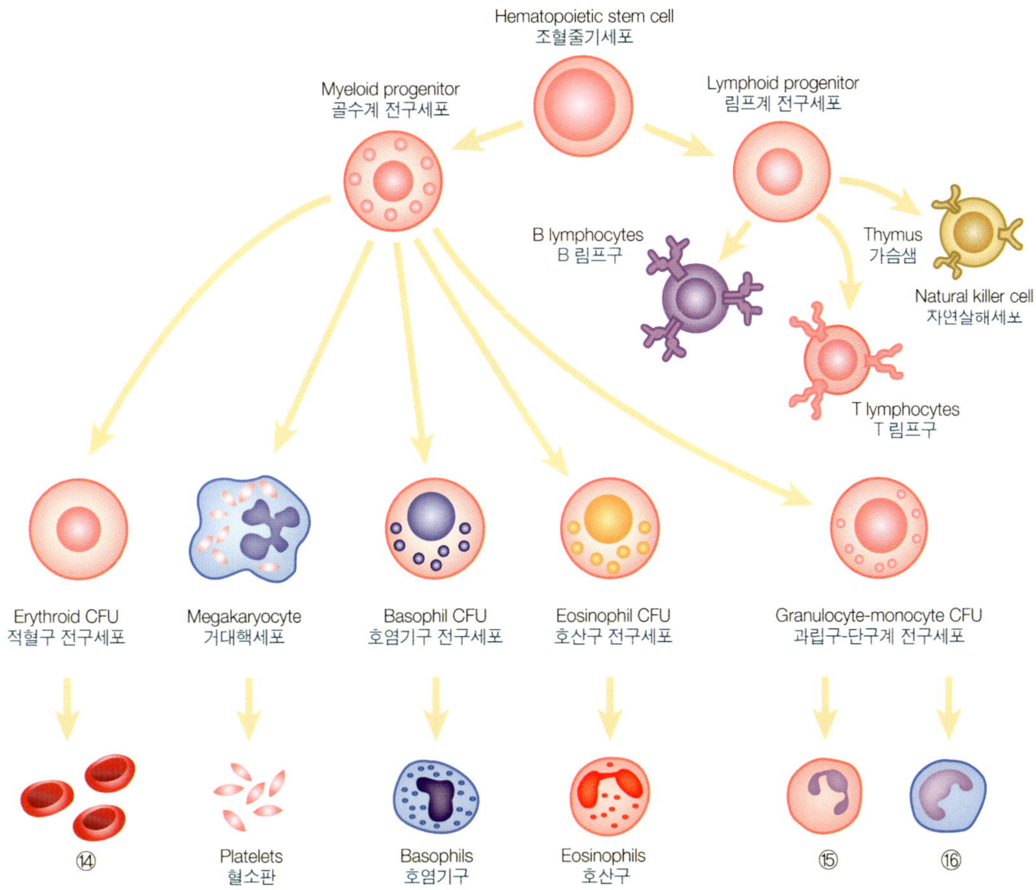

02

다음 괄호 안에 알맞은 용어를 쓰시오.

① 관상동맥 (　　　　　　　　)
② 백혈병 (　　　　　　　　)
③ 심방중격결손 (　　　　　　　　)
④ 부정맥 (　　　　　　　　)
⑤ 심근경색증 (　　　　　　　　)
⑥ cardiomegaly (　　　　　　　　)
⑦ palpitation (　　　　　　　　)
⑧ ventricular fibrillation (　　　　　　　　)
⑨ electrocardiography (　　　　　　　　)
⑩ varicose veins (　　　　　　　　)
⑪ bone marrow transplantation (　　　　　　　　)

03

다음의 설명에 맞는 용어를 쓰시오.

① 오른심방과 오른심실사이에 있는 판막으로 심실로 흘러간 혈액이 심방쪽으로 혈액의 역류를 방지하는 것은?(　　　　　　　　)

② 동맥벽에 지방물질들이 쌓여 동맥벽은 점점 두꺼워지고 굳어지며, 동맥의 내강은 좁아지고, 동맥벽은 탄력성을 잃게 되는 것은? (　　　　　　　　)

③ 관상동맥의 폐쇄나 협착에 의해 심장근육에 충분한 혈액 공급이 이루어지지 않아 가슴부위에 조임증, 통증, 불편감, 압박이 오는 현상은? (　　　　　　　　)

④ 선천적 기형이나 후천적 악화에 의해 동맥벽이 융기되거나, 혹처럼 부풀어 주머니 모양으로 늘어난 현상은? (　　　　　　　　)

⑤ 심장의 왼심실에서 나와서 오름대동맥, 대동맥활, 내림대동맥으로 주행하며, 온몸으로 혈액을 공급하는 가장 큰 동맥은? (　　　　　　　　)

⑥ 선천성, 유전성으로 혈액 응고 제 Ⅷ인자의 결핍에 의해 발생하는 반성유전하는 출혈성 질환은? (　　　　　　　　)

⑦ 골수 이상으로 생기는 빈혈이며, 골수의 저형성으로 적혈구뿐만 아니라 백혈구, 혈소판수가 모두 감소하는 것은? (　　　　　　　　)

⑧ 관상동맥의 일부가 막히거나 좁아졌을 때 환자의 몸에서 혈관 일부를 떼어내어 좁아진 동맥의 우회로를 만들어 심장근육으로 흐르는 혈류를 개선시키는 수술은?
(　　　　　　　　)

⑨ 전반적인 건강의 선별검사 또는 진단을 목적으로 사용되는 가장 일반적인 말초혈액 검사는? (　　　　　　　　)

⑩ 어떤 원인으로 혈액량이 감소되었거나 부족한 수혈자의 순환혈류내로 건강한 사람에게서 채취한 혈액이나 혈액성분 중 부족한 혈액성분을 주입하는 치료방법은?
(　　　　　　　　)

A.N.S.W.E.R

01. ① 위대정맥(superior vena cava)
② 오른허파동맥(rt. pulmonary a.)
③ 오른허파정맥(rt. pulmonary v.)
④ 오른심방(rt. atrium)
⑤ 삼첨판(tricuspid valve)
⑥ 대동맥(aorta)
⑦ 왼심실(lt. ventricle)
⑧ 심실사이막(interventricular septum)
⑨ 가슴림프관(thoracic duct)
⑩ 목림프절(cervical lymph nodes)
⑪ 가슴샘(thymus)
⑫ 겨드랑림프절(axillary lymph nodes)
⑬ 지라(spleen)
⑭ 적혈구(erythrocytes)
⑮ 중성구(neutrophils)
⑯ 단핵구(monocytes)

02. ① coronary artery
② leukemia
③ atrial septal defect
④ arrhythmia
⑤ myocardial infarction
⑥ 심장비대
⑦ 두근거림
⑧ 심실세동
⑨ 심전도검사
⑩ 정맥류
⑪ 골수이식

03. ① tricuspid valve(삼첨판)
② arteriosclerosis(동맥경화증)
③ angina pectoris(협심증)
④ aneurysm(동맥류)
⑤ aorta(대동맥)
⑥ hemophilia(혈우병)
⑦ aplastic anemia(재생불량빈혈)
⑧ coronary artery bypasst(관상동맥우회로)
⑨ complete blood count(CBC, 전체혈구계산)
⑩ transfusion(수혈)

MEDICAL TERMINOLOGY

MEDICAL TERMINOLOGY

05

C·H·A·P·T·E·R

호흡계통

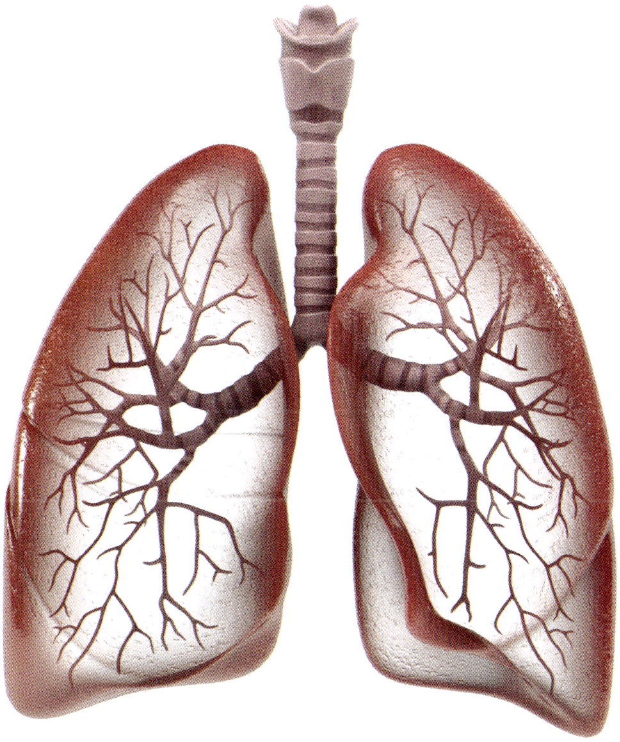

학·습·목·표

- 호흡계통의 기능과 관련된 해부학적 구조와 명칭을 설명할 수 있다.
- 호흡계통의 증상 및 병리학적 용어를 정의할 수 있다.
- 호흡계통의 수술 및 치료 용어를 정의할 수 있다.
- 호흡계통의 진단검사를 설명할 수 있다.
- 호흡계통의 약어를 설명할 수 있다.

MEDICAL TERMINOLOGY

05 CHAPTER

호흡계통
Respiratory system

1 개요

호흡계통은 인체에서 공기와 혈액 사이의 가스교환을 담당한다. 조직에 산소를 공급하고 조직에서 생성된 이산화탄소를 제거한다. 호흡계통은 가스교환과 환기 외에 후각, 발성 및 혈액량, 혈압조절과 체액의 pH의 조절을 보조하는 기능을 한다.

호흡계통은 공기의 이동통로인지, 호흡에 관여하는 부분인지에 따라 공기의 이동통로 역할을 하는 전도부(counducting zone, 도관부)와 신체 내부에서 혈액과 가스를 교환하는 호흡부(respiratory zone)로 구분한

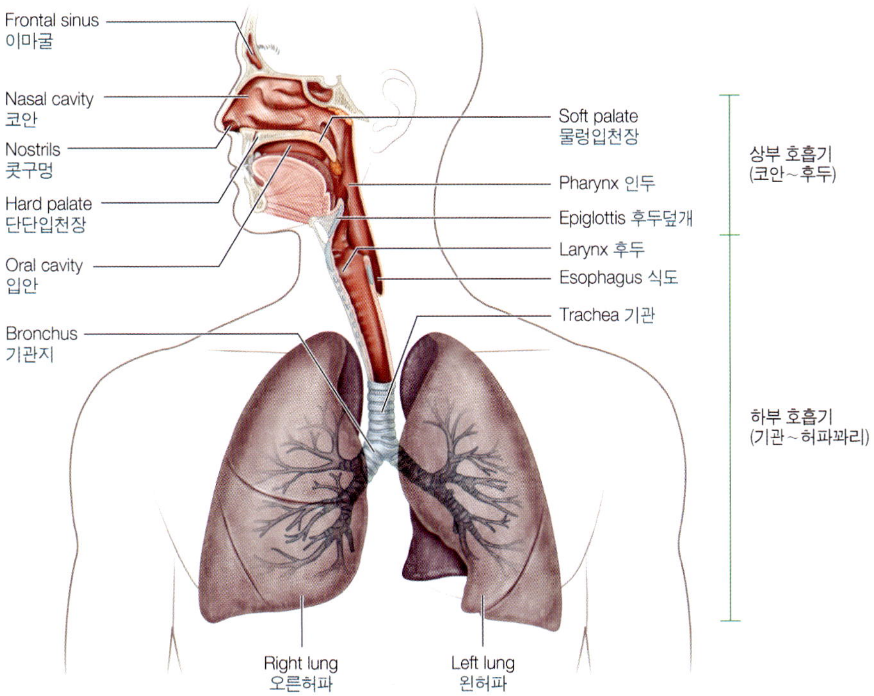

그림 5-1 호흡계통(Respiratory system)

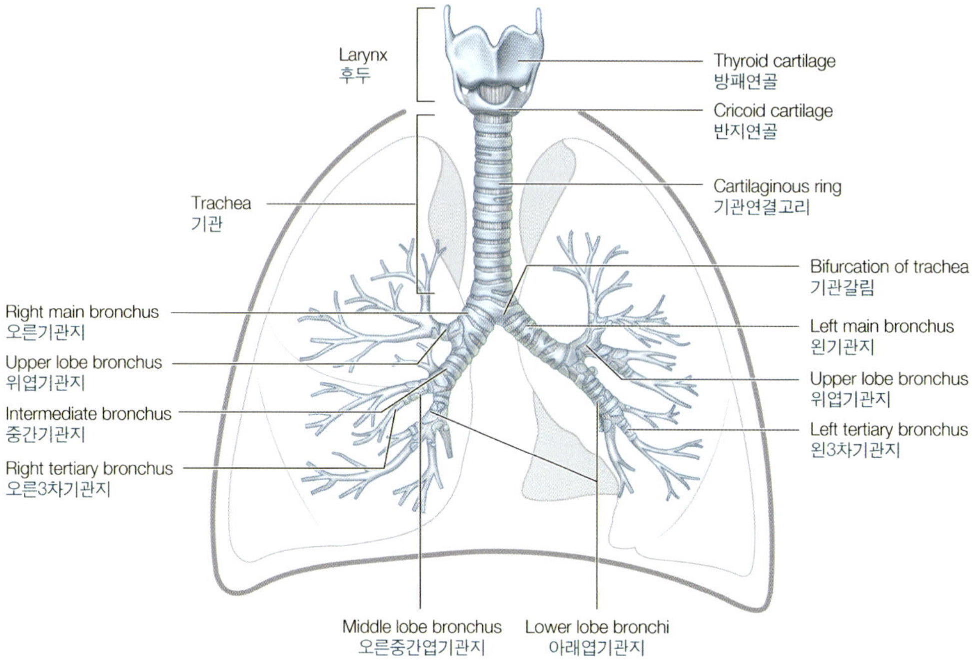

그림 5-2 기관과 기관지(Trachea & bronchus)

다. 전도부는 바깥코(external nose)에서 종말세기관지(terminal bronchiole)까지를 말하며, 호흡부는 호흡세기관지(respiratory bronchiole)에서 허파꽈리(alveolus, 폐포)까지를 말한다.

호흡계통은 상부호흡기와 하부호흡기로 구분하며, 상부호흡기는 입(mouth) 또는 코에서 시작해 인두(pharynx)와 후두(larynx)까지이고, 하부호흡기는 기관(trachea), 기관지(bronchus), 세기관지(bronchioles), 종말세기관지(terminal bronchiole), 호흡세기관지(respiratory bronchiole), 허파꽈리관(alveolar duct), 허파꽈리주머니(alveolar sac)를 거쳐 허파꽈리(alveolus, 폐포)까지이다.

2 해부학적 용어(Anatomical terms)

1) 코, 인두, 후두

adenoid 아데노이드	코인두에 위치하고 있는 림프조직, 인두편도이다.
epiglottis 후두덮개(후두개)	연골조직의 일종으로 후두에 위치하여, 음식물이 식도(esophagus)로 넘어갈 때 기관과 후두로 들어오지 못하도록 후두를 덮고 있으며, 연골로 이루어져 있다.
larynx 후두	인두(pharynx)와 기관(trachea) 사이에 위치하며, 여러개의 연골(cartilage)로 이루어진 호흡기계의 일부이고, 발생기관인 성대(vocal cords)를 가지고 있다.

nasal cavity 코안(비강)	외부에서 인두로 연결되는 부분으로 점막으로 되어있고, 섬모(cilia)가 있어 이물질을 걸러낸다. 코안은 코사이막(nasal septum, 비중격)에 의해 좌우로 나뉘며, 얼굴쪽에 있는 2개의 구멍을 바깥콧구멍(external naris, 외비공), 인두쪽에 있는 2개의 구멍을 뒤콧구멍(choana, 후비공)이라 한다. 비강의 외측벽에는 상, 중, 하 3의 돌기가 있는데, 이 돌기를 코선반(nasal tubinate, 비갑개)라고 한다.
nasal septum 코사이막(비중격)	코 안을 오른쪽과 왼쪽 비강을 나누는 사이막이다.
nose 코	점막과 미세한 털로 구성된 조직이다. 안으로 들어오는 공기에 수분을 공급하고 따뜻하게 하기 위한 거름장치로 작용한다.
paranasal sinuses 코곁굴(부비동)	비강 주위의 두개골에 속이 비어 공기로 차있는 공간을 부비동이라 하며 4가지 종류로 위턱굴(maxillary sinus, 상악동), 벌집굴(ethmoid sinus, 사골동), 이마굴(frontal sinus, 전두동), 나비굴(sphenoidal sinus, 접형골동) 등이 있다.
pharynx 인두	음식물과 공기의 통로로 작용한다. 공기는 코 안으로부터 들어와서 인두를 통해 후두로 통하게 되고, 음식물은 입으로부터 인두로 들어와서 식도로 통하게 되며 인두는 코안(nasal cavity, 비강), 입안(oral cavity, 구강), 식도(esophagus), 후두(larynx) 사이에 교차부를 이루는 관으로 코인두(nasopharynx), 입인두(oropharynx, 구강인두), 후두인두(laryngopharynx, hypopharynx)의 3부분으로 나뉘어진다.
-nasopharynx 코인두(비인두)	인두의 첫 부분으로 인두편도(pharyngeal tonsil)가 있고, 귀관(eustachian tube, 이관)이 열려 있어 상부호흡기도 감염이 중이염을 유발하며 귀관은 가운데귀(middle ear, 중이) 사이에서 기압을 조절한다.
-oropharynx 입인두	인두의 두 번째 부위로, 코인두(nasopharynx) 아래 위치하며, 목구멍편도(palatine tonsils, 구개편도)가 있다.
-laryngopharynx 후두인두	입으로부터 음식물과 코로부터 공기가 지나는 통로이며 후두와 식도로 나뉘어진다.
tonsil 편도	후두의 뒤편에 있는 림프조직이다.
palatine tonsils 목구멍편도(구개편도)	림프조직(lymphatic tissue)으로 구성되어 있으며, 구부인두에 위치해 있다.
pharyngeal tonsils 인두편도	림프조직(lymphatic tissue)의 덩이로, 인두 편도가 병적으로 비대되어 있는 것을 아데노이드(adenoid)라고 한다.

2) 기관, 기관지, 허파

alveolus, alveoli 허파꽈리(폐포)	세기관지 끝에 있는 공기 주머니, 산소와 이산화탄소의 가스교환(gas exchange)이 일어나는 세포로 구성되어 있고, 계면활성물질(surfactant)이라고 알려진 물질로 인해 세포가 지속적으로 효율적인 팽창 상태를 유지할 수 있게 한다.
bronchus, bronchi 기관지	허파 안으로 공기가 전달되는 기관으로부터 나누어지는 두 개의 가지를 말한다. 가지모양이 나무를 닮아 기관지 나무(bronchial tree)라고도 하며, 기관(trachea)이 왼기관지(left bronchus)와 오른기관지(right bronchus)로 나뉘어 허파로 들어간다.
bronchioles 세기관지	허파문(hilum, 폐문)을 들어온 기관지(bronchus)는 세기관지(bronchioles)로 나뉘어지며, 세기관지의 끝은 허파꽈리(alveoli, 폐포)에 의해 싸여 있다.
capillary 모세혈관	허파꽈리와 모세혈관 사이에 가스교환이 이루어지는데, 모세혈관의 혈액은 허파꽈리로부터 산소를 받고, 이산화탄소를 허파꽈리 속으로 내보낸다.
diaphragm 가로막(횡격막)	배안(abdominal cavity, 복강)과 가슴안(thoracic cavity, 흉강)을 나누는 근육성 막으로 들숨에서 수축하고, 날숨에서 이완하여 호흡과정에 도움을 준다.
lung 허파	허파는 왼기관지(left bronchus)와 오른기관지(right bronchus)를 중심으로 왼허파(left lung)와 오른허파(right lung)로 나뉘어지는데, 왼쪽 허파는 2개엽(lobes), 오른쪽 허파는 3개 엽(lobes)으로 이루어진다. 허파의 윗부분을 허파꼭대기(apex)이라 하고 허파의 아랫부분을 허파바닥(base)이라고 한다.
mediastinum 가슴세로칸(종격)	좌·우 허파 사이의 공간으로, 아래는 가로막(diaphragm), 앞은 복장뼈(sternum), 뒤는 척추(vertebrae)로 둘러싸여 있으며, 그 안에는 심장(heart), 대동맥(aorta), 기관(trachea), 식도(esophagus), 가슴샘(thymus, 흉선)이 위치한다.
pleura 가슴막(흉막)	허파를 덮고 있는 두겹으로 된 장액성 막이다. 허파를 싸고 있는 이중막으로 벽가슴막(parietal pleura, 벽측흉막)과 내장쪽가슴막(visceral pleura, 장측흉막)으로 되어 있다.
-parietal pleura 벽쪽가슴막	내장쪽 가슴막을 싸고 있는 막이다.
-visceral pleura 내장쪽가슴막	허파를 싸고 있는 막이다.
pleural cavity 가슴막공간(흉막강)	벽쪽가슴막과 내장쪽가슴막 사이의 공간이며 여기에 가슴막액이 들어있다.

surfactant 표면활성물질	허파꽈리 내의 표면장력을 감소시키는 물질로 허파의 팽창을 용이하게 한다.
trachea 기관	기관지로 공기가 들어오는 통로로 공기를 후두(larynx)에서 좌측과 우측의 1차 기관지(bronchi)까지 보내는 10cm 정도의 통로이다.

3 의학용어(Medical terms)

1) 증상 및 징후와 관련된 용어

acidosis 산증	체액의 비정상적인 산성 상태이다. 호흡성 산독증은 체내의 이산화탄소량의 증가로 인해 초래된다.
alkalosis 알칼리증	체액의 비정상적인 알칼리성 상태이다. 호흡성 알칼리증은 체내의 이산화탄소의 양이 비정상적으로 낮아서 초래된다.
anosmia 후각상실증	어떤 이유에 의해 냄새를 맡지 못하게 된 상태이다.
anoxia 무산소증	조직의 산소 부족 혹은 없는 상태이다. 흔히 저산소증을 의미하는 것으로 잘못 사용된다.
aphasia 언어상실증(실어증)	뇌의 이상으로 이미 습득된 말을 하고 이해하는데 장애가 발생한 상태이다.
aphonia 소리못냄증(발성불능증)	소리와 음성의 표현이 불가한 상태이다.
apnea 무호흡	숨쉬기가 일시적으로 어렵거나 멈춘 상태이다.
asphyxia 가사, 질식	호흡기중 산소결핍에 의한 생명정지의 절박한 상태, 또는 실제로 정지가 일어난 상태이다.
biot respirations 비오호흡	깊고 빠른 호흡이 있다가 갑자기 숨을 멈추는 호흡 상태이다. 척수막염이나 중추신경계의 장애에 의해 초래된다.
bradypnea 느린호흡(서호흡)	호흡이 정상 속도에 비해 느리거나 완만한 상태이다.
bronchospasm 기관지경련	기관지벽 평활근의 경련으로 기관지 협착으로 천식이나 기관지염에 의해 초래된다.
carbon dioxide(CO_2) 이산화탄소	세포의 에너지 대사과정에서 생성된 가스로 허파를 통해 제거된다.
carbonic acid 탄산	이산화탄소가 물에서 용해되면서 생겨난 산이다.
cheyne-stokes respiration 체인스토크스 호흡	호흡의 깊이가 규칙적으로 증감하며, 무호흡기가 교대하는 특징적인 호흡으로 신경중추장애에 의한 혼수(coma)에서 특히 나타난다.

cough 기침	허파로부터 공기가 기도를 통해 폭발적으로 소리를 내며 튀어나오는 반사현상이다.
diaphragmatocele 가로막탈출(횡격막탈장)	가로막의 탈출이다.
dysphonia 음성장애(발성장애)	음성이나 언어 등의 소리를 내는데 장애가 발생한 상태이다.
dyspnea 호흡곤란	숨을 쉬기에 불편함을 스스로 자각할 수 있는 상태이다.
epistaxis, rhinorrhagia 코출혈(비출혈)	코피의 전문 의학용어이다.
erythrocyte 적혈구	적혈구를 통해 산소가 온 몸에 공급된다.
eupnea 정상호흡	규칙적인 들숨과 날숨의 교대가 이루어지며, 숨쉬기가 편안한 상태이다.
expectoration 거담, 객출	기침을 통해 기도로부터 객담을 내보내는 행위이다.
expiration 날숨(호기)	허파로부터 공기를 내보내는 행위이다.
fremitus 진탕음	두근거림(palpitation, 심계항진) 시 흉벽에서 느껴지는 진동감이다.
hemoglobin 헤모글로빈, 혈색소	적혈구 내의 철분을 함유한 조각이며 산소를 운반한다.
hemothorax 혈액가슴(혈흉)	가슴막공간에 혈액이 저류해 있는 상태이다.
hiccough, hiccup 딸꾹질	가로막의 경련성 수축을 동반한 갑작스러운 호흡이다.
hoarseness 쉰소리	목이 잠기고 소리가 정상적으로 나지 않는 상태이다.
hydrothorax 물가슴증(수흉)	가슴막공간에 삼출액이 저류하는 현상이다.
hypercapnia, hypercarbia 탄산과잉증(과탄산증)	혈액 내의 탄산 농도가 정상치보다 높은 상태이다.
hyperventilation, hyperaeration 과환기(과도호흡)	허파꽈리 내에 유입하는 공기의 양이 증대되는 상태(허파꽈리환기의 증대)로, 정상적으로 신체가 요구하는 이상으로 허파의 환기가 일어나는 상태이다.
hypoventilation 환기저하(호흡저하)	정상적으로 신체가 요구하는 정도에 미치지 못하게 폐의 환기가 일어나는 상태이다.
hypoxia, hypoxemia 저산소증	몸 속의 각 조직 등에 산소가 부족해 나타나는 상태로 맥박과 호흡의 증가와 청색증, 차가운 피부 등의 증상이 나타난다.
inspiration 들숨(흡기)	허파 안으로 공기를 들이마시는 행위이다.

Kussmaul respiration 쿠스마울호흡	산독증시 나타나는 빠르고 깊은 호흡이다.
laryngalgia 후두통	후두 부위에 이상 증상으로 나타나는 통증이다.
nasal polyp 비폴립, 코폴립(비용종)	코안에 생기는 작은 양성 과오종이다.
orthopnea 좌위호흡(기좌호흡)	호흡곤란 때문에 좌위를 취하지 않으면 호흡할 수 없는 상태이다.
oxygen(O_2) 산소	대사 시 음식물로부터 에너지를 방출하기 위해 세포에서 필요로 하는 가스이다.
percussion 타진	신체의 일부를 두드리는 동작으로 얻어지는 음향에 따라, 그 밑에 있는 상황을 진단하는 진찰법이다.
perspiration 발한	피부의 땀샘에서 땀을 분비하는 일. 체온이 높아졌을 때 일어나는 체온 조절 현상이다.
pharyngalgia 인두통	인두와 주변 부위에 생긴 통증상태이다.
phrenospasm 가로막경련	배와 가슴을 분리하는 근육성 막에 갑자기 발생하는 강한 수축 현상이다.
pleural effusion 가슴막 삼출(흉수)	염증의 결과로 가슴막강 사이에 수분이 빠져 나온 상태이다. 예로 농흉, 혈흉, 수흉 등이 있다.
pleural empyema 고름가슴증(농흉)	가슴막공간에 고름이 고여 있는 화농성 염증 상태이다.
pleural friction rub 가슴막마찰음	늑막의 두 층이 마찰되면서 발생되는 음으로 가슴막염시 청진된다.
pleuralgia, pleurodynia 가슴막통(측흉부통)	허파를 둘러싸고 있는 두겹의 얇은 막과 주변 부위에 발생하는 통증이다.
pneumothorax 공기가슴증(기흉)	가슴막에 공기나 가스가 축적되는 질환으로, 허파꽈리나 기관지와 가슴막 사이로 통로가 생기면 공기가슴증이 발생할 수 있고, 외상이나 흉벽이 천공되었을 때도 발병할 수 있다. 허파의 허탈로 인해 가슴에 공기가 차여 있는 상태를 말한다.
rales 거품소리(수포음)	청진으로 청취되는 이상한 호흡음으로 액체가 들어있는 세기관지나 허파꽈리로 공기가 지나가면서 들리는 비정상적은 흉부음, 어떤 병적 상태를 나타낸다.
rhinorrhea 콧물(비루)	코의 점액이 외부로 많이 나오는 증상이다.

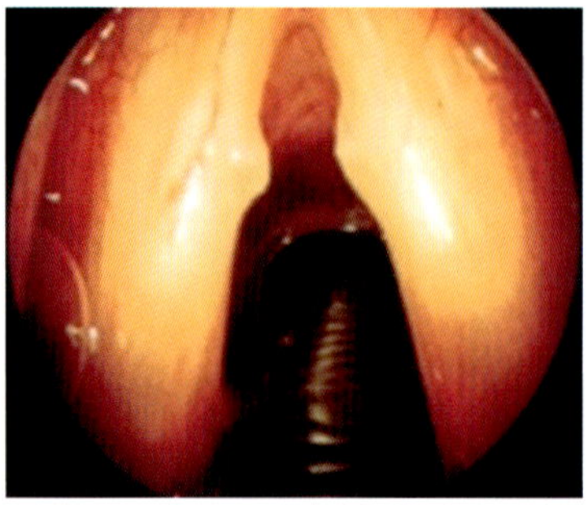

그림 5-3 성대결절(Vocal nodules)

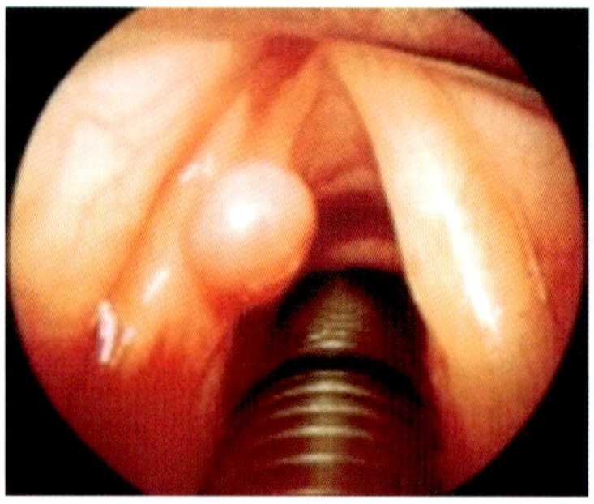

그림 5-4 성대낭종(Vocal polyp)

rhonchi 삑삑거림(건성수포음)	목에서 덜그럭거리는 소리로 액체가 축적된 기도에서 만들어지는 비정상적인 흉부음, 호기 시 더 두드러진다. 또한 기관지의 부분적 협착에 의하여 일어나는 건성의 거친 소리이다.
sputum 가래	목을 깨끗하게 하거나 기침을 통해 나오는 물질로 호흡기계에서 나온 다양한 물질을 포함한다.
stridor 그렁거림(협착음)	급성 후두폐색에서 종종 들리는 흡기음과 같은 거친 높은 음조의 호흡음이다.
tachypnea 빠른호흡(빈호흡)	정상보다 과하게 빠르고 얕게 이루어지는 호흡상태이다.
thoracalgia 가슴통증	가슴 부위가 아프게 느껴지는 통증상태이다.
ventilation 환기	허파 내·외로 공기의 움직이다.
vocal nodules 성대결절	지속적인 음성(목소리) 남용이나 무리한 발성에 의해 발생하는 성대의 양성점막화 현상이다.
vocal polyp 성대낭종	성대 점막 아래에 주머니 모양의 물혹이 생기는 상태이다.
wheeze 쌕쌕거림(천명)	호흡에 의해 나오는 피피하는 소리로서, 기관지 협착이나 그 밖의 병변이 있을 경우에 발생한다.

2) 질환 및 병리학적 용어

adenoiditis 아데노이드염	인두와 편도에 생긴 염증 상태이다.
adult respiratory distress syndrome(ARDS) 성인호흡장애증후군	질병이나 손상으로 인한 성인에게 보이는 호흡장애이다. 증상은 호흡곤란, 가쁜 호흡, 청색증 등이 있으며, 급성 호흡곤란증후군(acute respiratory distress syndrome)이라고도 한다.

asthma 천식	면역학적 기전에 의해 허파 전반에 걸친 기관지 경련(bronchospasm)이 일어나 호흡곤란(dyspnea), 기침(cough), 천명(wheezing)을 특징으로 하며, 치료는 기관지확장제(broncodilator)를 사용하고, 필요시 산소투여(oxygen therapy)를 기도한다. 기침발작, 쌕쌕거림, 짧은 호흡과 기도의 수축이 특징되는 호흡기계 질환이다.
atelectasis 무기폐, 허파확장부전	허파확장이 안되어 허파에 공기가 없게 되는 상태로, 수술 후 기도의 분비물을 배출하지 못해 기도폐쇄가 되거나 기관지 폐쇄, 폐압박 등으로 인해 공기가 들어가는 것이 방해되어 발생하며 만성이 되면 폐엽절제술(lobectomy)을 하기도 한다.
bronchiectasis 기관지확장증	기관지염이 여러 번 재발할 때 오게 되며 기관지나, 세기관지가 확장된 상태로 만성적 기침, 객담, 객혈 등이 나타난다.
bronchiolitis 세기관지염	세기관지 내벽에 생긴 염증으로 내강이 좁아져 호흡곤란을 일으키는 상태이다.
bronchitis 기관지염	허파기관지에 발생한 염증상태이다.
bronchogenic carcinoma 기관지 유래 암종	기관지의 점막에 발생하며 마른기침(dry coughing), 객혈(hemoptysis), 천명(stridor) 등의 증상이 있다. 악성폐종양의 90%를 차지하고, 진단검사로는 기관지경 검사나 조직생검을 실시하며 치료는 폐절제술(pneumonectomy)이나 폐엽절제술(lobectomy)을 시행한다.
bronchopneumonia 기관지폐렴	감염으로 인한 기관지와 허파의 병적 상태이다.
choanal atresia 후비공폐쇄증	후비공이 연골 또는 골성의 벽에 의해 막히는 증상이다.
chronic obstructive pulmonary disease(COPD) 만성폐쇄성 폐병(만성폐쇄성폐질환)	흡연으로 기인하며 기관지 흐름을 막는 장애. 폐기종, 만성기관지염, 기관지경련, 세기관지염 등의 하나 혹은 그 이상의 증상이 COPD에서 보인다.
coccidiodomycosis 콕시디오이디즈진균증	폐와 때로는 다른 장기에 영향을 주는 곰팡이균 질환(valley fever 혹은 cocci라고도 함)이다.
codisis 성대염	성대에 생기는 염증으로 목구멍에 통증을 느끼는 상태이다.
croup 크루프, 상기도막힘증	개가 짖는 듯한 기침, 쇠소리, 거친 숨소리가 특징이 되는 후두의 급성 폐쇄로부터 초래되는 상태이다. 바이러스와 박테리아 감염, 알레르기, 이물질에 의해 발생되며 주로 어린이에게 발병한다.
cystic fibrosis 낭종성 섬유증	호흡기계에서 많은 양의 점액생성과 이자액의 부족, 다른 장승달이 특징되는 외분비샘의 유전적인 질환이다.

CHAPTER 5

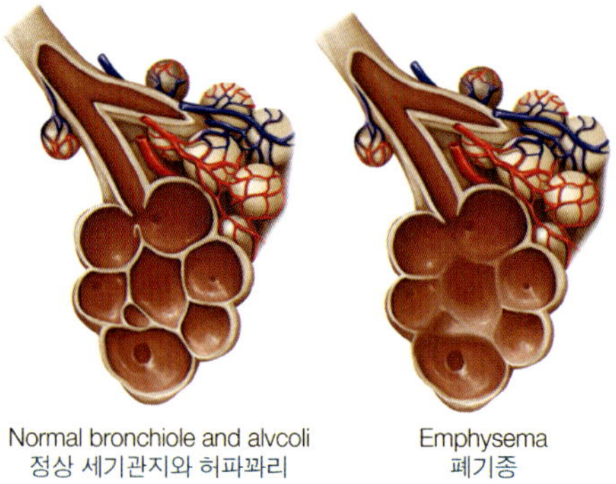

그림 5-5 폐기종(Emphysema)

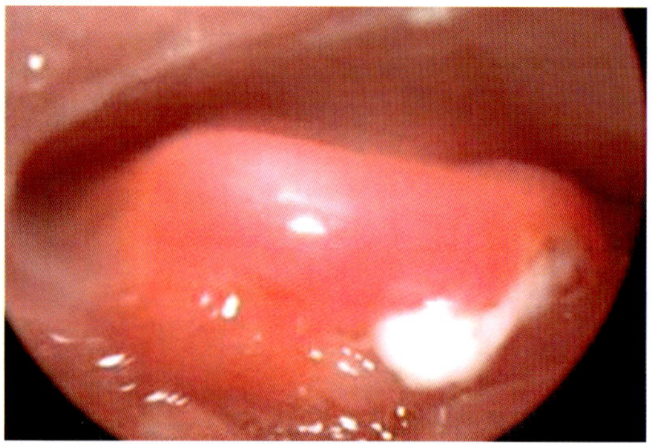

그림 5-6 후두덮개염(Epiglottitis)

deviated nasal septum(DNS) 삐뚠코중격(중격만곡)	코중격이 휘어져 있거나, S자 모양을 하며, 증상은 코폐쇄(nasal obstruction), 두통(headache), 부비동염(paranasal sinusitis) 등이 있고 치료는 점막하절제술(submucous resection, SMR) 혹은 비중격절제술(septectomy)을 시행한다.
diphtheria 디프테리아	인두점막의 염증으로 어린이에게 잘 발병하며, 인두와 편도선 주위 조직에 거짓막(pseudomembrane)을 형성하고 거기서 강력한 독소가 생산되어 증세를 일으킨다. 증상은 거짓막형성으로 쉰목소리(hoarseness), 호흡곤란(dyspnea), 연하곤란(dysphagia), 청색증(cyanosis) 등이 나타나고, 진단은 Schick test로 하며, 거짓막이 인두·후두를 덮게 되면 호흡곤란(dyspnea)이 와서 위험하므로 기관누공형성술(tracheostomy)을 하게 된다. 치료는 항독소(antitoxin)를 투여한다.
emphysema 허파확장부전(폐기종)	허파와 허파꽈리의 탄력소실로 허파꽈리(alveoli)가 과도확장되어 공기가 축적되는 것을 폐기종(pulmonary emphysema)이라 하며, 만성 기관지염이 있는 경우 잘 발생된다.
epiglottitis 후두덮개염(후두개염)	인두의 아래쪽에서 위의 뒤쪽 방향으로 퍼지는 후두개에 발생하는 염증이다.
ethmoiditis 벌집뼈염(사골동염)	벌집뼈에 생기는 염증상태이다.
hyaline membrane disease 히알린막증(폐초자막증)	계면활성물질(surfactant)의 부족이 가장 중요한 원인이며, 허파꽈리(alveoli)가 작아 확장되기 힘들거나, 흉곽이 약해서 발생되는 호흡장애 증후군이다.
influenza 인플루엔자, 독감	바이러스로 인한 감염성 호흡질환이다.
laryngeal cancer 후두암	머리와 목 부분에서 중요기관인 후두에 발생하는 악성종양이다.
laryngitis 후두염	염증에 의해 후두가 부어오르고 열이 나며 통증이 발생하는 상태이다.
laryngopharyngitis 인후두염	인두와 후두에 바이러스나 세균 등의 감염으로 발생한 염증상태이다.

laryngotracheitis 후두기관염	후두와 기관에 생기는 염증상태이다.
laryngotracheobronchitis (LTB) 후두기관기관지염	후두, 기관, 기관지의 염증(거짓막성 후두염(croup)이라 불리는 급성 형태)이다.
lobar pneumonia 엽(성)폐렴	허파의 엽부분의 질병상태(하나 이상의 엽의 감염)이다.
nasopharyngitis 코인두염(비인두염)	바이러스와 세균으로 인해 코와 인두 부위에 발생한 염증상태이다.
obstructive sleep apnea(OSA) 폐쇄수면무호흡	무호흡을 초래하는 수면동안의 반복적인 인두의 허탈이다. 낮 동안에 수면과 혈압을 상승시킬 수 있다.
pansinusitis 온코곁굴염(범부비동염)	모든 코곁굴의 염증이다.
paroxysmal nocturnal dyspnea(PND) 발작 야간호흡곤란	자세, 특히 밤에 기대어 있는 자세에서 발작적으로 나타나는 호흡곤란의 형태이다.
pertussis 백일해	백일해균(*Bordetella pertussis*)에 의한 호흡기계 감염증으로 가벼운 감기 증상을 보이다가 발작적 기침(paroxysmal cough)을 하고 회복기까지 3개월 정도의 기간이 걸린다. 전염력이 매우 강하다.
pharyngitis 인두염	바이러스와 세균에 의해 인두 부위에 염증이 발생한 상태이다.
pleurisy, pleuritis 가슴막염(흉막염, 늑막염)	결핵균과 폐렴균에 의해 가슴막에 발생한 염증 상태이다.
pneumatocele 함기성폐낭포(공기낭종)	허파의 탈출(가슴의 통으로 허파조직이 튀어나옴)이다.
pneumoconiosis 허파먼지증(진폐증)	허파의 먼지가 차여 있는 비정상적 상태이다. 규폐증(silicosis), 탄분증(anthracosis), 석면폐증(asbestosis), 면공장열(byssinosis), 철침착증(siderosis)으로 구분된다.
pneumonia, pneumonitis 폐렴	허파의 질병상태(폐구균, 포도상구균, 연쇄상구균과 같은 박테리아에 의한 허파의 감염과 염증)를 말한다. 기관지폐렴(bronchopneumonia), 대엽성폐렴(lobal pneumonia), 바이러스성폐렴(viral pneumonia). 경화(consolidation)를 동반하는 허파의 염증이다.
pulmonary abscess 폐농양	허파 안에 주머니 형태로 고름이 차 있는 상태이다.
pulmonary edema 폐부종	허파꽈리와 세기관지에 수분이 축적되어 있는 상태이다.
pulmonary embolism(pl. emboli)(PE) 폐색전증	혈전, 공기, 지방덩어리와 같은 이물질이 폐동맥으로의 순환에 전달되어 순환이 막히는 상태

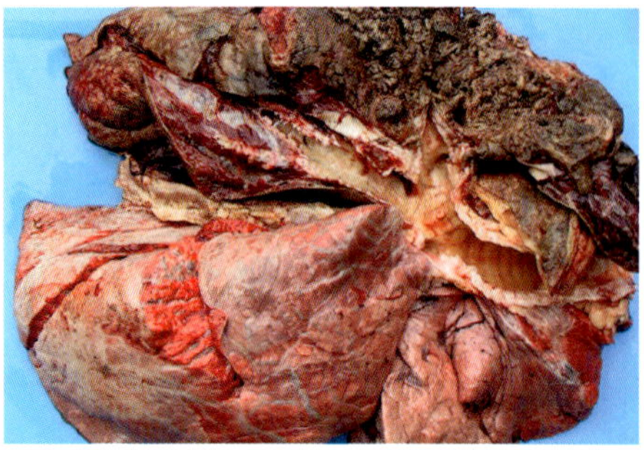

그림 5-7 폐렴(Pneumonia)

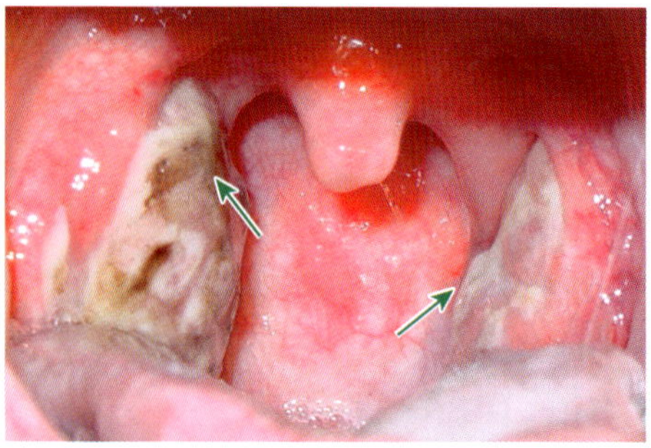

그림 5-8 편도염(Tonsillitis)

pulmonary infarction 폐경색	폐색전으로 막힌 허파의 혈류에 출혈성 괴사소가 발생한 상태이다.
pulmonary neoplasm 폐신생물	허파에 생긴 신생물 또는 종양을 말한다.
pulmonary tuberculosis 폐결핵	결핵균(*Mycobacterium tuberculosis*)의 허파감염으로 염증이 생기고 결절(tubercle)이 형성된다. 결절 중심부에는 괴사로 치즈같은 물질이 형성되고, 이후 그 부위가 비워지는 공동현상(cavitation)이 나타난다.
respiratory distress syndrome(RDS) 호흡기장애증후군	허파 내 활성제가 부족한 미숙아에게 나타나는 호흡기 장애로 활성제의 주입과 허파를 지지함으로써 치료된다.
rhinitis 비염	
-allergic 알레르기성 비염	알레르기를 일으키는 인자가 콧 속에 노출되어 발생하는 염증 상태이다.
-atrophic 위축성비염	코점막에 위축이 오며 코안에 딱지(crust)가 형성되어 코폐쇄를 가져오는 경우이다.
-hypertrophic 비후성 비염	코점막의 부종(swelling) 및 비후화로 코폐쇄(nasal obstruction)를 가져오는 경우이다.
rhinomycosis 비강(사상)균증, 비사상균증	코의 사상균(감염)으로 인한 비정상적인 상태이다.
sinusitis 정맥동염(부비동강염)	코곁굴에 생기는 염증으로 두통을 일으키고 악취가 나는 분비물이 코에서 나오기도 한다.
sudden infant death syndrome(SIDS) 영아급사증후군	건강한 영아의 갑작스럽고 예기치 않은 죽음이다.
tonsillitis 편도염	바이러스와 세균 등의 감염으로 편도에 발생한 염증 상태이다.
tracheitis 기관염	기관에 발생한 염증상태이다.
tracheobronchitis 기관기관지염	기관과 기관지에 동시에 염증이 발생한 상태이다.

tracheostenosis 기관협착증	기관지 안쪽의 공간이 좁아져 공기 출입이 원활하지 않은 상태이다.
tuberculosis(TB) 결핵	acid-fast bacillus(항산간균)에 의해 발생되는 감염성 질환으로 주로 작은 먼지를 흡입함으로서 전달되며 폐에 영향을 주는 상태이다.

3) 진단검사 및 수술적 용어

adenoidectomy 아데노이드절제술	인두편도 부분이 증식하고 비대해져 주변 기관에 영향을 주게되면 시행하는 절제수술이다.
aerosol therapy 분무요법	분사 형태의 약물과 물을 흡입하면서 치료하는 것이다.
arterial blood gas(ABG) analysis 동맥혈가스분석	동맥혈 내에 가스 특히 산소, 이산화탄소, 중탄산염과 pH의 농도를 측정하는 것이다. 인체의 산-염기의 균형을 측정하는데 중요하다.
auscultation 청진	청진기(stethoscope)를 이용하여 허파·심장·복부 등의 상태를 알기 위해 한다.
bronchoplasty 기관지성형술	이상 부위의 기관지를 절제하거나 연결해서 형태를 변화시키는 수술이다.
bronchoscope 기관지경	기관지의 시각적 검사에 사용되는 기구이다.
bronchoscopy 기관지경술(기관지경검사)	기관과 기관지의 내면을 내시경을 통해 직접 관찰하는 검사방법이다.
bronchotomy 기관지절개술	기관지의 외과적 절개술을 말한다.
capnometer 이산화탄소분압측정기	호기(expired gas) 중, 이산화탄소량 측정에 사용되는 기구이다.
chest tube insertion 가슴관삽입술	말린 작은 구경의 관을 삽입한다.
compliance 유순도	압력하에서 폐가 얼마나 쉽게 팽창되는지를 측정하는 것으로 순응은 여러 종류의 폐질환에서 감소한다.
continuous positive airway pressure(CPAP) 지속기도양압	자발적인 호흡을 하는 환자에게, 호흡주기 동안 압력유지를 위해 기계호흡기를 사용하는 것이다.
cordectomy 성대절제술	성대 하나를 절제하는 것이다.
endotracheal intubation 기관내삽관법	코나 입을 통해 기관 내에 관을 삽입하는 시술이다.
extubation 관제거(발관)	전에 삽입한 튜브를 제거하는 것이다.

hemilaryngectomy 반후두절제술	후두의 바깥쪽 반을 잘라 내는 수술이다.
intermittent positive pressure breathing(IPPB) 간헐성양압호흡	흡입 시 양압하에서 주기적으로 폐를 확장시키기 위해 호흡기를 사용하는 것이다.
intermittent positive pressure ventilation(IPPV) 간헐성양압환기	수동적인 호기를 하는 동안 폐 내로 공기를 밀어넣기 위해 기계적인 호흡기를 사용하는 것이다.
laryngectomy 후두절제술	후두암 등의 제거를 위해 후두에 시행하는 수술이다.
laryngoplasty 후두성형술	손상된 후두를 재건하는 수술이다.
laryngoscope 후두경	후두를 시각적으로 감사하는 기구이다.
laryngoscopy 후두경 검사법	후두의 시각적 검사이다.
laryngostomy 후두창냄술(후두개구술)	후두 안에 인공적인 통로를 형성이다.
laryngotomy 후두절개술	기관절개를 할 수 없을 때 후두의 반지 연골막을 통해 응급으로 시행하는 외과적 절개 수술이다.
lobectomy 허파엽절제술	폐암 등 일때 폐의 일부를 절제하는 수술이다.
lung scan 폐스캔	허파조직에 축적된 방사선 동위원소를 통해 진단을 하는 검사이다.
mantoux test 망투검사	피부에 주사된 투베르쿨린을 통한 결핵검사이다.
mediastinoscopy 종격내시경술	흉골절개를 통해 삽입된 내시경을 통한 종격동의 검사이다.
oximeter 산소측정기, 산소포화도측정기	혈중 산소의 포화 정도를 측정하는데 사용되는 기구이다.
plethysmograph 혈량계	호흡 시 가스의 양과 압력변하를 측정하는 도구이다.
pleurectomy 가슴막절제술	가슴막의 일부를 절제하는 수술이다.
pneumonectomy 허파절제술	허파의 국한된 병소에 행해지는 수술로 절제되는 허파조직의 양과 부위에 따라 여러 가지 방법이 행해진다.
polysomnography(PSG) 수면다원검사	수면동안에 기록되는 과정(폐쇄성 수면성 무호흡)을 진단하는데 이용한다. 검사에는 심전도와 근전도와 뇌파검사와 공기흐름검사와 산소측정 등이 있다.
positive end-expiratory pressure(PEEP) breathing 날숨끝양압호흡	호기 끝에 폐의 가스량을 증가시키기 위해 기계적 호흡기를 사용하는 것이다.

postural drainage 체위배액법	중력으로 배농을 촉진하고, 이환된 허파 절(segments)에서 분비물이 이동하도록 적절한 체위를 취하는 방법으로, 기관지확장증 및 폐농양의 치료적 배액법이다.
PPD(purified protein derivative) skin test PPD검사, 정제단백질 유도체	최근 결핵에 노출된 환자들에게 시행하는 검사법. 투베르쿨린은 피내로 주사한다. 양성반응은 최근에 결핵에 노출된 것을 의미한다(TB skin test 라고도 함).
pulmonary function tests (PFT) 폐기능검사	호흡기계의 기능이나 질환을 결정하는데 유용하며, 만성폐질환과 천식을 구별하기 위해 호흡능력을 측정하는 유익한 검사들이다.
pulse oximetry 맥박산소측정법	혈액속의 산소의 량을 측정하는 비침윤성 검사법으로 손가락이나 귀에 측정계를 놓고 동맥 내의 산소포화도를 측정하는 것이다.
radical neck dissection 근치목수술	경부 림프절과 경로를 광범위하게 제거한다.
rhinoplasty 비성형술	코의 손상부위를 복원하거나 모양을 바꾸는 수술이다.
schick test 시크검사법	Diphtheria를 진단하기 위해 디프테리아 독소의 감수성을 확인하는 검사이다.
septectomy 코사이막절제술	코안의 공간 등을 양쪽으로 차단하는 사이막(중격)을 절제하는 수술이다.
septoplasty 코사이막성형술	손상을 입거나 휘어진 사이막을 재건하는 수술이다.
sinus lavage 굴세척	굴 안에 있는 고름을 빼내거나 세척하기 위해 하는 시술이다.
spirometer 폐활량계	허파의 호흡량을 측정하는 기구이다.
spirometry 폐활량측정법	허파의 호흡량을 측정하는 것이다.
supraglottic laryngectomy 성문위후두절제술	성대 윗부분 제거하는 것이다.
thoracocentesis 흉곽천자, 가슴천자	가슴강의 수분을 흡인하기 위한 외과적 천자(thoracentesis라고도 함)이다.
thoracoplasty 가슴성형술, 흉부성형술(흉곽성형술)	갈비뼈를 절제하고 흉벽을 안쪽으로 이동시켜서 허파의 질환 부위를 허탈시키는 수술방법이다.
thoracoscope 흉강경, 가슴안보개	흉부의 시각적 검사에 사용되는 기구이다.
thoracoscopy 흉강경검사	흉부의 시각적 검사이다.
thoracotomy 가슴절개술	가슴을 가르고 가슴안을 절개하는 수술법이다.
tine test 소침검사	피부에 주사된 투베르쿨린 결핵검사이다.

total laryngectomy 전체후두절제술	후두 전체를 따라 설골, 전후두개공간을 제거하고 영구적 기관 절개술이다.
tracheoplasty 기관성형술	손상을 입은 기관의 형태를 변형하거나 원상태로 회복하는 수술방법이다.
tracheostomy 기관절개술	기관에 새로운 창을 내는 것이다.
tuberculin test 튜버쿨린검사	결핵진단 방법으로 PPD(purified protein derivates)를 사용하여 피내주사(intradermal injection)하여 48~72시간 후에 경결(induration)을 기준으로 판독한다.
turbinectomy 코선반절제술(비갑개절제술)	

4) 약어(Abbreviations)

약 어	원 어	의 미
ARDS	adult respiratory distress syndrome	성인호흡장애증후군
CF	cystic fibrosis	낭성섬유증
CHR	chronic hypertrophic rhinitis	만성 비후성 비염
COPD	chronic obstrictive pulmonary disease	만성폐쇄성 폐질환
CPAP	continuous positive airway pressure	지속성 기도양압
CPR	cardiopulmonary resuscitaion	심폐소생술
DB & EC	deep breathing & encourage coughing	심호흡과 기침격려
DOE	dypnea on exercise(exertion)	운동시(노력성)호흡곤란
OSA	obstructive sleep apnea	폐쇄수면무호흡증후군, 폐쇄성무호흡수면
PND	paroxysmal nocturnal dyspnea	야간발작성호흡곤란
PNS	para nasal sinus	코곁굴, 부비동
RDS	respiratory distress syndrome	호흡기 장애증후군
SIDS	sudden infant death syndrome	영아급사증후군
SOB	shortness of breath	숨참, 헐떡임
TB	tuberculosis	결핵
URI	upper respiratory infection	상기도감염

01

다음 그림을 보고 해부학적 명칭을 기술하시오.

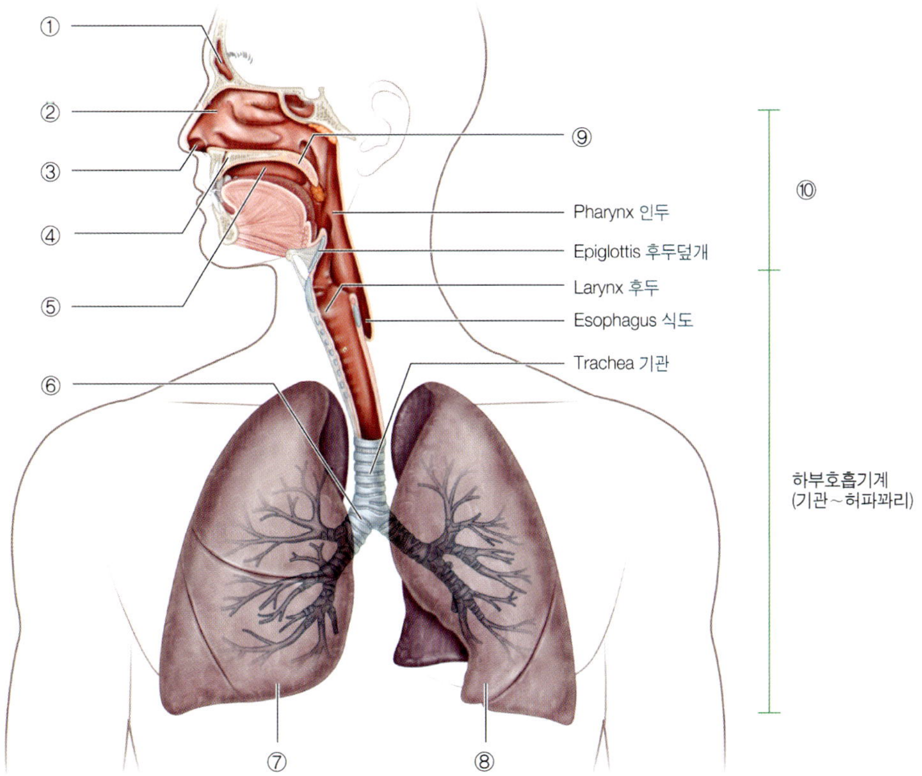

02

다음 괄호 안에 알맞은 용어를 쓰시오.

① 독감 (　　　　　　　　)
② 청색증 (　　　　　　　　)
③ 천식 (　　　　　　　　)
④ 무호흡 (　　　　　　　　)
⑤ 비염 (　　　　　　　　)
⑥ 부비동염 (　　　　　　　　)
⑦ 폐렴 (　　　　　　　　)
⑧ 폐부종 (　　　　　　　　)
⑨ 기흉 (　　　　　　　　)
⑩ 느린호흡 (　　　　　　　　)

03

다음 설명에 맞는 의학용어를 쓰시오.

① 기관지염이 여러 번 재발해 발생하며 기관지나 세기관지가 확장된 상태로 만성 기침 등이 나타나는 것은? (　　　　　　　　)
② 감염으로 인한 기관지와 허파의 병적 상태는? (　　　　　　　　)
③ 허파와 허파꽈리의 탄력 소실로 허파꽈리가 과도 확장되어 공기가 축적된 상태는? (　　　　　　　　)
④ 혈전, 공기 등이 폐동맥 등으로 유입되어 혈액의 순환에 장애가 생기는 현상은? (　　　　　　　　)
⑤ 가슴막에 공기나 가스가 축적되는 현상은? (　　　　　　　　)
⑥ 조직에 산소공급이 거의 없는 상태는? (　　　　　　　　)
⑦ 청전기를 이용하여 허파, 심장, 복부 등의 상태를 알기 위해 하는 것은? (　　　　　　　　)
⑧ 폐로부터 공기가 기도를 통해 폭발적으로 소리를 내며 튀어나오는 반사현상은? (　　　　　　　　)
⑨ 기도로부터 기침을 통해 객담을 내보내는 행위는? (　　　　　　　　)
⑩ 허파로부터 공기를 내보내는 행위는? (　　　　　　　　)

A.N.S.W.E.R

01. ① 이마뼈동굴(Frontal sinus)
② 코안(Nasal cavity)
③ 콧구멍(Nostrils)
④ 단단입천장(Hard palate)
⑤ 입안(Oral cavity)
⑥ 기관지(Bronchus)
⑦ 오른허파(Right lung)
⑧ 왼허파(Left lung)
⑨ 물렁입천장(Soft palate)
⑩ 상기도(코안~후두)

02. ① influenza
② cyanosis
③ asthma
④ apnea
⑤ rhinitis
⑥ paranasal sinuses
⑦ pneumonia
⑧ pulmonary edema
⑨ pneumothorax
⑩ bradypnea

03. ① bronchiectasis
② bronchopneumonia
③ emphysema
④ pulmonary embolism
⑤ pneumothorax
⑥ anoxia
⑦ auscultation
⑧ cough
⑨ expectoration
⑩ expiration

MEDICAL TERMINOLOGY

MEDICAL TERMINOLOGY

06

C·H·A·P·T·E·R

소화계통

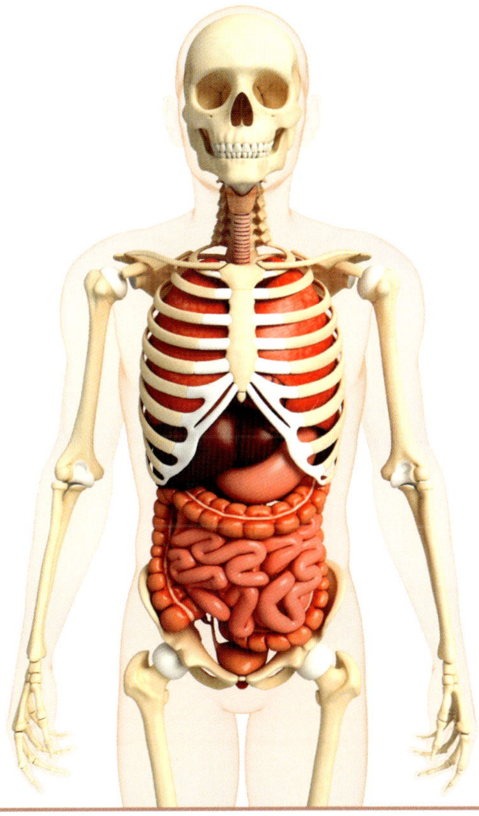

학·습·목·표

- 소화계통과 관련된 해부학적 구조와 명칭을 설명할 수 있다.
- 소화계통과 관련된 증상 및 징후의 용어들을 설명할 수 있다.
- 소화계통과 관련된 질환 및 병리학적 용어를 설명할 수 있다.
- 소화계통과 관련된 진단검사 및 수술적 용어를 설명할 수 있다.
- 소화계통과 관련된 약어를 설명할 수 있다.

MEDICAL TERMINOLOGY

06 CHAPTER

소화계통

Digestive system

1 개요

소화계통은 음식물을 섭취하여 기계적 화학적으로 분해한 후, 영양분은 세포막을 통해 흡수하고 잔여물은 몸 밖으로 배출하는 일련의 과정을 말하며, 크게 소화관과 소화 부속기관으로 나눌 수 있다. 소화관은 입에서부터 항문까지 연속되는 근육성 관으로서, 입안, 인두, 식도, 위, 작은창자와 큰창자, 그리고 항문으로 구성된다. 소화부속기관은 치아, 혀, 침샘 및 쓸개, 간, 이자 등으로 구성되어 있으며, 소화샘은 다양한 분비물을 위장관 속으로 분비하여 음식물을 분해한다.

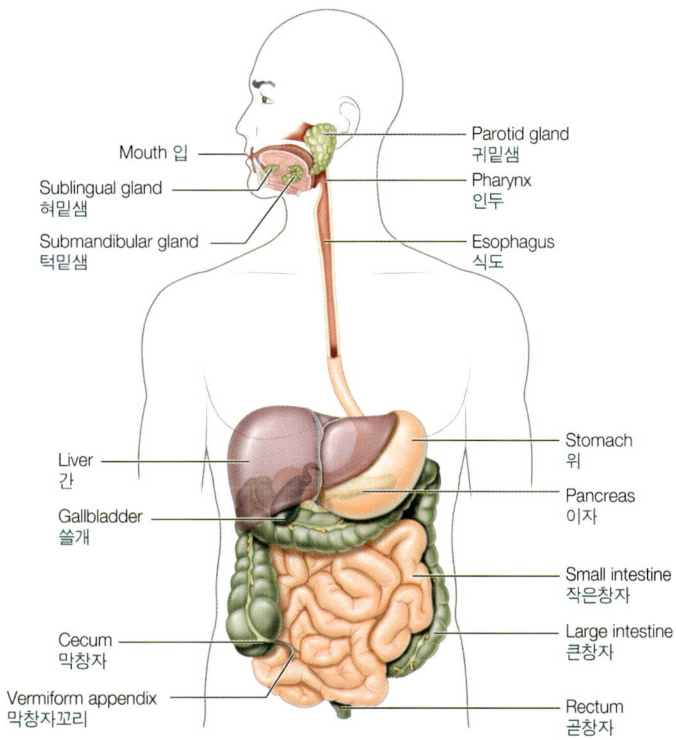

그림 6-1 소화기계(Digestive system)

2 해부학적 용어(Anatomical terms)

1) 입안

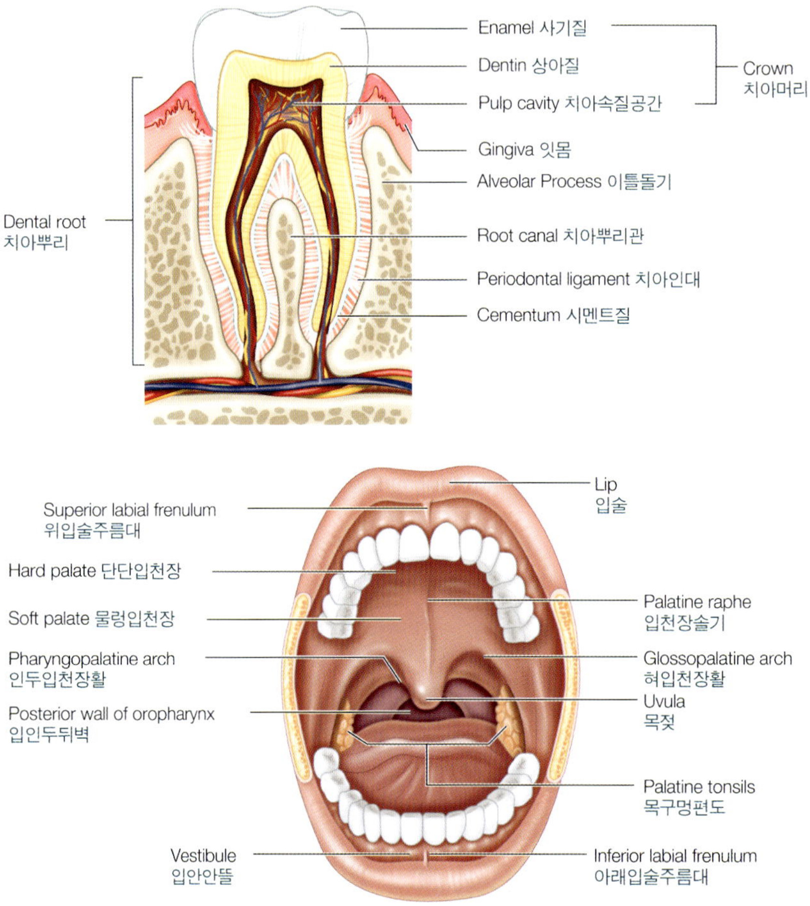

그림 6-2 치아의 구조와 입안(구강)의 구조(Tooth structure, Oral cavity structure)

alveolus 이틀(치조)	치아의 뿌리 부분이 존재하는 위턱뼈와 아래턱 뼈의 부분이다.
buccal cavity(oral cavity) 입안안뜰(협강, 구강)	입을 벌여서 입속에서 볼 수 있는 공간으로 입천장, 편도, 목젖을 볼 수 있다.
dental pulp 치아속질(치수)	상아질 속의 치아속질(dental cavity) 내에 있으며, 신경과 혈관이 있다.
frenulum linguae 혀주름띠(설소대)	혀의 정중선 부분에 위치하며 구강저와 혀를 이어주는 주름이다.
gingiva 잇몸(치은)	점막으로 구성되며, 이틀돌기(alveolar cavity)를 덮고 있다.

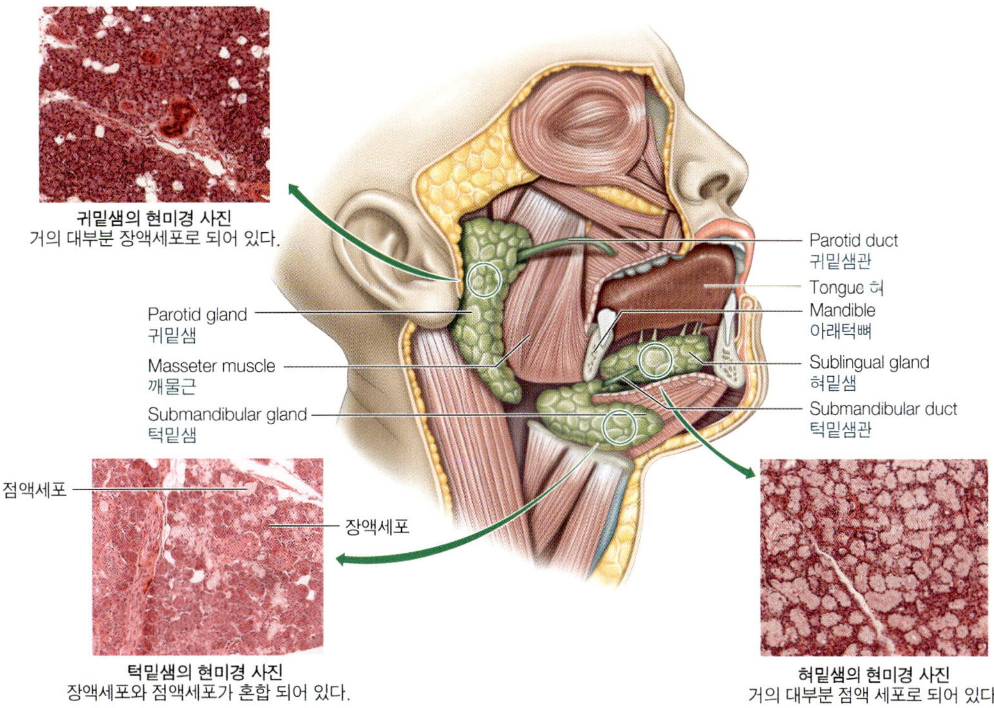

그림 6-3 침샘(Salivary gland)

hard palate 단단입천장(경구개)	입안의 윗벽인 입천장(palate) 중 구개 앞부분의 2/3를 말한다. 앞부분으로, 뼈대로 지지된다.
mouth 입	음식물이 체내로 들어가는 입구이다.
palate 입천장, 구개	코안과 입안을 나눈다.
parotid gland and duct (Stensen's duct) 귀밑샘, 이하선(스텐센관)	귀의 가장 아래에 위치한다.
salivary glands 침샘(타액선)	입안(구강)으로 침을 분비한다.
soft palate 물렁입천장(연구개)	입천장 뒷부분으로 입천장의 1/3을 차지한다. 뒤쪽부분으로, 뼈대로 지지되지 않는다.
sublingual gland 혀밑샘(설하선)	혀 아래에 위치한다.
submandibular gland and duct(Wharton's duct) 턱밑샘(악하선(와튼관))	대개 아래턱 아래에 위치한다.

tongue 혀	대부분 뼈대근으로 구성되고 입의 뒷부분에 달려 있다. 음식물을 이동시켜 씹을 수 있도록 하고, 삼켜서 음식물을 인두로 보내며 맛을 느끼고, 말하는데 중요한 기관이다.
tooth(teeth) 치아	음식물을 씹기 위한 상하악에 2열을 이루고 있는 뼈 모양의 경조직 기관이다.
uvula 목젖(구개수)	부드러운 V형 모양을 하고 있으며, 물렁입천장(연구개)부근에 부착된 조직으로 음식물을 목으로 보낸다.

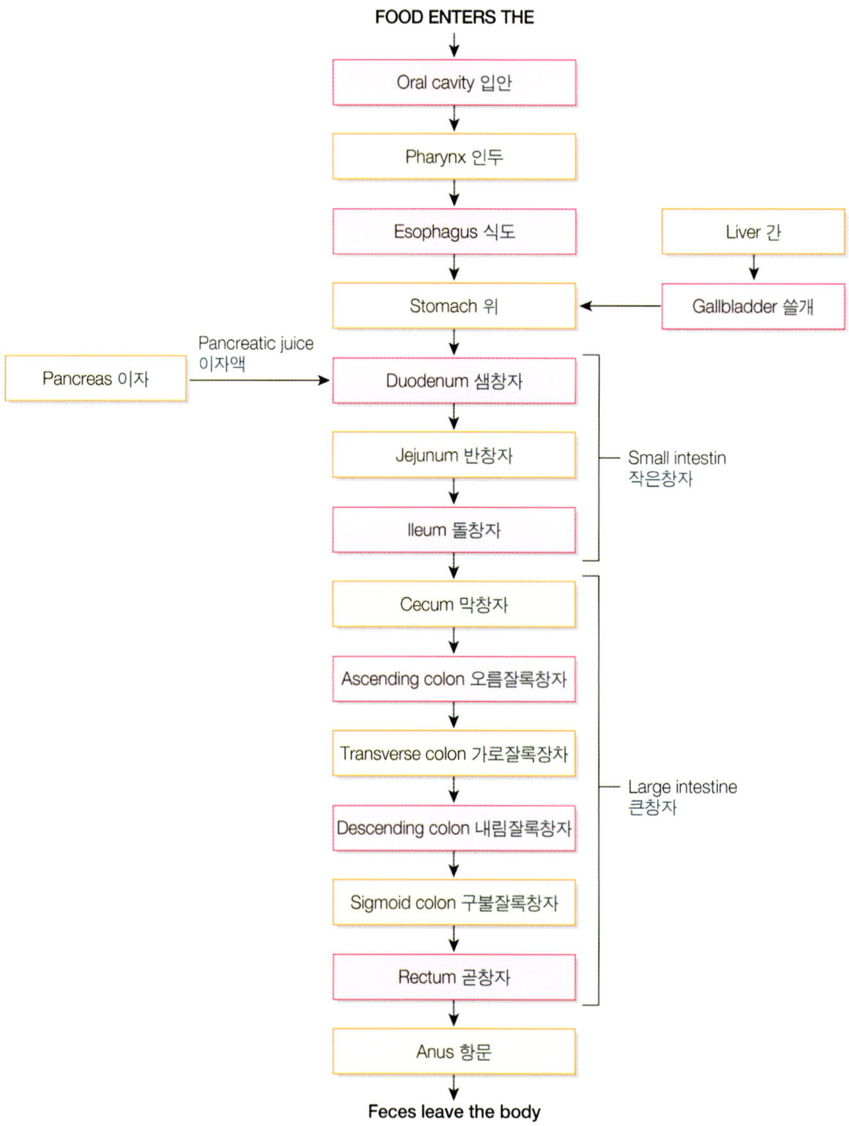

그림 6-4 소화경로(Alimentary tract)

2) 인두와 식도

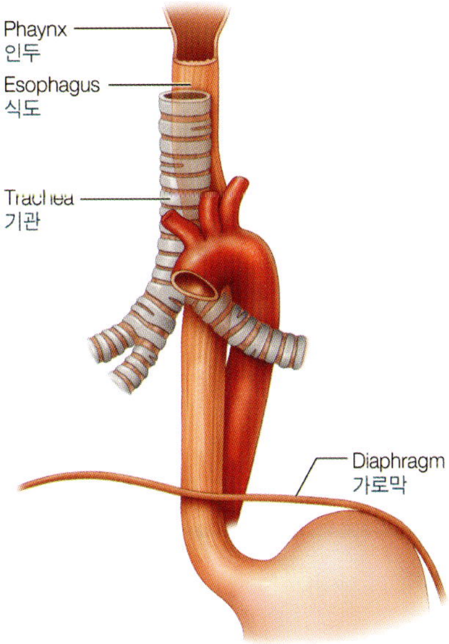

그림 6-5 식도(Esophagus)

esophagus 식도	인두에서 위로 연결된 25cm 길이의 통로이다.
palatine tonsil 목구멍편도(구개편도)	입천장에 있는 편도로서, 상피림프조직에 속한다.
pharyngeal tonsil 인두편도	아데노이드라고 부르기도 하며, 코와 목구멍 사이에 위치하는 상피림프조직을 말한다.
pharynx, throat 인두, 목구멍(인후)	인두는 음식물과 공기가 통과하는 곳으로, 세부분인 비인두(nasopharynx), 구인두(oropharynx), 후두인두(laryngopharynx)로 나눈다.

3) 위

abdomen 배(복부)	가슴과 골반 사이의 부분이다.
cardia 들문(분문)	식도 출구 주위의 부분이다.
cardiac sphincter 들문조임근(분문괄약근)	위와 식도 사이에 개구부에 있는 두꺼운 고리 모양의 근이다.
fundus 바닥(기저)	위의 가장 윗부분으로, dome(돔)형태이다.
greater omentum 큰그물막(대망)	위로부터 복부 장기 위로 펼쳐진 복막의 주름이다.

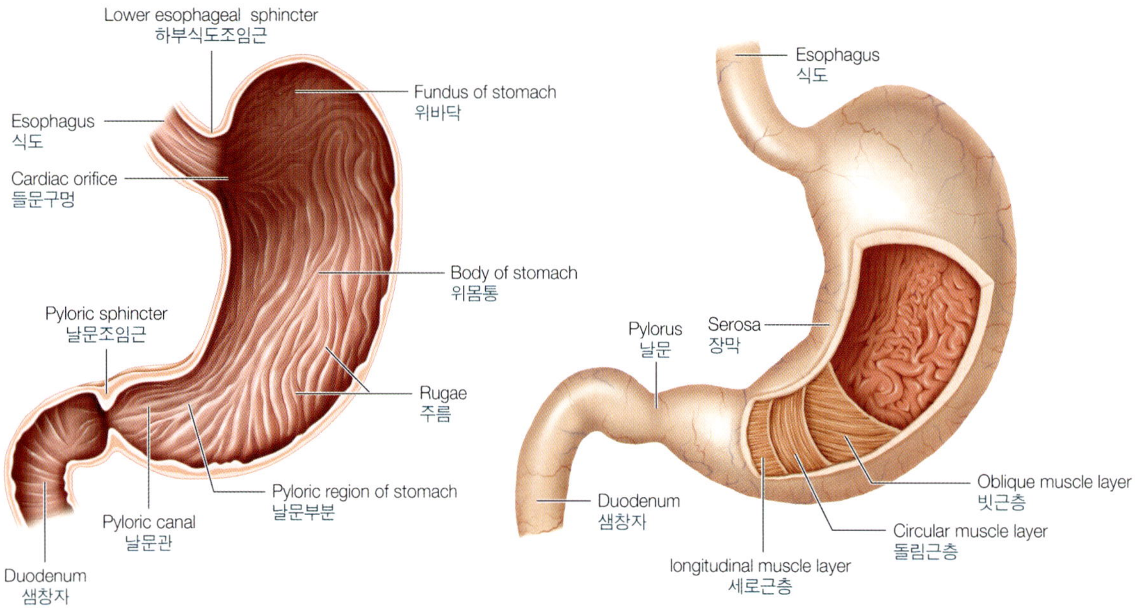

그림 6-6 위(Stomach)

peritoneum 배막(복막)	복강을 따라서 복부 기관들을 지지하는 장막이다.
pyloric sphincter 위날문조임근 (유문괄약근)	위와 샘창자(십이지장) 사이의 통로로 고리모양의 근육층으로 되어 있다.
pylorus 날문(유문)	위의 일부로 작은창자(소장)와 연결되는 부분이다.
stomach 위	음식물을 섞고 저장하는 J모양의 주머니이다. 소화에 필요한 화학물질들을 분비하며 호르몬분비 조절을 한다.
villi 융모	소화된 음식을 흡수하는 작은창자(소장) 면에 있는 아주 작은 돌기이다.

4) 작은창자와 큰창자

anus 항문	소화기계의 끝에 있는 조임근육이다. 출구가 꽉 조여진 상태로 유지되도록 근육섬유가 고리모양띠 형태로 되어 있다.
appendix 막창자꼬리(충수)	작은 주머니로 소화기능은 없으며 막창자에 붙어 있다.
cecum 막창자(맹장)	끝이 막힌 U자 모양의 주머니로 큰창자의 첫 번째 부분이다.
colon 잘록창자(결장)	막창자의 다음 부위이다. 대장은 4개의 결장으로 나뉜다.
-ascending colon 오름잘록창자(상행결장)	

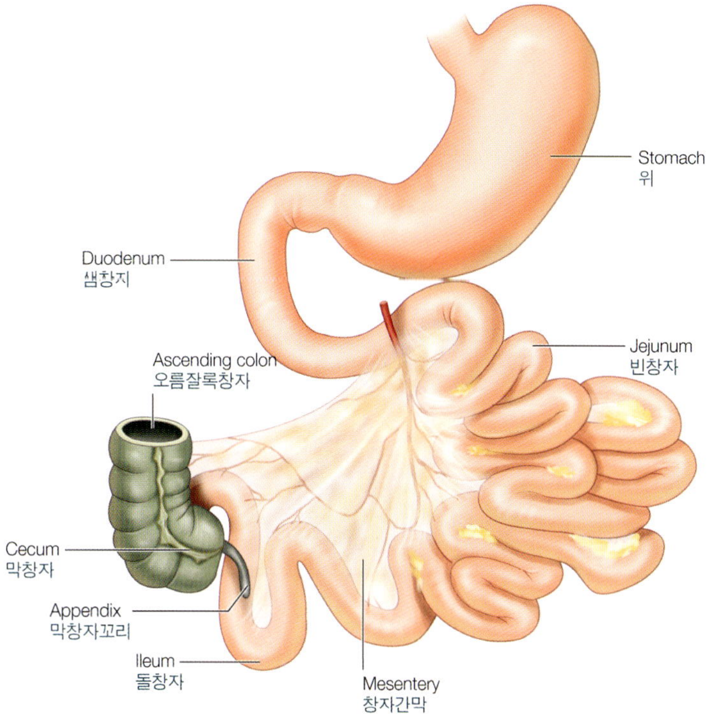

그림 6-7 작은창자(Small intestine)

-transverse colon 가로잘록창자(횡행결장)	
-descending colon 내림잘록창자(하행결장)	
-sigmoid colon 구불잘록창자(S상결장)	
duodenal papilla 샘창자유두(십이지장 유두)	총쓸개관 이자관이 샘창자로 들어가는 융기된 부분이다. papilla of Vater 유두가 있다.
duodenum 샘창자(십이지장)	작은창자의 첫 번째 부분으로 길이는 대략 25cm 정도이다.
hepatic flexure 간굽이(간 만곡)	잘록창자 우측의 굽어진 곳으로 오른잘록창자와 가로잘록창자 사이의 연결부이다.
ileocecal valve 돌막창자판막(회맹판)	작은창자의 돌창자와 큰창자의 막창자 사이에 있는 판막 같은 구조물이다.
ileum 돌창자(회장)	빈창자에서 이어지는 작은창자의 마지막부분이다.
jejunum 빈창자(공장)	작은창자 두 번째 부위로 돌창자로 이어지는 소화기계 통로이다.

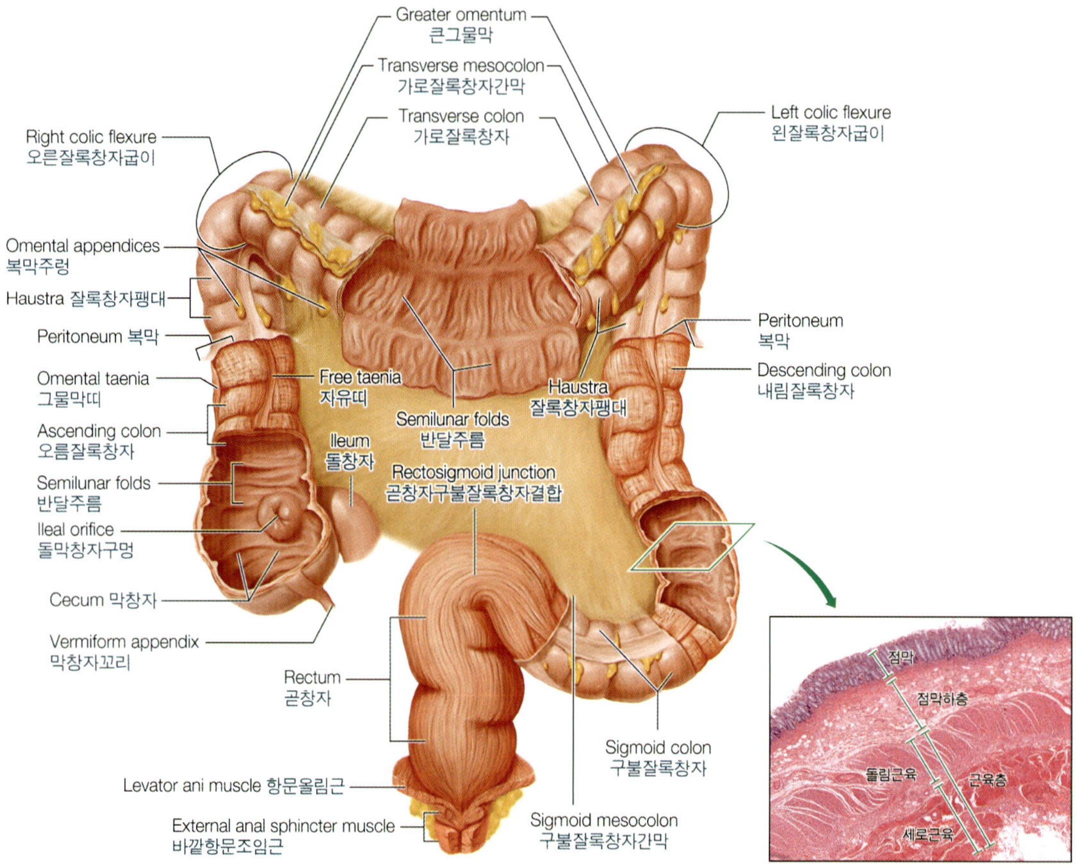

큰창자의 현미경 사진

그림 6-8 큰창자(Large intestine)

large intestine 큰창자(대장)	약 1.5cm의 길이이며, 돌창자에서 항문까지의 통로이다.
mesentery 창자간막(장간막)	창자 위에 펼쳐져서 장을 지지하는 복막의 부분이다.
mesocolon 잘록창자간막(결장간막)	잘록창자 위에 펼쳐져서 결장을 지지하는 복막의 부분이다.
rectum 곧창자(직장)	큰창자의 끝부분으로 약 20cm정도이며 S자 결장에서 항문까지 이어진다.
small intestine 작은창자(소장)	날문조임근에서 큰창자에 이르는 6m 길이의 통로이다.

5) 간, 쓸개, 이자

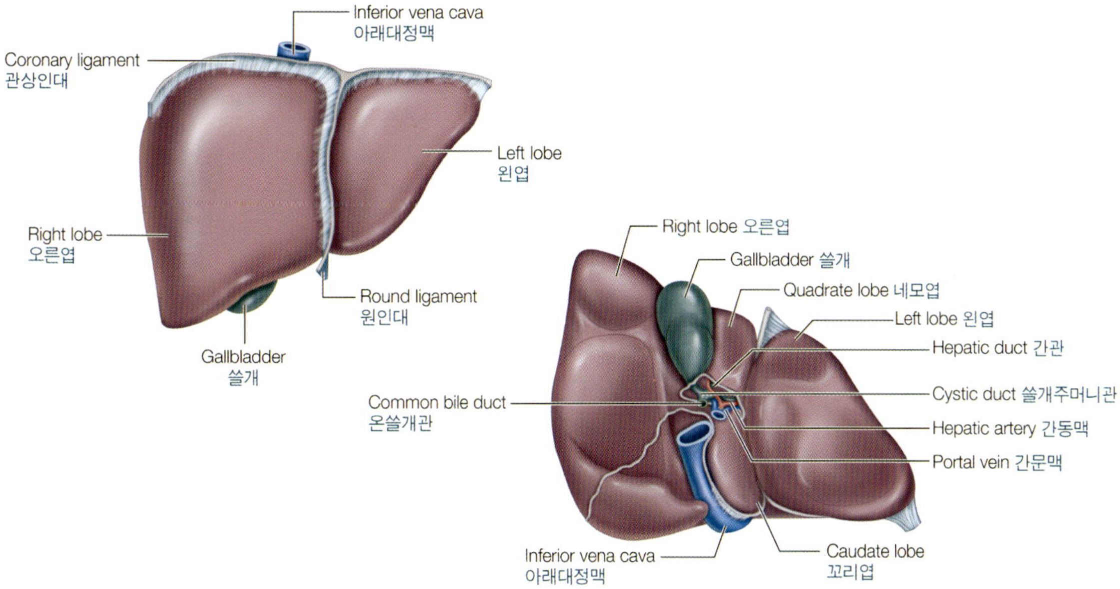

그림 6-9 간(Liver)

bile ducts 쓸개관(담관)	쓸개즙의 운반통로이다. 간관은 간에서 쓸개즙을 운반하는 경로이고, 쓸개주머니관은 쓸개에서 쓸개즙을 운반한다. 이 둘(간관 & 쓸개주머니관)은 온쓸개관(총담관)에서 합해지며, 쓸개즙(담즙)을 샘창자(십이지장)로 운반한다. 이 경로들을 쓸개길이라 한다.
gallbladder 쓸개(담낭)	간(liver) 아래 위치하며 쓸개즙(bile)이 저장되는 장소이다.
hepatic portal system 간문맥계	복부기관으로부터 간에 직접적으로 혈액을 가져다주는 순환의 특별한 경로(간단하게 문맥계라고 한다)이다. 간으로 유입되는 혈관은 간문맥이다.
liver 간	간은 가로막(diaphragm) 아래 오른쪽위배부위(RUQ)에 위치하며 쓸개즙(bile)을 생성한다. 간의 기능은 정상혈당을 유지하고 혈액응고에 필요한 물질을 생성하며, 해독작용 등을 한다. 간(liver)에서 형성된 담즙(bile)은 간의 좌·우 간관(left & right hepatic duct)을 통해 나와, 두 간관(hepatic duct)이 합쳐진 온간관(common hepatic duct)으로 가는데, 쓸개즙(bile)의 일부는 쓸개주머니관(cysticduct)을 통해 쓸개(gallbladder)에 저장되기도 하고, 또 일부는 온간관(common hepatic duct)과 쓸개주머니관(cystic duct)이 만나 이루는 온쓸개관(common bile duct)을 통해 샘창자(duodenum)가 있는 바터팽대부(ampulla of Vater)로 분비된다.

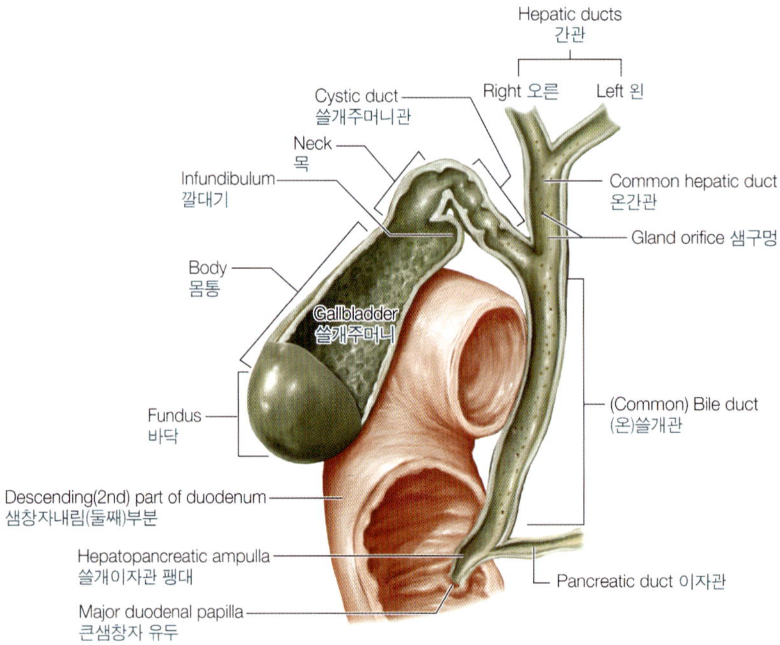

그림 6-10 쓸개(Gall bladder)

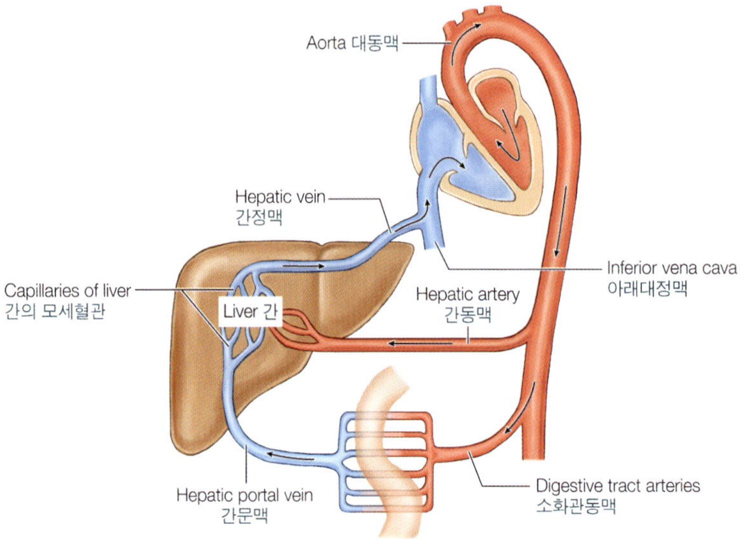

그림 6-11 간문맥계(Hepatic portal system)

pancreas 이자, 췌장	이자는 내분비 기능으로 insulin과 glucagon을 혈액 속으로 분비하고 외분비 기능으로 전분을 소화시키는 효소인 amylase와 지방을 분해하는 효소인 라파아제(lipase)를 포함한 이자액(pancreatic juices)를 이자관(pancreatic duct)을 통해 샘창자(duodenum)의 바터팽대부(ampulla of Vater)로 분비한다. 이자는 세 부분인 머리(head), 몸통(body), 꼬리(tail)로 구성된다.

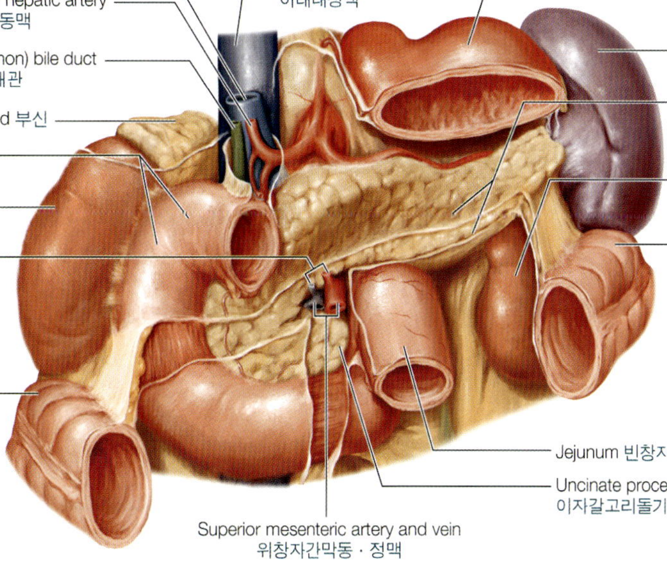

그림 6-12 이자(Pancreas)

pancreatic duct 이자관(췌장관)	샘창자(duodenum)에 들어가기 전 온쓸개관(common bile duct)과 합쳐진다.
pancreatic islets, islets of Langerhans 랑게르한스 섬	이자 세포 중의 하나로, 이중 α세포는 glucagon을, β세포는 insulin을 분비한다.
sphincter of Oddi 오디조임근(오디괄약근)	총담관내에 있는 괄약근으로 샘창자(duodenum)가 비게 되면 오디괄약근은 닫히고, 쓸개즙(bile)은 쓸개주머니관(cystic duct)을 통해 쓸개(gall-bladdcr)로 저장된다.

3 의학용어(Medical terms)

1) 증상 및 징후와 관련된 용어

adhesion 유착, 붙음	정상적으로 분리되어 있는 두 개의 표면이 비정상적으로 함께 붙어 있는 경우로 복부수술 후에 발생한다.
anorexia mervosa 신경성 식욕부진증	정신적으로 유도된 음식거절증이나 음식을 먹을 수 없는 것이다.
anorexia 식욕부진	음식물을 먹고자 하는 욕구나 떨어지거나 없어진 상태이다.

CHAPTER 6

ascites 복수	복강 내에 축적된 체액, 부족의 한 형태이다. 신장질환, 림프계나 정맥계의 폐쇄, 간경화증 혹은 혈장 구성 성분의 변화로 인해 초래될 수 있다.
celiac disease 만성 소화장애증, 복부 질병	이 질환은 글루텐(gluten)을 포함한 음식이 흡수되지 않는 것이 특징이다.
cholestasis 쓸개즙정체(담즙정체)	담즙 흐름의 멈춘 상태를 말한다.
colic 산통	담관에서 담석에 의해 유발된 담석산통과 같은 급성 복통이다.
constipation 변비	배변과 딱딱하고 건조한 분변이 통과되는 것이 어렵거나 빈도가 감소된 상태이다.
convulsion 경련	전신 또는 국소의 근육이 자신의 의사와는 관계없이 급격히 수축하는 현상이다.
diarrhea 설사	물과 같은 장 배설행위의 잦은 배출이다.
dyspepsia 소화불량	소화가 저하되거나 통증이 동반된 상태이다.
dysphagia 삼킴곤란(연하곤란, 연하장애)	음식물을 삼킬 때 통증이 있거나, 음식물이 잘 넘어가지 못하는 상태이다.
eructation 트림	위에서 입 밖으로 가스를 토해내는 것이다.
flatulence 위창자내공기참, 고창	위장관에 가스나 공기가 있는 상태이다.
flatus 방귀, 팽만	위장관에 있는 가스나 공기로 항문을 통해 배출되는 가스나 공기를 말한다.
gavage 위관영양	비위관을 통해서 위로 음식물을 주입하는 과정이다.
halitosis 입냄새(구취)	숨을 쉴 때 나오는 불쾌한 냄새이다.
hematemesis 토혈	소화관 내에서 대량으로 출혈하여 혈액이 토처럼 나오는 것을 말한다.
hepatic coma 간성혼수	혈액과 뇌척수액내에 단백질 분해산물은 ammonia의 상승 원인으로, 간부전에 의한 중추신경계의 장애로 발생되며, 증상은 손이 떨리거나(flapping tremor), 지남력상실(disorientation), 혼돈(confusion), 혼수(coma) 등이 나타난다.
icterus, jaundice 황달	혈액 내 쓸개즙 색소로 인해 피부와 점막이 노랗고 눈은 하얀 상태이다("황색"을 뜻하는 프랑스어 jaunhe에서 유래함). 주요 색소는 적혈구 파괴의 부산물인 빌리루빈이다. obstructive j.(폐쇄성 황달), hepatic j.(간성 황달), hemolytic j.(용혈성 황달)로 구분된다.
lavage 씻어냄(세척, 세정)	체강을 씻어내는 것이다.

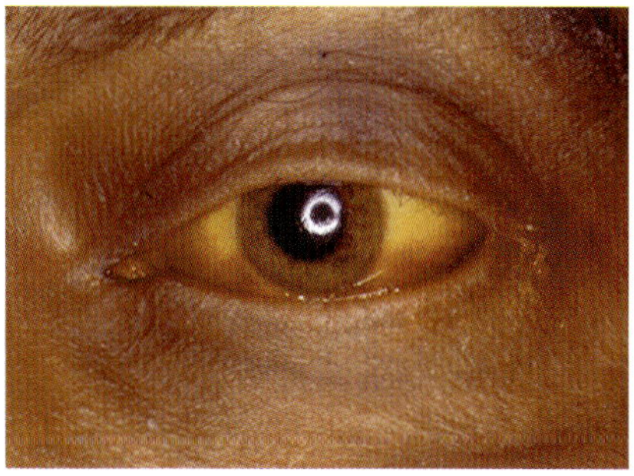

그림 6-13 황달(Icterus, jaundice)

melena 흑색변(혈변)	장내 혈액으로 인한 타르 같은 검은 분변이다. 신생아에게 흔하고 위장계 출혈 징후이기도 하다.
nasogastric(NG) tube 코위관(비위관)	Levin tube라고도 하는 관을 코(nose)를 통해 위(stomach)나 창자(intestine)에 삽입하여 수술 후 위내용물이나 공기(air)를 제거하기도 하고, 분석(analysis)을 위해 위나 장의 내용물을 얻기도 하고, 위관영양(gastric gavage)이나 위세척(gastric lavage)시에도 이용된다.
nausea 구역(오심)	토하고 싶은 불유쾌한 감정이다.
occult blood 잠혈	현미경적으로 혹은 화학적으로만 발견할 수 있는 극히 소량의 혈액이 존재하는 상태이다. 대변에서의 장출혈의 징후이다.
parenteral hyperalimentation 비경구 과영양수액	음식을 섭취할 수 없는 사람을 위한 완전한 정맥 영양공급 방법이다. 총비경구영양(total parenteral nutrition, TPN)이 있다.
polyp 폴립(용종)	점막조직에서 바깥쪽으로 종양모양처럼 성장한 것으로 보통은 양성이다.
portal hypertension 문맥고혈압	간문맥계의 비정상적인 압력 상승을 말한다.. 간경화, 감염, 혈전 혹은 종양에 의해 유발된다.
pyrosis, heart burn 가슴앓이	위 아래로 이동하는 작열감. 등·목·턱으로 방사되는 통증이다.
rebound tenderness 반동 압통	보통 복부에 가하며, 누르는 힘을 제거할 때에 느끼는 동통을 말한다.
regurgitation 역류	소화되지 않은 음식물이 거꾸로 올라오는 것과 같이 역으로 흐르는 것이다.
splenomegaly 지라비대(비장비대)	지라의 크기가 커진 상태이다.
toothache 치통	충치, 감염, 외상의 결과로 치수 또는 치근막이 침범되어 생기는 치아의 통증이다.

ulcer 궤양	궤양은 점막, 점막하조직 및 근육층까지 침범하는 국한된 조직상실로 그 중 위샘창자 궤양이 발생하는 임상상황은 중한 외상 혹은 질병이 있거나, 심한 화상, 머리뼈안 손상이 있거나, 위점막에 작용하는 alcohol, aspirin 등을 섭취함으로 인해 발생될 수 있다.
volvulus 창자꼬임(장염전)	장이 꼬이거나 비틀어진 상태로, 장폐색의 원인이 된다.
vomiting 구토	소화과정이 진행된 위내용물이 입을 통해 배출되는 현상이다.

2) 질환 및 병리학적 용어

adenotonsillitis 아데노이드편도선염	아데노이드(인두편도)에 생긴 염증이다.
anal fissure 항문열창	항문이 찢어져 통증을 동반한 출혈이 특히 배변시에 나타나는 병으로, 중년의 연령층에 많으나 유아나 어린이에서도 나타날 수 있다.
anal fistula 항문샛길(항문루, 치루)	항문근처에 생기는 비정상적인 개구이다. 항문 주변의 만성적인 농양이나 항문선의 염증으로 시작하여 고름이 배출되고 나면 항문선의 안쪽과 항문 바깥쪽 피부 사이에 터널이 생겨 바깥쪽 구멍을 통해 나오는 현상이다.
aphagia 삼킴불능(연하불능증)	먹는 것이 불가능하거나 거절하는 상태이다. 연하가 불가능하거나 삼킴에 어려움이 있는 상태이다.
appendicitis 막창자꼬리염(충수돌기염)	맹장 끝에 6～9cm 길이로 달린 충수돌기에 염증이 발생한 것이다. 원인은 명확하지 않으나 충수돌기 개구부가 폐쇄되면서 시작되는 것으로 알려져 있다.
biliary atresia 쓸개길폐쇄증(담도폐쇄증)	태아의 성장정지로 인해 쓸개관 구성부의 일부가 폐쇄 또는 형성 부전되어, 그 결과 폐쇄성 황달과 담즙성 간경변 등의 간장장애가 일어난다.
biliary stricture 쓸개길협착(담도협착)	쓸개길 내강이 좁아지는 것을 말한다.
bilirubin 빌리루빈	적혈구로부터 헤모글로빈이 파괴되어 방출된 색소. 주로 간에 의해 쓸개즙으로 배설된다.
carcinoma of pancreas 췌장암	췌장에 발생한 암을 말한다.
celiac disease 만성 소화장애증, 복부 질병	이 질환은 gluten을 포함한 음식이 흡수되지 않는 것이 특징이다.
cholangitis 쓸개관염(담관염)	간 내 쓸개관, 간 외 쓸개관 또는 두 곳에서 모두 발생하는 염증이다.

cholecystitis 쓸개염(담낭염)	담낭출구가 막혀서 생기는 경우가 많으며, 세균감염으로 인해서 발생하는 쓸개의 염증이다.
choledocholithiasis 온쓸개관돌증(총담관결석증)	온쓸개관(총담관)안에 있는 돌의 상태이다.
cholelithiasis 쓸개돌증(담석증)	쓸개(담낭)에 돌이 있는 상태이다.
cirrhosis 경변증(경화증)	알코올로 인해 지속적인 세포파괴와 반흔조직을 형성하게 되는 간의 만성질환이다.
colorectal carcinoma 잘록창자곧창자암(결장직장암)	암이 발생하는 위치에 따라 잘록창자에 생기는 암을 잘록창자암, 곧창자에 생기는 암을 직장암이라고 하며, 이를 통칭하여 대장암 혹은 직장암이라고 한다.
Crohn's disease 크론병	궤양형성(조약돌이모양)과 반흔조직 형성으로 장폐색을 초래함이 특징이며, 주로 돌창자(회장)에 발생하는 만성염증(국소적 회장염 또는 국소적 장염)이다.
dental calculus 치석	유기물질을 포함한 인산칼슘과 탄산칼슘이 치아 표면에 침착되는 현상이다.
dental caries 충치	치아의 조직이 세균에 의해 용해내지 파괴되어 점차 통증을 나타내다가 치아를 잃게 되는 하나의 세균성 병을 말한다.
diabetes mellitus 당뇨병	인슐린의 부족으로 발생하며, 다식(polyphagia), 다갈(polydipsia), 다뇨(polyuria), 과혈당증(hyperglycemia), 당뇨(glycosuria) 등의 증상이 있다.
diverticulitis 곁주머니염(게실염)	게실에 염증이 생긴 것이다.
diverticulosis 곁주머니증(게실증)	게실(곁주머니)의 비정상적인 상태이다.
duodenal ulcer 샘창자궤양(십이지장궤양)	샘창자 부위에 생긴 궤양을 말한다.

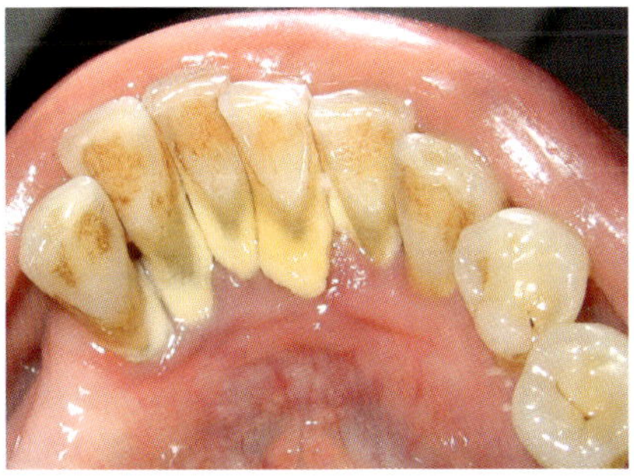

그림 6-14 치석(Dental calculus)

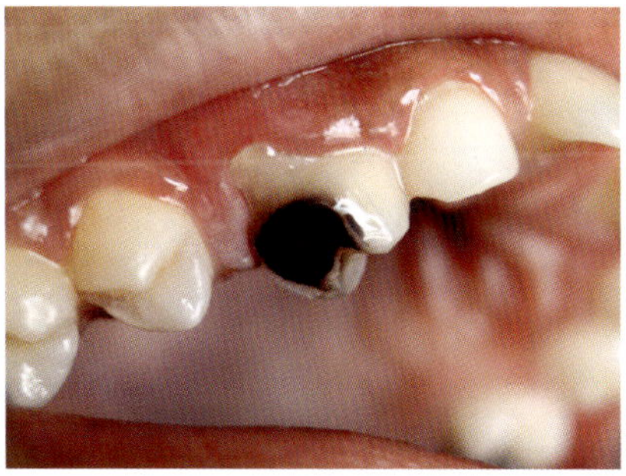

그림 6-15 충치(Dental caries)

empyema of gallbladder 담낭축농증 담낭 내에 농(고름)이 생기는 증상이다.

esophageal varices 식도정맥류 식도정맥류 출혈은 간·담도계 질환 시, 특히 간경변증(liver cirrhosis)인 경우 혈액응고 부전 또는 문맥고압증(portal hypertension)으로 인한 식도정맥류 파열로 발생된다. 치료는 Sengstaken-Blakemore Tube를 삽입하여 출혈부위를 압박하여 지혈시키고, 이후 정맥류 봉합이나 문맥과 하대정맥을 이어주는 문동정맥 봉합을 한다.

esophageal varix 식도정맥류 문맥압 증가에 의해 식도 정맥의 수가 증가하고 크기가 커져서 정맥이 혹처럼 부풀어 오르는 것을 말한다.

esophagitis 식도염 위산의 역류, 장기 영양 튜브 사용, 세균 감염, 화학 물질, 외상에 의한 식도의 급성 또는 만성 염증을 말한다.

esophagus cancer 식도암 식도에 생긴 암종을 말한다.

fatty liver 지방간 지방변화 중 하나로 간세포에 트리글리세라이드와 같은 지방이 큰 액포를 형성하는 가역적 상태이다.

gastric cancer 위암 우리나라 전체 암 중 발생빈도 1위, 사망원인 3위에 해당하며 남자에서 더 호발하는 악성종양 질환이다. 원인은 염분 및 질소화합물의 과다섭취, H.pylori 감염, 흡연 등이 있으나 확실하지 않다. 97%가 샘암이 3%가 악성 림프종이나 평활근육종이다. 증상은 비특이적이며 체중감소, 식욕감퇴, 구역 구토 등이 있다. 진단은 최근 위내시경에 의한 생검으로 95~99%가 발견되고 있다. 치료는 점막에 국한된 분화도가 좋은 조기위암은 내시경적 점막절제술을 통해 치료가능하며 그 외의 경우 수술만이 유일한 근치적 치료법이다.

gastric ulcer 위궤양 위 점막에 생기는 궤양질환

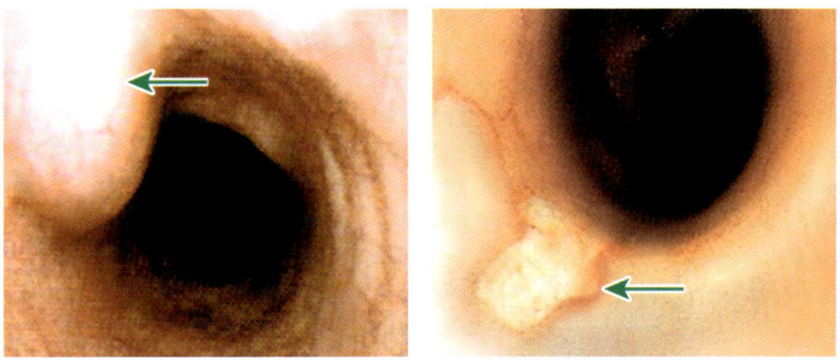

그림 6-16 식도암(Esophagus cancer)

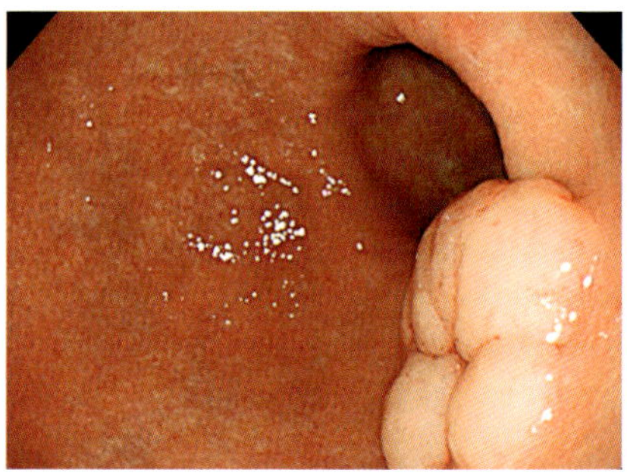

그림 6-17 위암(Gastric cancer)

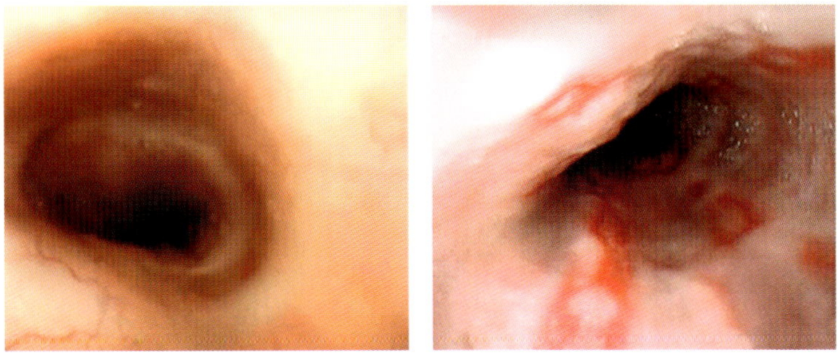

그림 6-18 역류성 식도염(Gastroesophageal reflux disease(GERD))

gastritis 위염	위 점막의 염증성 질환의 총칭이다. 원발성 위염과 속발성 위염으로 구별되는 데 속발성 위염은 다른 위장질환에 따른 증세로 오거나 다른 질환의 결과로 나타낸다.
gastrodynia 위통증	위에 생기는 통증이다.
gastroenteritis 위소장염(위장(관)염)	위와 장의 내막에 생긴 급성 염증으로서, 식욕부진, 오심, 설사, 복통, 쇠약감 등이 나타난다. 식중독, 자극성 음식, 스트레스 등 여러가지 원인에 의해 생길 수 있다.
gastroenterocolitis 위소장대장염	위와 창자를 동시에 침범하는 염증이다.
gastroesophageal reflux disease(GERD) 역류성 식도염	위장 내용물이 식도로 역류하여 속쓰림과 식도 점막파괴를 초래한다.
gastroptosis 위처짐(위하수)	위의 위치가 정상보다 아래로 처진 상태를 말한다.
gingivitis 잇몸염(치은염)	잇몸에 생긴 염증이다.
harelip 입술갈림증, 구순열	입술이 갈라진 상태로 구개파열이 동반되기도 하며, 입술성형술을 시행하기도 한다.
hemochromatosis 혈색소증, 혈색소침착증	음식물을 통한 철분의 과다섭취 시 조직에 철분의 과잉축적을 일으키는 철분대상장애이다.
hemorrhoid 치핵	항문주위 정맥의 확장으로 항문괄약근을 중심으로 위쪽 내부에 생기면 내치핵이라 하고 외부로 나타난 것은 외치핵이라 한다.
hepatitis A(infectious hepatitis) A형 간염(감염성 간염)	A형 바이러스가 원인으로 감염된 물과 음식물에 의해 전파되며, 위생상태가 불량한 곳에서 특히 많이 발생한다.
hepatitis B(serum hepatitis) B형 간염(혈청성 간염)	B형 바이러스가 원인으로 혈액, 눈물, 타액, 정액과 같은 체액(body fluids)을 통하여 비경구적으로 전염된다. 감염을 일으키는 주 근원은 보균자나 급성과정이 있는 대상자이다

hepatitis C C형 간염	혈액이나 혈액제제, 사람과의 접촉에 의해, 그리고 대변에 오염된 것을 섭취하므로 감염되며, 증상은 권태감(malaise), 관절통(joint pain)이 있고, 심한 경우에 오심(nausea), 식욕부진(anorexia), 황달(jaundice)이 나타난다.
hepatitis D Delta 간염	델타 간염은 혈액을 통해서만 전염되며, 대부분의 환자는 약물중독이나 혈우병환자 같은 혈액이나 혈액제품 사용자들이다. 이 간염은 일반적으로 B형 간염과 함께 발견되고 있다.
hepatitis 간염	간의 염증상태 원인에 따라 바이러스성 간염(viral hepatitis), 알코올성 간염(alcoholic hepatitis), 중독성 간염(toxipathic hepatitis) 등으로 나누기도 하며, 일반적 증상은 피로(fatigue), 관절통(joint pain), 오심(nausea), 식욕부진(anorexia), 황달(jaundice) 등이 나타난다.
hepatoma 간암	일반적으로 대부분 간세포에서 기원하는 간세포암종을 통칭해서 부르는 말이다.
hepatomalacia 간연화증	간이 연해지는 것이다.
hepatomegaly 간비대	간의 크기가 커진 상태이다.
herpes simplex 단순포진	단순포진 바이러스(herpes simplex virus)에 의해 발생하는 염증과 궤양의 한 형태이다.
hiatal hernia 식도 열공 탈장	가로막의 식도가 통과하는 개구부(hiatus 열공)를 통해 위가 가슴공간으로 돌출된 상태이다. 탈장(type Ⅰ)은 90%. 위의 상부와 위－식도 연결부위가 가슴우리(흉곽) 내로 올라가 있고, 회전 또는 식도주위 탈장(rolling, paraesophageal type Ⅱ)은 위－식도 연결 부위가 가로막 아래 있기는 하지만 위의 전부 또는 일부가 흉곽 내로 밀려 올려진 것이다.

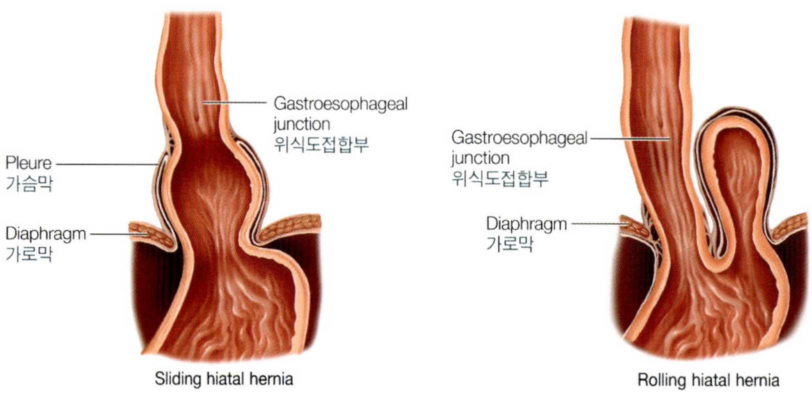

그림 6-19 식도열공 탈장(Hiatal hernia)

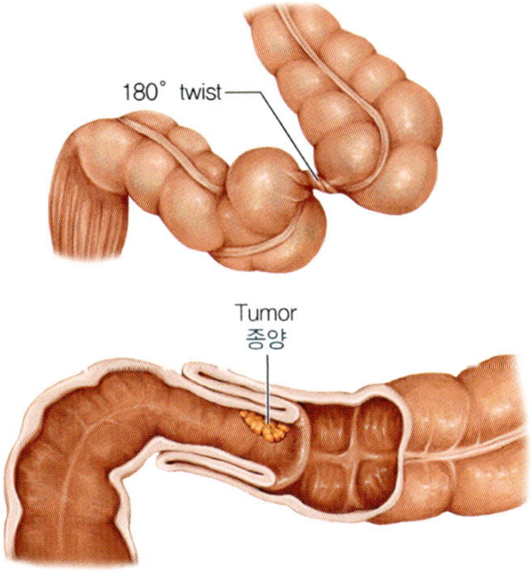

그림 6-20 창자막힘, 장폐색증(Intestinal obstruction, ileus)

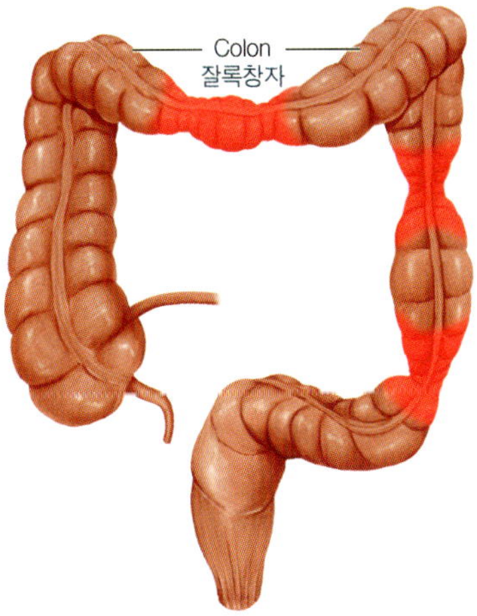

그림 6-21 과민대장증후군(Irritable bowel syndrome(IBS))

hyperbilirubinemia 고빌리루빈혈증	혈액의 빌리루빈 농도가 정상보다 높은 상태이다. 혈액 속의 직접빌리루빈과 간접빌리루빈을 합한 총 농도가 1.2mg/dL보다 많은 것을 말한다.
hyperglycemia 고혈당	혈액의 포도당 농도가 정상범위 이상으로 상승한 상태를 의미한다. 주로 과다한 당 섭취나 인슐린의 기능 저하 등으로 인해 나타나게 된다.
hypocholesterolemia 저콜레스테롤혈증	혈액의 콜레스테롤이 과도하게 줄어든 것이다.
hypoglycemia 저혈당(증)	혈당이 정상 이하(70ml/dL)으로 떨어진 상태이다.
inguinal hernia 샅굴탈장, 서혜탈장	서혜관내로부터 탈출하는 탈장으로 간접 탈장(indirect hernia)과 직접 탈장(direct hernia)이 있다.
intestinal obstruction, ileus 창자막힘(장폐색증)	장폐색은 탈장(hernia)이나, 장유착, 장중첩(증)(intussusception), 장축염전증(volvulus) 등으로 인한 기계적 폐색(mechanical obstruction)과 복부수술 후 꿈틀운동(peristalsis)이 정지되어 나타나는 마비성 장폐색(paralytic ileus) 등이 있는데, 증상은 복부팽창과 심한 변비(obstipation) 구토(vomiting)와 복통, 심한 발한 등이 나타난다.
intussusception 창자겹침증(장중첩증)	장의 일부가 다른 부분의 아래로 미끄러져 들어간 상태이다. 주로 남아에서 회맹부위에 발생한다. 하루 이상 치료받지 않으면 치명적일 수 있다.
irritable bowel syndrome(IBS) 과민대장증후군	만성 스트레스 관련성 질환으로 설사, 변비 그리고 장의 규칙적 수축이 동반되는 통증이 특징이다.
leukoplakia, vitiligo 백반증	지속성의 화학적 또는 기계적 자극을 받는 경우나 만성염증의 경우에 구강점막이나 혀 및 식도의 점막에 여러 가지 크기가 불규칙한 모양을 한 백반이다. 흔히 악성 세포암의 전조증상이 되기도 한다.

CHAPTER 6

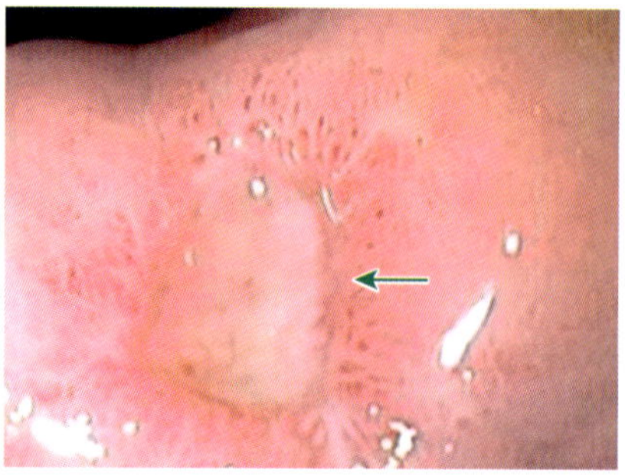

그림 6-22 소화성궤양(Peptic ulcer)

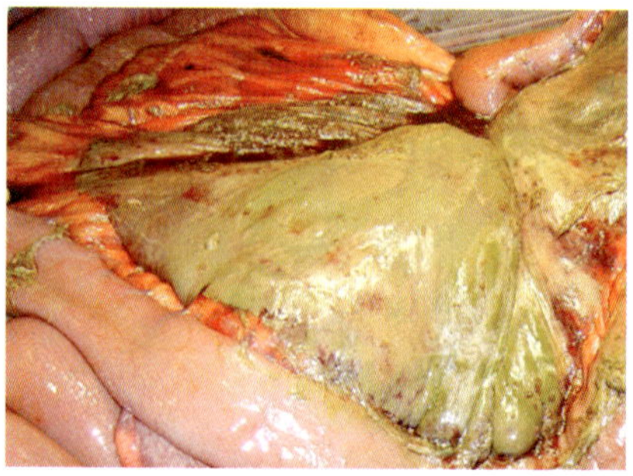

그림 6-23 복막염(Peritonitis)

liver cirrhosis 간경화(증), 간병변증	간세포가 손상되어 섬유화되고 퇴행성 변화가 생기는 질환으로, 증상은 간염(hepatitis) 증상과, 복수(ascities)가 차게 되고 간비대(hepatomegaly), 토혈(hematemesis), 황달(jaundice), 식도정맥류(esophageal varices), 섬망상혈관종(spider angioma), 출혈성 경향(bleeding tendency)이 증가되기도 한다.
mackel's diverticulum 메켈게실	회장에 잘 생기는 소화기계의 선천성 질환이다.
megacolon 거대결장	지나치게 확장된 결장 말한다. 보통은 선천적이지만 급성 궤양성 대장염에서도 나타날 수 있다.
palatitis 입천장염, 구개염	입천장에 생긴 염증을 말한다.
pancreatitis 이자염, 췌장염	이자에 생긴 염증이다.
parotitis, parotiditis 귀밑샘염(이하선염)	귀밑샘염 증 paramyxovirus에 의해 아동들에게 급성으로 발병하며, 타액의 비말을 통해 전파하고 전염성이 강하다. 귀밑샘이나 고환, 난소, 유선 등에 발병하는 급성 전염병으로 특히 생식선인 고환염의 감염에 주의를 요한다.
peptic ulcer 소화성궤양	위액의 산도가 높아져 식도, 위, 샘창자의 상피세포가 부식되는 현상으로 호발부위는 샘창자이고, 식후 1시간 정도 후에 상복부 통증이 있다.
peritonitis 복막염	복막에 발생한 염증질환이다. 주요 증상은 급성 복통, 복부 압통, 복부방어 징후, 반발압통 등이 있고 전반적인 복부경직, 발열, 굴성빠른맥, 오심 및 구토 등도 나타날 수 있다.
pharyngitis 인두염	세균이나 바이러스의 감염 등에 의해 발생하는 인두점막 및 림프조직의 급성 염증 질환이다. 인두 점막이 붓고 헐어 목소리가 쉬고, 삼킴통증, 발연 따위의 증상을 보인다.

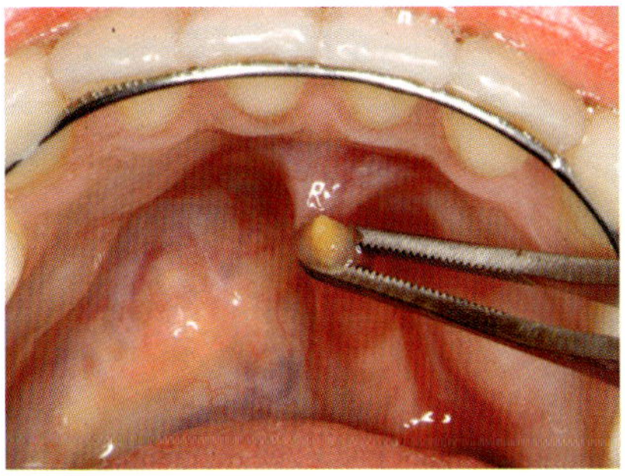

그림 6-24 침샘결석(Sialolith)

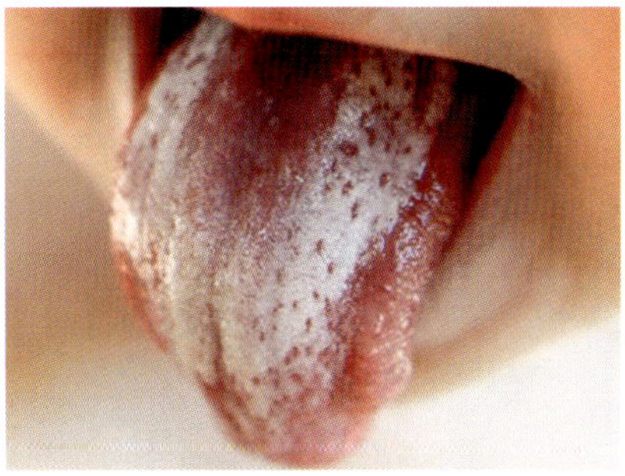

그림 6-25 구강 칸디다증(Candidasis)

polyphagia 다식증	음식에 대한 갈망과 식욕이 병적으로 증가하여 과도하게 많이 먹는 증상이다. 당뇨병의 초기 증상으로 다음, 다뇨와 함께 동반되기도 한다.
polyposis 폴립증	(다발성)폴립의 비정상적인 상태(장의 점막, 특히 결장 부분에 발생; 악성일 가능성이 높음)를 말한다.
pyloric stenosis 날문협착증(유문협착증)	위의 날문이 좁아진 상태를 말한다.
pylorospasm 날문연축(유문연축)	날문협착증시 나타나는 날문이나 위날문조임근의 경련이다.
rectocele 곧창자탈출(직장류)	곧창자의 일부가 허니아 모양으로 질 내에 돌출한 것이다.
regional enteritis 국소창자염(국소장염)	창자(intestine)의 염증으로, 특히 돌창자(ileum)에 잘 발생하고 설사(diarrhea), 열(fever), 복부경련(abdominal cramping) 등의 증상이 나타난다.
scaling 치석제거	치아표면의 치석을 제거하는 것을 말한다.
sialadenitis 침샘염(타액선염)	침샘(타액선)에 생긴 염증을 말한다.
sialolith 침샘결석	침샘 안에 생긴 돌이다.
steatohepatitis 지방간	(과도한)지방과 관련된 간의 염증이다. 과한 음주와 작은 음주가 원인이며, 이는(지방간) 간경화의 원인이 될 수 있다.
steatorrhea 지방변증	지방의 유출(변 속에 다량의 지방이 섞여 배출되는 것으로 거품이 일고, 악취가 나는 분변이 특징적이며, 만성 췌장염과 소아지방변증 시 지방의 흡수장애로 나타난다)이다.
steatosis 지방증	지방의 비정상적인 상태(간세포내 지방의 축적으로 간에 영향을 주기도 한다)이다.
stomatitis 입안염(구내염)	구강 점막층의 염증을 말한다.
thrush, moniliasis, candidasis 백반창, 아구창, 모닐리아증, 칸디다증	진균에 의한 구강 점막 층의 감염을 말한다.

CHAPTER 6

tongue cancer 설암	혀에 생긴 암을 말한다.
tonsillitis 편도염	바이러스나 박테리아 감염의 결과로 나타나는 편도의 염증이다. 특히 입천장편도의 염증을 말하며 열, 두통, 림프절 비대 등이 나타난다.
tooth extraction 발치	치아를 뽑아내는 치과적 시술을 말한다.
ulcer 궤양	점막·각막·피부의 일부에 물질적 조직의 결손이 생긴 상태이다.
ulcerative colitis 궤양성대장염	하루 수십회의 출혈성, 화농성, 점액성 변이 특징이고 치료는 상태와 부위에 따라 잘록창자절제(술)(colectomy)과 돌창자창냄술(ileostomy)을 시행하게 된다.
umbilical hernia 배꼽탈장(제대탈장)	배꼽에서 장관의 일부가 탈출한 것이다.
viral hepatitis 바이러스성 간염	바이러스로 인하여 간에 생긴 염증을 말한다.
xerostomia 입안마름증(구강건조증)	정상적인 분비물을 부족으로 구강안의 마름 증상을 말한다.

3) 진단검사 및 수술적 용어

abdominal ultrasonography 배초음파촬영술(복부초음파촬영술)	초음파를 이용하여 장기내부를 기록하는 과정이다. 영상은 모니터나 차후 이용을 위해 기록되어진다. 간, 쓸개주머니, 쓸개관 그리고 이자 같은 기관들의 크기와 구조에 대하여 시각적으로 보여준다.
abdominocentesis 복강천자	배안으로부터 복수(체액)를 제거하기 위해 시행되는 외과적 천자술이다.
abdominoperineal resection (A & P resection) 복회음절제	복부와 회음부 양쪽으로 결장과 직장을 제거하는 것이다. 결장, 직장암과 염증성 하부대장질환 치료의 한 형태이다.
abdominoplasty 복부성형	흔히 미용적 목적으로 배의 주름을 없애기 위하여 배의 피하지방 또는 피부의 일부를 제거하는 수술이다.
alveoloplasty 이틀성형, 치조성형	치조돌기의 형상을 외과적으로 개조하는 것이다
anastomosis 문합술	
-example; gastrogastrostomy 분문유문연결(술)	위의 분문과 유문을 연결하기 위한 수술이다.
-gastroduodenostomy 위십이지장연결(술)	위와 십이지장을 연결하기 위한 수술이다.

-gastrocolostomy 위결장연결(술)	위와 결장을 연결하기 위한 수술이다.
-esophagogastrostomy 식도위연결(술)	식도와 위를 연결하기 위한 수술이다.
-esophagojejunostomy 식도공장연결(술)	위와 공장을 연결하기 위한 수술이다.
anoplasty 항문성형	항문의 재건수술이다.
appendicectomy, appendectomy 막창자꼬리절제, 충수절제	막창자꼬리(충수)에 외과적으로 절제하기 위한 수술이다.
barium enema(BE) 바륨관장	바륨을 큰창자에 주입하여 직접적으로 촬영하는 방법이다.
biopsy 생검	피부를 절개하지 않고 중공침을 생체내 기관에 진입하여 병리조직학적 검사용으로 조직일부를 채취하는 검사법
celiotomy 개복술	배안을 외과적으로 절개하는 것이다.
cheilorrhaphy 입술봉합, 구순봉합	구순열이 있을 시 이를 봉합하기 위한 수술을 말한다.
cholangiogram 담관조영상	쓸개관 이미지를 방사선으로 촬영하여 보는 것이다.
cholecystogastrostomy 담낭위연결	쓸개와 위를 연결하는 수술이다.
cholecystotomy 담낭절개	쓸개를 절개하여 여는 수술이다. 쓸개를 검사하거나 쓸개즙의 배출을 가능하게 하고, 담석을 제거하기 위해 쓰인다.
choledochoduodenostomy 총담관십이지장연결	온쓸개관을 십이지장에 연결하는 수술이다.
choledocholithotripsy 총담관쇄석	온쓸개관을 절개하여 돌을 꺼내는 수술이다.
colectomy 결장절제	잘록창자의 일부 혹은 전체를 절제하는 수술이다.
colocolostomy 결장 결장 문합술	결장의 두 부분 사이의 외과적 문합을 형성하는 수술이다.
colonoscopy 대장내시경검사	대장을 눈으로 보면서 colonscope를 이용하여 검사를 하는 것이다.
colostomy 결장창냄술, 대장창냄술	결장에 치유되지 않는 악성종양이나 질환으로 인해 직장과 항문을 절제하고 결장에 인공항문을 형성하여 복벽에 개구하는 시술이다.
diverticulectomy 곁주머니절제, 게실절제	곁주머니(게실)을 절제하기 위한 수술이다.

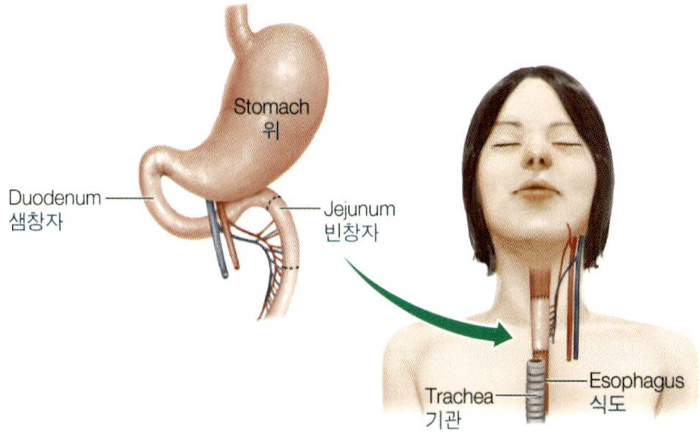

그림 6-26 식도재건술(Esophageal reconstruction)

endoscopic ultrasound(EUS) 내시경 초음파검사	초음파침기가 부착된 내시경을 사용하여 장의 벽층을 검사한다. 종양이나 낭종의 발생을 발견하거나 악성종양의 단계를 구분할 때 사용하는 검사이다.
enterocolostomy 소장결장연결	작은창자와 잘록창자를 외과적으로 연결하는 수술이다.
enterolysis 장유착박리	창자의 부분들 사이 또는 창자와 복벽 사이의 유착을 떼어 내는 수술이다.
esophageal reconstruction 식도재건술	식도암, 식도협착에 대해서 식도 절제 후에 이에 대신하는 것에 의하여 식도를 재건하는 것이다. 대개의 경우 위, 빈창자, 잘록창자 등을 혈행을 보존한 유경에 대용식도로서 사용한다.
esophagogastroduodeno-scopy(EGD) 식도위샘창자내시경술	식도, 위, 샘창자를 보면서 하는 검사이다.
esophagogastroplasty 식도위성형	식도와 위를 연결하기 위한 수술이다.
esophagogram 식도조영상	식도의 방사선 영상이다.
esophagoscope 식도경	식도를 눈으로 보면서 하는 검사기구이다.
esophagotomy 식도절개	식도의 부분 또는 전체를 떼어 냄. 식도암이나 식도정맥류로 출혈이 심할 때 시행한다.
fecal occult blood test(FOBT) 대변잠혈검사	대변의 잠혈유무를 구별하는 검사이다. 대장암이나 용종을 발견하는데 사용한다.
frenotomy 설소대 절단술, 소대 절리술	설소대를 절개 후 봉합해주는 수술이다.

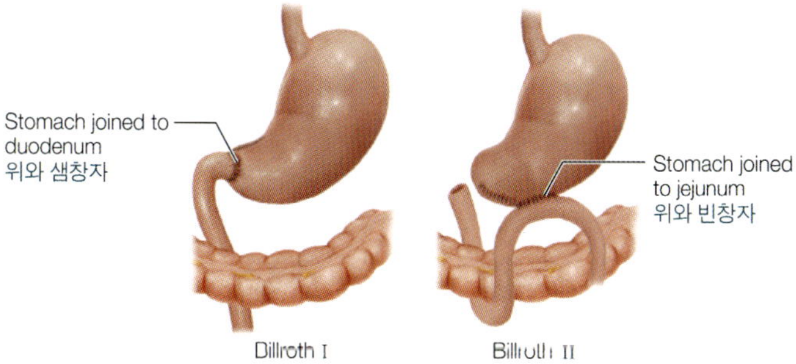

그림 6-27 위절제(Gastrectomy)

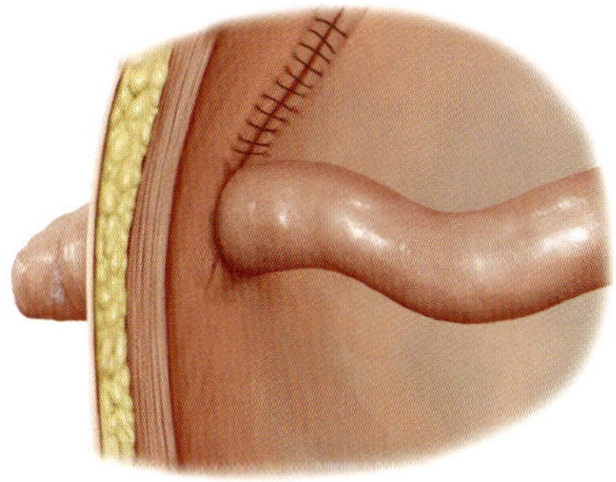

그림 6-28 회장창냄술(Ileostomy)

gastrectomy 위절제	위절제시 Billroth Ⅰ은 남은 위(stomach)와 십이지장을 연결하는 방법(gastroduodenostomy)을 말하며, Billroth Ⅱ는 남은 위(stomach)를 공장에 연결하는 방법을 말한다. Billroth Ⅱ는 주로 십이지장 궤양 시에 수술방법으로 이용된다.
gastrojejunostomy 위빈창자연결, 위공장문합	위와 공장을 연결하기 위한 수술을 말한다.
gastroplasty 위성형	위에 문제가 생겼을 때 위가 기능할 수 있도록 복원하는 수술이다.
gastroscope 위보개(위내시경)	위 속을 눈으로 보면서 하는 검사기구이다.
gastroscopy 위내시경술	위 속을 눈으로 보면서 하는 검사이다.
helicobacter pylori(H. pylori) 위염균항체검사, 위나 선균항체검사	*H. pylori* 세균이 남아 있는 것을 알아보기 위한 혈액검사이다.
hemorrhoidectomy 치핵절제	직장 정맥류인 치핵을 제거하는 수술이다.
hepatic lobectomy 간엽절제술	간의 엽(우엽, 좌엽)을 절개하는 수술법이다.
hepatotomy 간절개	간암의 대표적인 치료법으로서, 간을 외과적으로 제거하는 수술이다.
herniorrhaphy 탈장교정	탈장을 교정하기 위한 수술을 말한다.
ileocolostomy 회장결장연결	돌창자와 잘록창자 사이의 연결이 외과적으로 형성된 상태이다.
ileostomy 회장창냄술	돌창자에 인위적인 통로를 만드는 것이다(복벽에 입모양의 통로를 만드는 것). 변의 출구로 사용된다. 궤양성 대장염인 경우 잘록창자절제술을 한 후 대변배출을 위해 시행한다.
jejunorrhaphy 빈창자봉합술, 공장봉합술	빈창자(공장)을 외과적으로 봉합하는 수술이다.
laparoscope 배안보개(복강경)	배안을 눈으로 보면서 하는 검사기구이다.

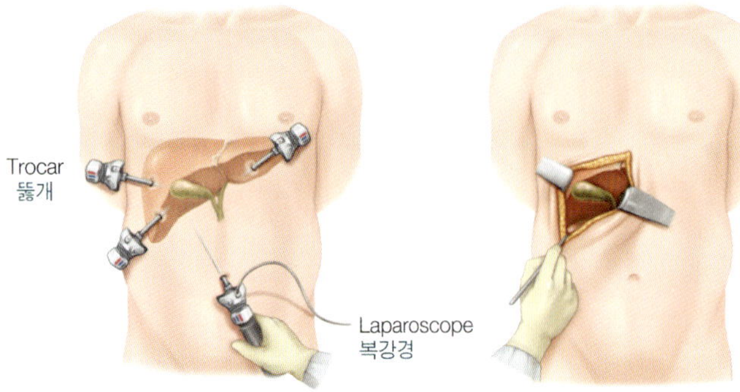

그림 6-29 복강경담낭절제술(Laparoscopic cholecystectomy)

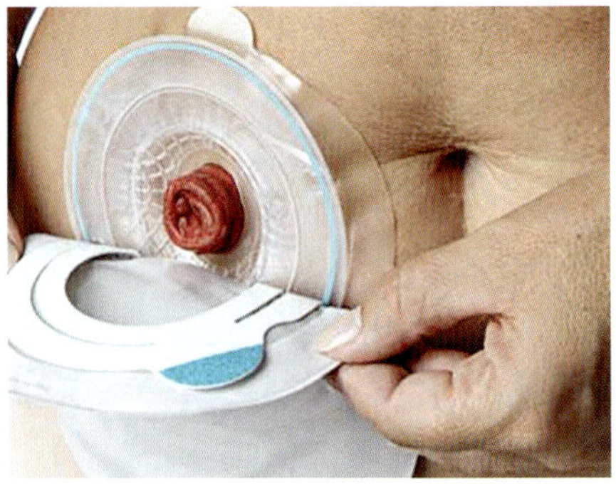

그림 6-30 장루(Ostomy)

laparoscopic cholecystectomy 복강경담낭절제	배꼽의 복벽에 작은 절개나 천자를 넣어 복강경이나 내시경으로 담낭절제를 시행하는 것으로, 시행할 때는 이산화탄소를 이용하여 복강을 팽창시켜 복강 내 기관을 잘 볼 수 있게 한다.
laparoscopy 배안보개검사(복강경검사)	배안 내부를 눈으로 보면서 하는 검사이다.
laparotomy 배벽절개(개복술)	배를 여는 수술이다. 배 안에 있는 장기를 치료하기 위해 시행되며, 그밖에도 병의 확진과 병변 부위의 확인, 병의 정도를 판별할 때에 시행된다.
liver biopsy 간생검	병리검사를 위한 표본을 얻기 위해 부분 마취를 하고 특수한 바늘을 간에 삽입하여 간조직을 채취하는 방법이다. 악성 종양 등의 진단에 필수적인 절차이다.
ostomy 장루, 요루, 창냄술, 조루술	신체에 있는 개구부이다. 일반적으로 신체 노폐물 배설을 위해 형성된 개구부를 의미한다. 또한 그러한 개구부를 만들기 위해 행해지는 수술을 의미한다.
palatoplasty 입천장 성형술, 구개성형술	구개파열이 있을 시 구개를 봉합해주기 위한 수술이다.
pancreatectomy 췌장절제	이자의 외과적인 제거이다. 이자암 또는 난치성 이자 농양 등의 치료에서 부분의 절제술을 시행할 수 있다.
pancreatojejunostomy 췌(장)공장연결	췌장과 공장을 연결하기 위한 수술을 말한다.
parotidectomy 이하선절제술	타액선 종양성 질환의 75%가 이하선에서 발생되는데, 종양의 악성, 양성, 전이 정도에 따라 부분적 이하선절제술(subtotal parotidectomy)이나, 완전 이하선절제술(total parotidectomy)을 행한다.
percutaneous endoscopic gastrostomy(PEG) tube 피부경유위창냄관, 경피적내시경적위루관	장기간의 음식물 주입을 위하여 위에 삽입한 관이다.

polypectomy 용종절제	폴립을 외과적으로 절제하는 수술이다. 개복을 하거나, 내시경을 통해 절제한다.
proctoplasty 직장성형	항문이나 직장을 재건하는 수술이다.
proctoscopy 곧창자보개검사법, 직장경검사법	직장의 시각적 검사이다.
pyloromyotomy 날문근육절개(유문근층절개술)	비대날문협착증의 치료를 위해 두꺼워진 날문 근육의 장막층부터 점막층까지 세로로 절개하는 수술이다.
pyloroplasty 날문성형(유문성형술)	날문협착을 완화하거나 샘창자궤양에 따른 미주신경절단술 후 위배출시간을 줄이기 위해 날문을 재건설하는 성형술이다.
sigmoidoscope 구불결장내시경	S상 결장(구불창자) 내부를 눈으로 들여다보는 검사이다.
sphincteroplasty(Oddi) (오디) 조임근 성형	결함이 있는 오디조임근의 수술적 교정을 위해서 시행된다.
stoma 장루, 요루, 구멍	신체 표면이나 혹은 두 기관 사이에 외과적으로 만들어진 것이다.
upper GI(gastrointestinal) series 상부위창자관시리즈, 상부위장관 시리즈	바륨을 삼킨 후 위와 샘창자의 영상을 연속적으로 촬영하는 것이다.
uvulectomy 목젖절제(술), 구개수절제(술)	기도를 넓히기 위해 목젖을 절제하는 수술을 말한다.
-barium swallow(upper G-I series) 상부소화장기 X-ray 검사	바륨을 입으로 삼킨 후 식도, 위와 작은창자를 X-ray로 찍는 방법으로, 바륨이 통과할 때 작은창자를 X-ray로 연속적으로 찍는 방법이다.
-barium enema(lower G-I series) 하부소화장기 X-ray 검사	X-ray가 지나갈 수 없는 조영제인 황산바륨(barium sulfate)을 관장(enema)으로 주입한 후, 곧창자와 잘록창자의 X-ray를 찍는 검사방법이다.

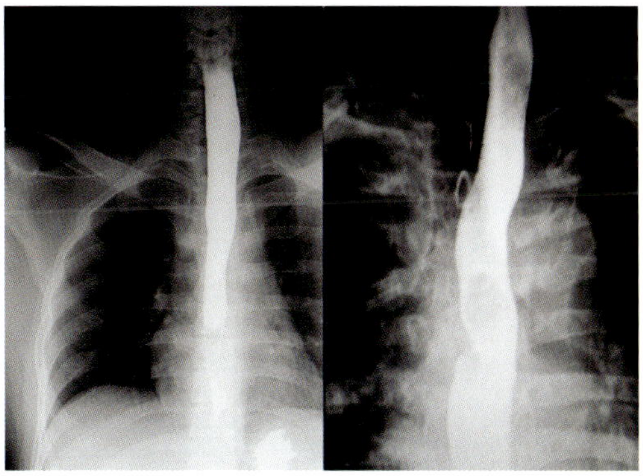

그림 6-31 상부소화장기 X-ray 검사(Upper G-I series)

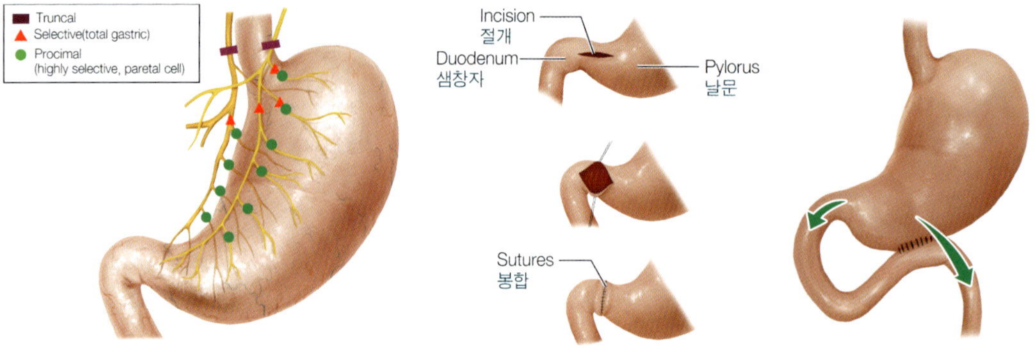

미주신경절단 위치 | 날문성형술(pyloroplasty) | 위창자연결술(gastroenterostomy)

그림 6-32 미주신경절단술(Vagotomy)

vagotomy 미주신경절단

위궤양의 치료로 위 분비를 감소시키기 위하여 미주신경의 가지를 절단하는 수술로, (위)궤양의 재발방지, 과량의 위산분비를 줄이기 위하여 위 수술시 병행한다.

4) 약어(Abbreviations)

약 어	원 어	의 미
Bx	biopsy	생검
CBD	common bile duct	온쓸개관, 총담관
CFS	colonofiberscopy	대장내시경
CHR	chronic hypertrophic rhinitis	만성 비후성 비염
COME	chronic otitis media effusion	만성 삼출성 중이염
EGC	early gastric cancer	조기위암
EGD	esophago gastro duodenoscopy	식도, 위, 십이지장 내시경
ERCP	endoscopic retrograde cholangio pancreat	내시경역행쓸개이자조영술(내시경역행췌장담관조영술)
GB	gall bladder	쓸개, 담낭
GERD	gastroesophageal refluex disease	위식도역류질환
GFS	gastrofiberscopy	위내시경
HCC	hepatocellular carcinoma	간세포암
I & D	incision & drainage	절개 및 배농
IBD	inflammatory bowel disease	염증성 장질환
IBS	irritable bowel syndrome	과민성 대장 증후군

약 어	원 어	의 미
Intu	intussusception	창자겹침증(장중첩증)
IVC	intraveous cholangiography	정맥내 쓸개관조영술(정맥내 담관조영술)
IVP	intravenous pyelography	정맥깔때기조영술(정맥신우조영술)
LC	liver cirrhosis / liver cancer	간경변증 / 간암
LFT	liver fuction test	간기능검사
NG	nasogastric tube	코위관
TCAE	transcatheter aterial embolization	간동맥색전요법
TPN	total parenteral nutrition	전 비경구적 영양
UGI	upper gastrointestinal	상부위장관

E.X.E.R.C.I.S.E.S

01

다음 그림을 보고 해부학적 명칭을 기술하시오.

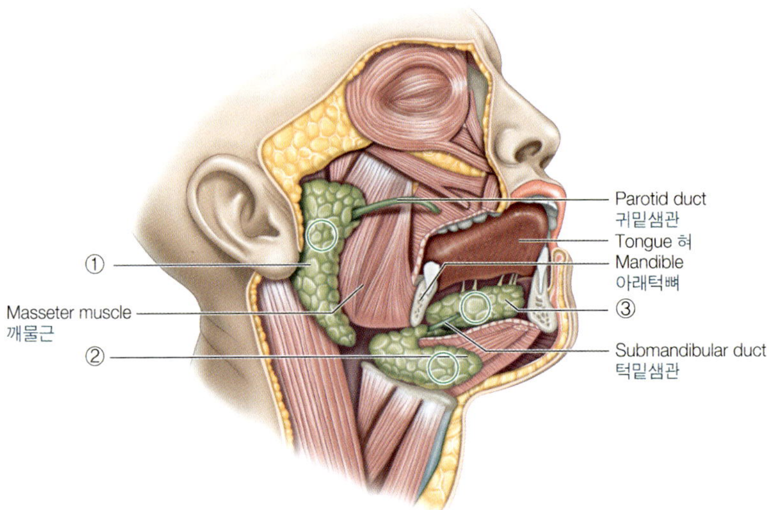

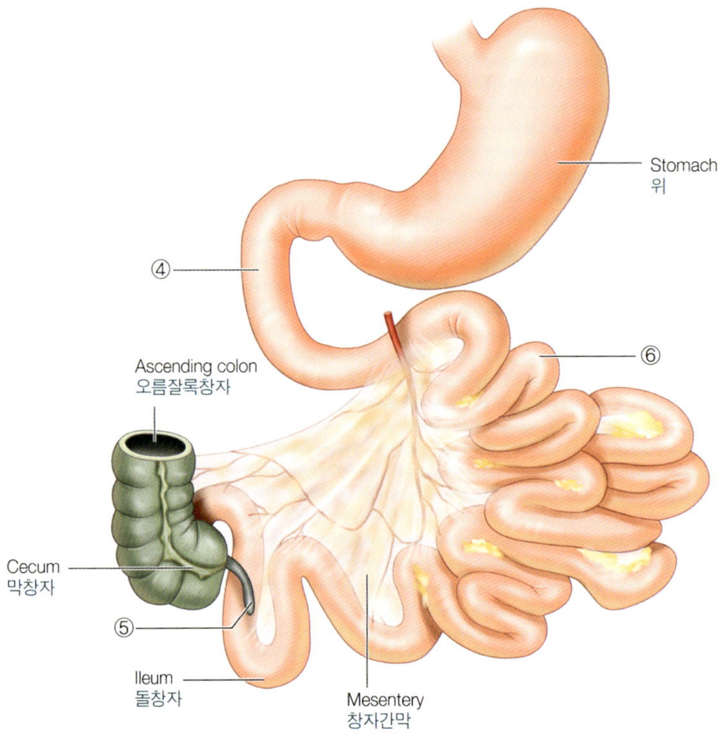

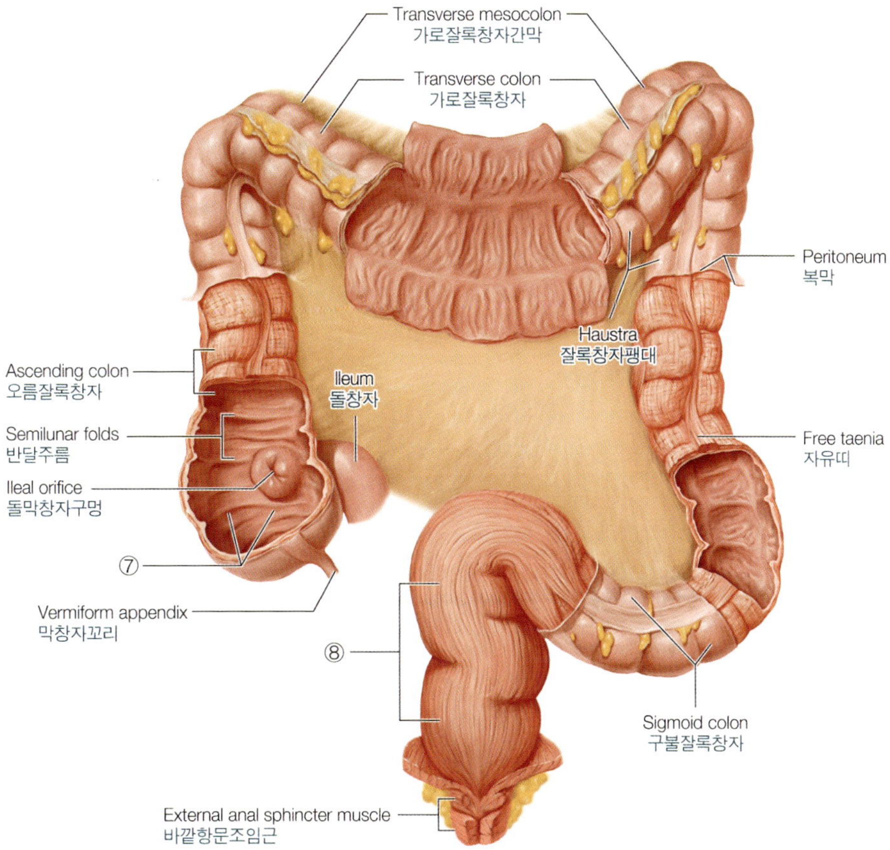
Transverse mesocolon
가로잘록창자간막
Transverse colon
가로잘록창자
Peritoneum
복막
Haustra
잘록창자팽대
Ascending colon
오름잘록창자
Ileum
돌창자
Semilunar folds
반달주름
Free taenia
자유띠
Ileal orifice
돌막창자구멍
⑦
Vermiform appendix
막창자꼬리
⑧
Sigmoid colon
구불잘록창자
External anal sphincter muscle
바깥항문조임근

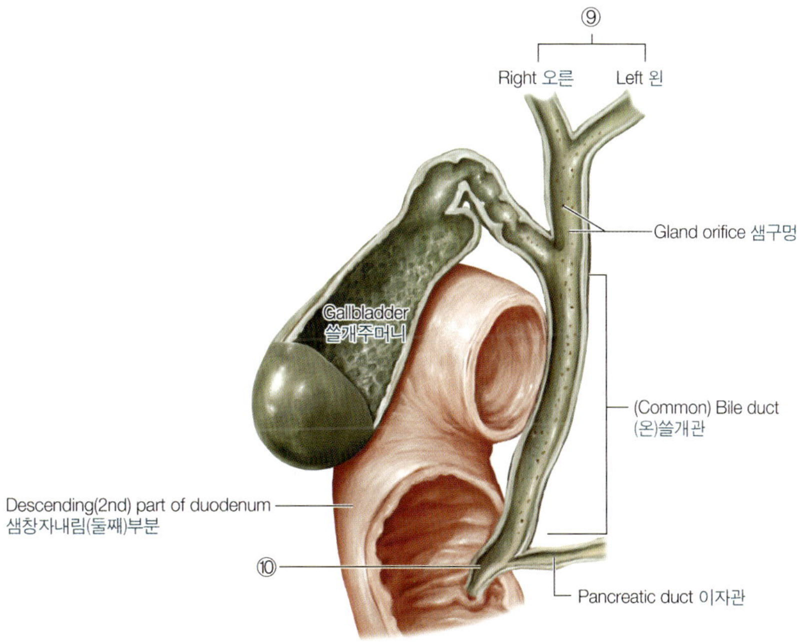
⑨
Right 오른
Left 왼
Gland orifice 샘구멍
Gallbladder
쓸개주머니
(Common) Bile duct
(온)쓸개관
Descending(2nd) part of duodenum
샘창자내림(둘째)부분
⑩
Pancreatic duct 이자관

02

다음 괄호 안에 알맞은 용어를 쓰시오.

① 목젖, 구개수 ( )
② 인두편도 ( )
③ 위장관 시리즈 ( )
④ 복막염 ( )
⑤ 설사 ( )
⑥ umbilical hernia ( )
⑦ epidemic parotitis, mumps ( )
⑧ esophageal varices ( )
⑨ anorexia ( )
⑩ appendicitis (

03

다음 설명에 맞는 의학용어를 쓰시오.

① 잇몸, 치은 점막으로 구성되며, 치조돌기를 덮고 있는 용어는? ( )
② 구강의 윗벽인 구개 중 구개 앞부분의 2/3를 말하며 뼈대로 지지되는 것은? ( )
③ 위와 샘창자 사이의 통로로 고리모양의 근육층으로 되어 있는 것은? ( )
④ 총담관과 췌관이 십이지장으로 들어가는 융기된 부분으로 유두가 있는 것은? ( )
⑤ 정상적으로 분리되어 있는 두 개의 표면이 비정상적으로 함께 붙어 있는 경우로 주로 복부수술 후에 발생하는 것은? ( )
⑥ 소화과정이 진행된 위내용물이 입을 통해 배출되는 현상은? ( )
⑦ 간세포가 손상되어 섬유화되고 퇴행성 변화가 생기는 질환으로, 지속적인 세포파괴와 반흔조직을 형성하게 되는 간의 만성질환은? ( )
⑧ 복강으로부터 복수(체액)를 제거하기 위해 시행되는 외과적 천자술은? ( )
⑨ 직장 정맥류인 치핵을 제거하는 수술은? ( )
⑩ S자 결장을 눈으로 보면서 하는 검사는? ( )

A.N.S.W.E.R

01. ① 귀밑샘(parotid gland)
② 턱밑샘(submandibular gland)
③ 혀밑샘(sublingual gland)
④ 샘창자(duodenum)
⑤ 막창자꼬리(appendix)
⑥ 빈창자(jejunum)
⑦ 막창자(cecum)
⑧ 곧창자(rectum)
⑨ 간관(hepatic ducts)
⑩ 쓸개이자관 팽대(hepatopancreatic ampulla)

02. ① uvula
② pharyngeal tonsil
③ gastrointestinal series
④ peritonitis
⑤ diarrhea
⑥ 제대탈장
⑦ 유행성이하선염
⑧ 식도정맥류
⑨ 식욕부진
⑩ 충수돌기염

03. ① gingiva
② hard palate
③ pyloric sphincter
④ duodenal papilla
⑤ adhesion
⑥ vomiting
⑦ liver cirrhosis
⑧ abdominocentesis
⑨ hemorrhoidectomy
⑩ sigmoidoscope

MEDICAL TERMINOLOGY

MEDICAL TERMINOLOGY

07

C·H·A·P·T·E·R

신경계통

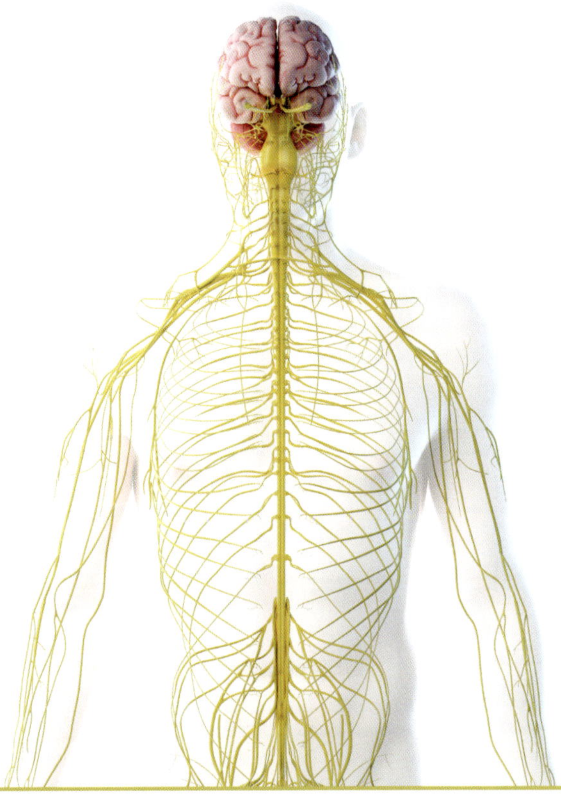

학·습·목·표

- 신경계의 기본 구조 및 명칭에 관한 의학용어를 설명할 수 있다.
- 신경과 관련된 증상 및 질환용어를 설명할 수 있다.
- 신경과 관련된 검사 및 진단에 관해 설명할 수 있다.
- 신경계의 치료 및 수술용어를 설명할 수 있다.
- 신경계의 약어에 대해 설명할 수 있다.

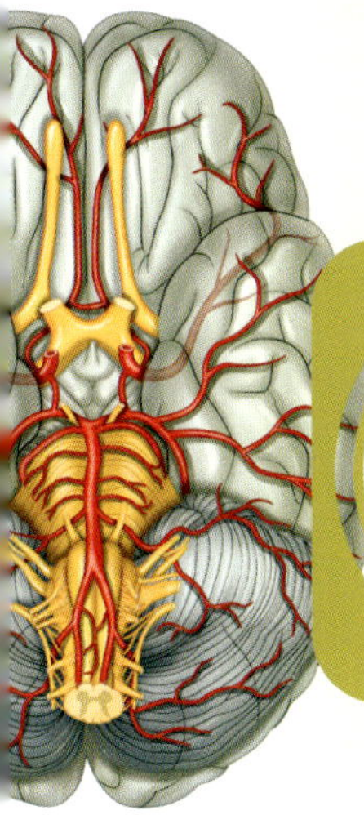

MEDICAL TERMINOLOGY

CHAPTER 07

신경계통

Nervous system

1 개요

신경계통은 감각, 운동 및 정신작용을 할 수 있는 고도로 발달된 계통이다. 몸 안밖의 다양한 자극들을 수용하여 중추로 보내고 중추에서는 이를 통합, 분석하여 적절한 흥분을 일으킨다. 신경계통은 해부학적 및 기능학적으로 중추신경계통과 말초신경계통으로 크게 분류할 수가 있다.

2 해부학적 용어(Anatomical terms)

1) 신경계통의 분류

신경계통(nervous system)은 해부학적으로 중추신경계(central nervous system, CNS)와 말초신경계(peripheral nervous system, PNS)로 분류된다. 중추신경계는 머리뼈(skull, 두개골)와 척추뼈(vertebra)에 싸여 보호되며 뇌(brain)와 척수(spinal cord)로 이루어져 있고, 말초신경계는 12쌍의 뇌신경(cranial nerve)과 31쌍의 척수신경(spinal nerve)으로 구성되어 있다.

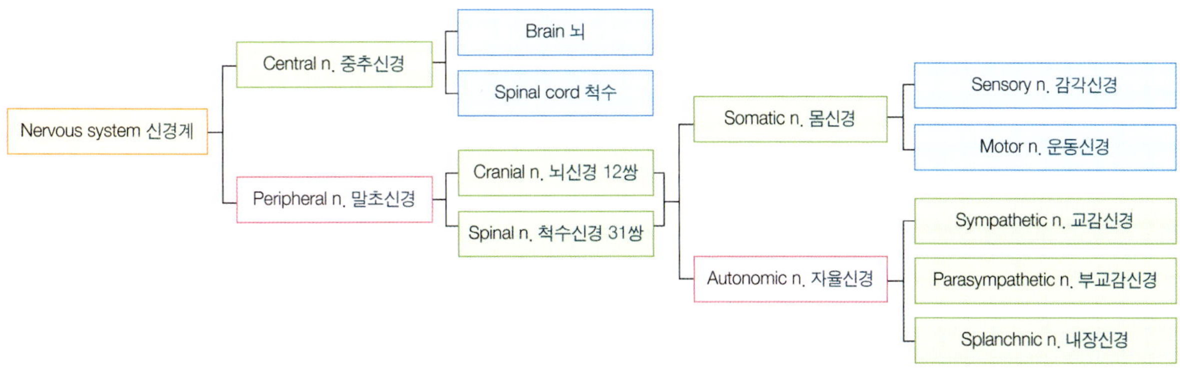

그림 7-1 신경계통의 분류(Classification of nervous system)

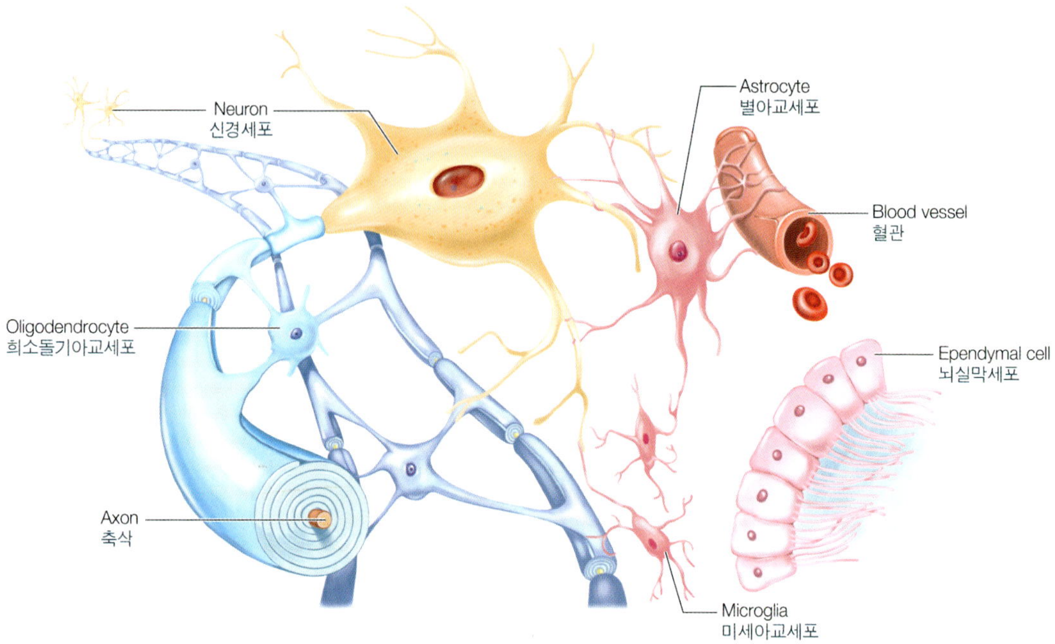

그림 7-2 신경아교세포(Neuroglia)

neuron 신경세포	신경계통에서 가장 기본이 되는 세포이며, 흥분성과 전도성을 가지고 있다.
neuroglia 신경아교세포(신경교세포)	신경세포를 보호하고 지지하는 역할을 하며, 별아교세포(astrocyte, 성상교세포), 미세아교세포(microglia, 소교세포), 희소돌기아교세포(oligodendrocyte, 희돌기교세포), 뇌실막세포(ependymal cell, 상의세포) 등이 있다.
synapse 연접	하나의 신경세포가 다른 세포와 만나는 부분이다.

2) 뇌

cerebrum 대뇌	인지적과정과 감정조절(판단, 사고, 생각, 명령, 운동)을 하며 이마엽(frontal lobe, 전두엽), 마루엽(parietal lobe, 두정엽), 관자엽(temporal lobe, 측두엽), 뒤통수엽(occipital lobe, 후두엽), 대뇌섬(insula, 뇌섬엽)으로 구성되어 있다.
cerebellum 소뇌	뇌의 뒷부분 아래쪽에 위치하며, 신체자세와 균형 유지(운동조절)의 기능을 한다.
diencephalon 사이뇌(간뇌)	대뇌반구 사이에 위치하며 후각을 제외한 모든 감각기관의 중간중추이며 시상, 시상하부 및 시상상부를 포함한다.

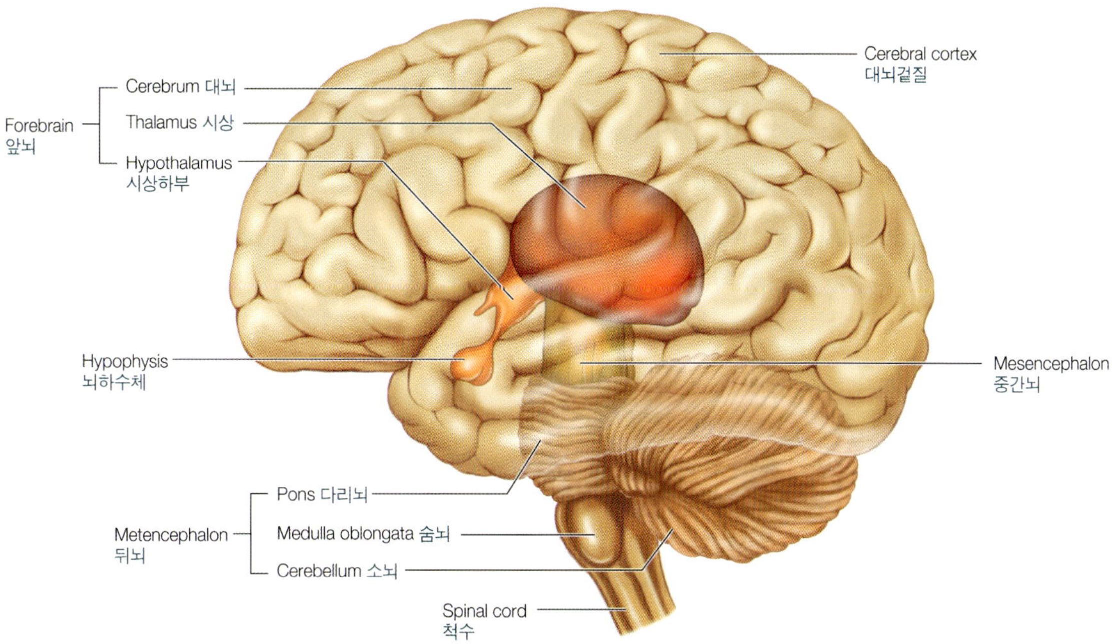

그림 7-3 뇌와 뇌줄기(Brain and brain stem)

thalamus 시상	여러 신경들의 매개자역할, 후각을 제외한 모든 감각신경은 시상을 통해 대뇌로 연결된다.
hypothalamus 시상하부	자율신경계와 호르몬 조절 중추, 항상성조절, 시상하부 일부는 뇌하수체 뒤엽으로 항이뇨호르몬, 옥시토신을 분비한다.
pituitary gland 뇌하수체	자율신경계와 호르몬 분비를 조절한다.
brain stem 뇌줄기(뇌간)	뇌와 척수를 연결하는 줄기에 해당되는 부분이다.
midbrain 중간뇌(중뇌)	다리뇌와 사이뇌 사이에 위치, 시각자극에 반응하여 안구와 머리운동을 조절한다.
pons 다리뇌(교뇌)	숨뇌와 중간뇌 사이에 위치하며, 대뇌와 소뇌를 서로 연결한다.
medulla oblongata 숨뇌(연수)	척수와 뇌를 연결하며, 생명반사중추로서 혈관의 운동, 심장박동, 호흡조절 등의 기능을 한다.
meninges 수막	경질막(dura mater, 경막), 거미막(arachnoid membrane, 지주막), 연막(pia mater, 연막)으로 구성되어 있다.
ventricle 뇌실	뇌실에 위치한 연속된 공간이며 뇌척수액이 들어 있다.

3) 척수

척수(spinal cord)는 뇌와 함께 중추신경계통의 연속이며. 척수는 두가지 중요한 역할이 있는데 첫째 뇌에서 전달되는 정보를 말초로 전달하거나 신경흥분충동을 뇌로 들여보내는 기능, 둘째 척수반사(spinal reflex) 중추의 기능이 있다. 척수신경(spinal nerve)은 척수에서 나오는 31쌍의 말초신경으로 각 척수신경은 좌우에서 앞, 뒤로 갈라져 있으며, 앞뿌리(anterior horn, 전근)에서는 운동신경, 뒤뿌리(posterior horn, 후근)에서는 감각신경이 각각 나온다.

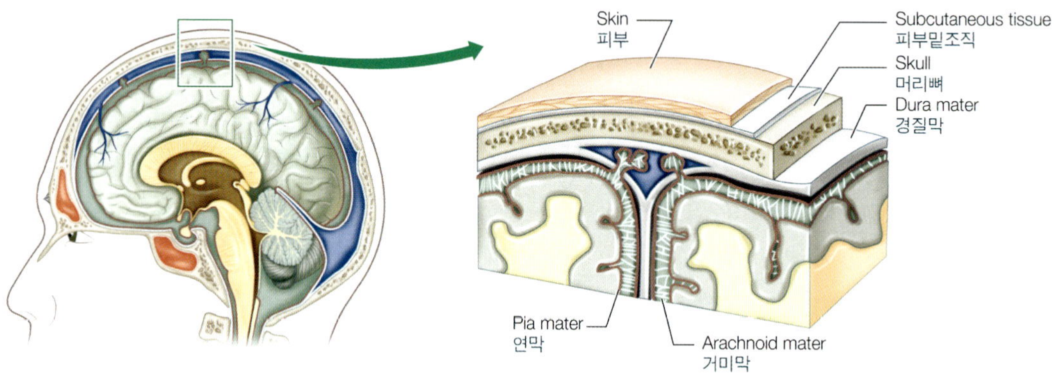

그림 7-4 뇌척수막(Meninges)

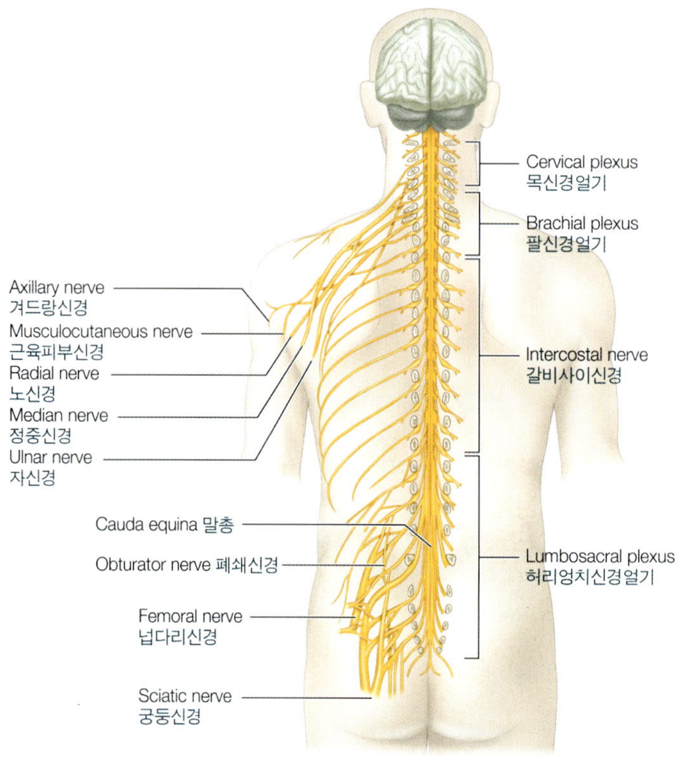

그림 7-5 척수신경(Spinal nerve)

완전히 성장한 척수는 원뿔모양의 신경조직으로 길이가 약 43~45cm이며, 척수의 지름은 일정하지 않고 팔을 지배하는 신경세포가 있는 목부분과 다리를 지배하는 신경세포가 있는 허리부분에서 현저히 굵어서 각각 목팽대(cervical enlargement, 경수팽대)와 허리엉치팽대(lumbosacral enlargement, 요천수팽대)를 이룬다.

척수를 싸는 막을 척수막(spinal meninges)이라 하는데 가장 바깥층은 경질막(dura mater, 경막), 중간층은 거미막(arachnoid mater, 지주막), 안쪽층은 연막(pia mater, 연막)이라고 한다. 이중 거미막의 아래공간은 거미막밑공간(subarachnoid space)이라 하며 여기에는 뇌척수액(cerebrospinal fluid)이 채워져 있다.

cervival nerves 목신경(경신경) : 8쌍

thoracic nerves 가슴신경(흉신경) : 12쌍

lumbar nerves 허리신경(요신경) : 5쌍

sacral nerves 엉치신경(천골신경) : 5쌍

coccygeal nerve 꼬리신경(미골신경) : 1쌍

4) 뇌신경

뇌신경(cranial nerve)은 뇌의 말초신경으로 뇌의 아랫면에서 시작하여 머리안에서 빠져 나오며, 감각, 운동 및 혼합신경섬유로 되어 있다.

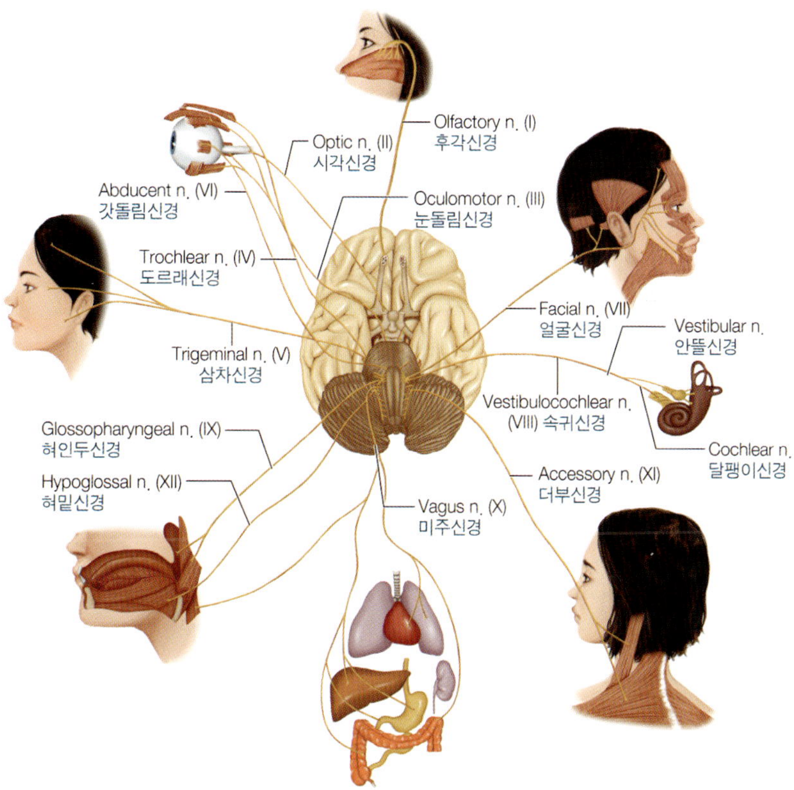

그림 7-6 뇌신경(Cranial nerve)

혼합신경섬유는 감각뿌리와 운동뿌리로 나누어진다. 이들은 주된 작용에 따라 일반적으로 Ⅰ, Ⅱ, Ⅷ 뇌신경은 감각신경(sensory nerve), Ⅲ, Ⅳ, Ⅵ, Ⅺ, Ⅻ 뇌신경은 운동신경(motor nerve), , 그리고 Ⅴ, Ⅶ, Ⅸ, Ⅹ 뇌신경은 혼합신경(mixed nerve)로 구분한다. 뇌신경은 뇌에서 나가는 순서에 따라 위에서 부터 아래로 로마숫자로 표시하여 분류하는 것이다.

5) 자율신경

자율신경(autonomial nerve)은 말초신경계통에 속하는 신경계이며, 교감신경(sympathetic nerve)과 부교감신경(parasympathetic nerve)의 두 부분으로 나뉘어 진다. 교감신경계의 작용은 주로 몸이 긴장상태이거나 비상사태에 대한 대처로 작용을 하며, 부교감신경계의 작용은 휴식이나 이완 또는 에너지를 보존하고 저장하는 상태에서 주로 작용을 한다.

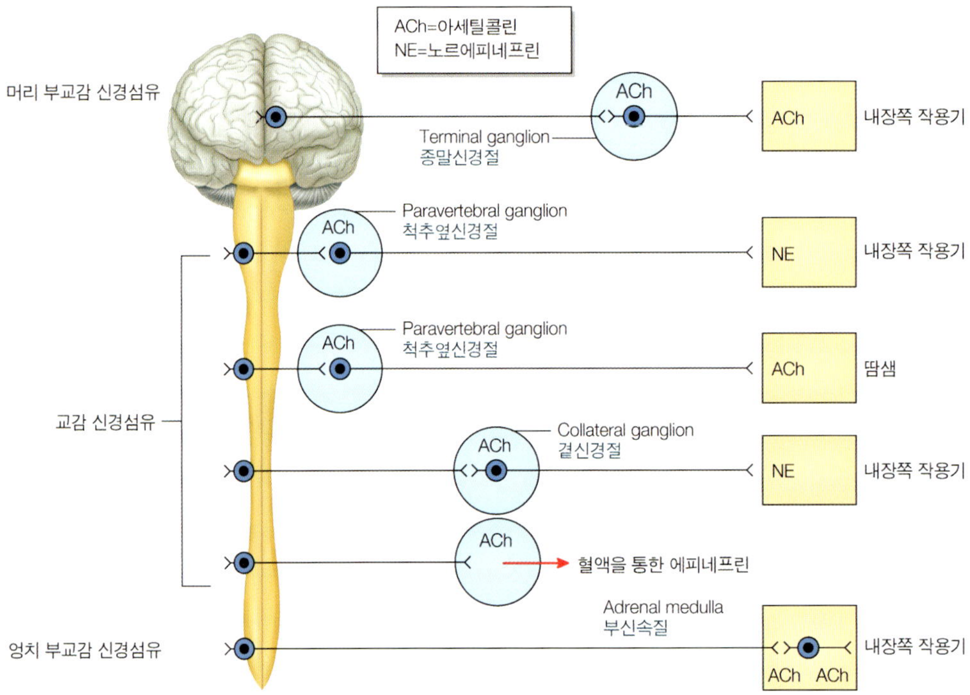

그림 7-7 교감신경계와 부교감신경계(Sympathetic nerve system and parasympathetic nerve system)

3 의학용어(Medical terms)

1) 증상 및 징후와 관련된 용어

anesthesia 마취	약물 등을 이용하여 얼마동안 의식이나 감각을 잃게 하는것을 말한다.
aphasia 실어증	언어상실증이라고도 한다.
ataxia 운동실조	조화로운 운동을 하지 못하는 상태이다.
Bell's palsy 벨마비	7번째 뇌신경인 얼굴신경이 마비된 것을 말한다.
cerebral contusion 뇌타박상(뇌좌상)	뇌의 타박상으로 인해 뇌실질에 기질적 손상을 동반한다.
cerebrospinal fluid(CSF) 뇌척수액	뇌실과 척수의 중심관 그리고 뇌와 척수 주위의 거미막밑공간에 림프와 같은 투명한 액체로 채워져 있다.
cerebrovascular 뇌혈관	뇌를 구성하는 혈관을 말한다.
convulsion 경련	갑작스런 비자발적 수축이나 자발적으로 근육수축이 일어나는 경우이다.
dementia 치매	후천적으로 기질적인 원인에 의해 나타나는 정신질환이, 기억, 판단, 언어 등의 능력 뿐 아니라 인격의 변화도 나타난다.
dysphasia 언어장애	후천적으로 뇌에 손상을 받게 되어 말을 잘 못하게 되고 단어를 나열하는데 힘들어지며, 언어를 잘 이해하지 못하게 된다.
encephalitis 뇌염	뇌의 염증성 질환으로 뇌 실질뿐만 아니라 뇌막, 척수, 말초신경에도 일어날 수 있다.
hemiplegia 반신마비(편마비)	뇌 안의 급성 순환장애, 출혈 등으로 수의운동을 지배하는 피라미드로에 문제가 생겨서 몸의 한쪽이 마비된 상태이다.
meningocele 수막탈출증(수막류)	머리뼈의 일부 또는 척추의 결손부로부터 수막이 이탈된 상태이다.
neurology 신경학	정상과 질병, 양쪽 모두의 신경계를 다루는 의과학의 한 분야이다.
palsy 마비	일시적 영구적으로 기능을 상실하거나 수의운동이 마비된 것이다.
paraplegia 하반신마비	양쪽 다리나 하반신에 마비가 발생된 상태이다.
spina bifida 척추갈림증(이분척추)	발생 과정 중 척추가 완전히 닫히지 못하여 발행하는 기형이다.
syncope 실신	일시적인 뇌 혈류의 저하로 발생하는 일시적인 의식 소실 상태이다.
tetraplegia 사지마비	특히 자동차 사고나 스포츠가 흔한 원인이 된다.

tremor 떨림(진전)	손발, 머리, 안구 등의 정지 시에 볼 수 있는 불수의적 미동운동을 말하며, 일종의 운동신경 자극증상으로 의지와는 관계없이 근육의 빠른 리듬운동이 특징이다.

2) 질환 및 병리학적 용어

Alzheimer disease 알츠하이머병	퇴행성으로 일어나는 뇌질환이며 노인의 치매 원인 중 가장 흔하게 발생하며, 특히 아밀로이드와 같은 신경독성물질의 축적으로 발생된다.
cerebral concussion 뇌진탕	외부로 부터 물리적 충격으로 인해 뇌 자체의 기질적 손상없이 일어나는 뇌의 기능장애이다.
cerebrovascular accident(CVA), stroke 뇌졸중	뇌혈관이 막혀서 발생하는 뇌경색과 뇌혈관의 파열로 인해 뇌 조직 내부로 혈액이 유출되어 발생하는 뇌출혈을 통틀어 일컫는 말이다.
herpes zoster 대상포진	대상포진 바이러스가 보통 소아기에 수두를 일으킨 뒤 몸 속에 잠복상태로 존재하고 있다가 다시 활성화되면서 발생하는 질병이다.
hydrocephalus 수두증	뇌척수액이 과도하게 축적되는 것이다.
meningitis 수막염	뇌척수막에 염증이 발생된 상태이다.
multiple sclerosis(MS) 다발성 경화증	중추신경계의 탈수초성 질환(demyelinating disease; 신경세포의 축삭을 둘러싸고 있는 절연물질인 수초가 탈락되는 질병) 중 가장 흔한 유형이다.
Parkinson's disease 파킨슨병	뇌의 흑질(substantia nigra)에 분포하는 도파민의 신경세포가 점차 소실되어 발생하며 안정떨림, 경직, 운동느림 및 자세 불안정성이 특징적으로 나타나는 신경계의 만성으로 진행되는 퇴행성 질환이다.
poliomyelitis 회색질척수염(폴리오)	척수 회백질에 발생한 염증을 말한다.

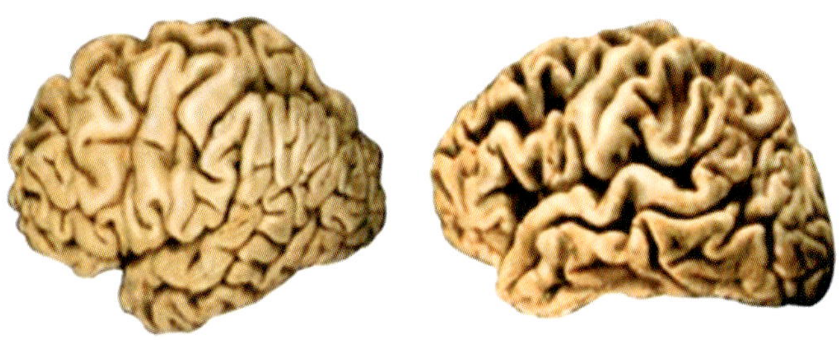

그림 7-8 알츠하이머병(Alzheimer disease)

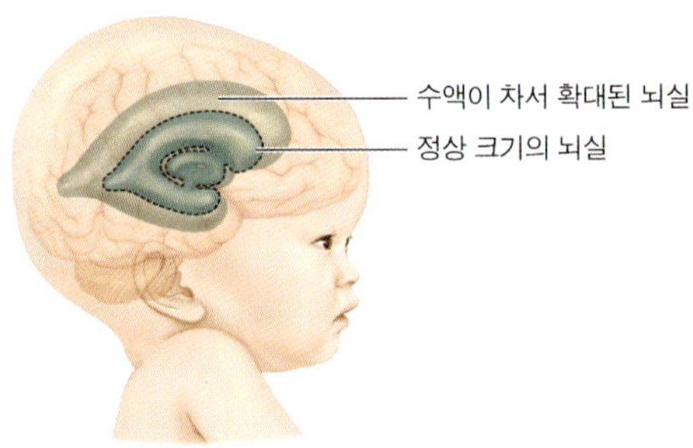

그림 7-9 수두증(Hydrocephalus)

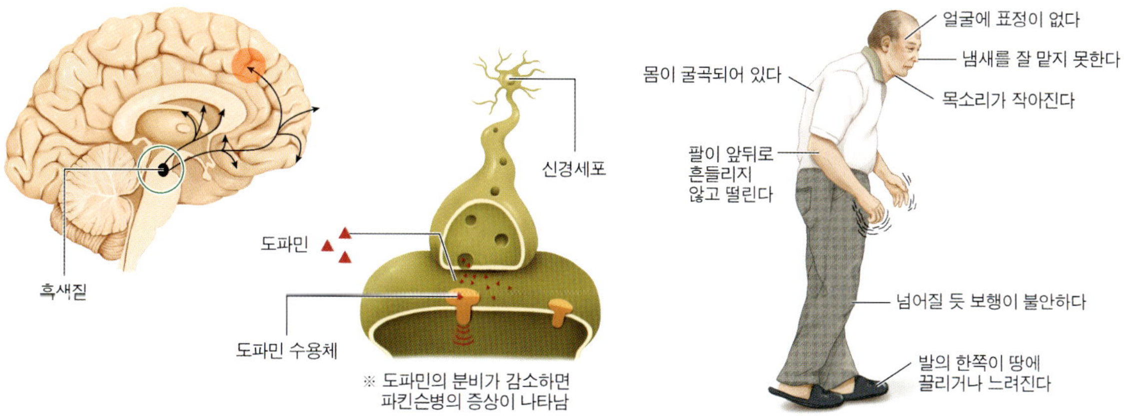

그림 7-10 파킨슨병(Parkinson's disease)

seizure disorder; epilepsy 발작장애(뇌전증)	
-grand mal seizure 대발작	의식이 소실되고 온몸의 근육이 수축되며 긴장과 이완을 반복하는 간대기가 이어지는 발작이다. 발작 시에 의식 소실과 자율신경계 이상으로 침을 많이 흘리고 대소변을 보는 경우도 있다.
-petit mal seizure 소발작	전조 증상 없이 의식이 잠깐 동안 소실되는 것, 반복적으로 하던 일을 갑자기 멈추는 것을 특징으로 한다.
spinal cord injury 척수손상	질병보다는 외상이나 손상에 의해 척수에 손상이 가해진것이며 손상이 일어난 위치에 따라 다양한 증상이 나타난다.
Trigerminal neuralgia(TN) 삼차신경통	5번 뇌신경에 의해 얼굴 부위에 발생하는 신경병성 통증 증후군이며, 신경의 경로를 따라 순간적인 방사통증이 나타나고 대부분의 경우 얼굴 통증이 유발된다.

3) 진단검사 및 수술적 용어

cerebral angiography 뇌혈관조영술	조영제를 동맥으로 주입하고 뇌혈관을 X-ray로 촬영하여 뇌혈관질환 진단에 이용한다.
cerebrospinal fluid analysis 뇌척수액검사	뇌와 척수 내의 무색의 맑은 액성물질을 검사하는 것이다.
computed tomography(CT) 전산화단층촬영술	X-ray 관선을 몸 구석구석까지 투사시켜 수집한 정보를 컴퓨터로 분석하여 영상으로 변환한 것이다.

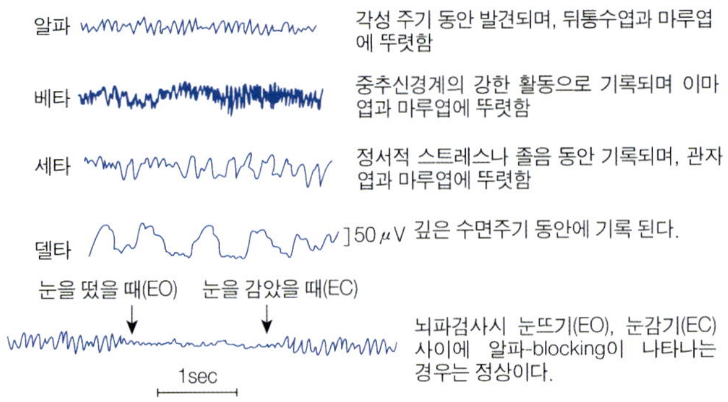

그림 7-11 뇌파검사(Electrocencephalography)

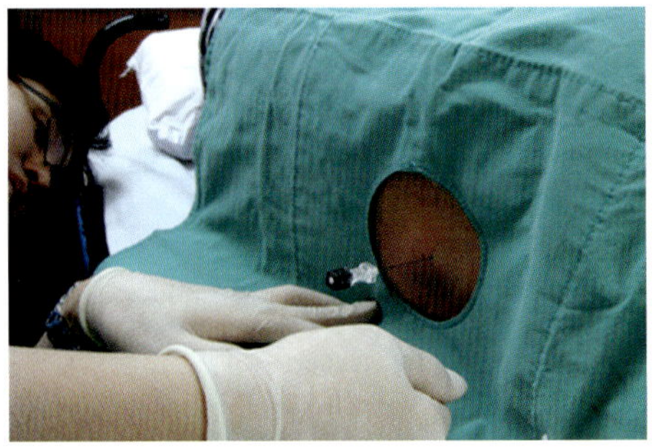

그림 7-12 요추천자(Lumbar puncture)

craniotomy 두개골(머리뼈)절개술	머리뼈를 절개하고 뇌를 드러내어 하는 수술이다.
electrocencephalography (EEG) 뇌파검사	머리뼈에 전극을 부착하여 뇌의 전기적 활동을 기록하는 것이다.
Ganglionectomy 신경절절제술	자율신경절이나 감각신경절을 제거하는 것이다.
lumbar(spinal) puncture(LP) 요추(허리)천자	허리부위(주로 3번, 4번 사이)의 거미막밑공간을 천자하는 것이다.
magnetic resonance imaging (MRI) 자기공명영상	뇌의 영상을 얻기 위해 자기파를 이용하는 검사이다.
myelography 척수조영술	허리뼈천자를 통해 조영제를 거미막밑공간으로 넣고 척수 사진을 찍는 검사이다.
neurectomy 신경절제술	말초신경이나 신경의 병터 부위를 제거해 내는 수술이다.
neurolysis 신경박리술	신경섬유를 세로로 절개하여 신경집(neurilemma)을 벗겨내는 수술이다.
neurorrhaphy 신경봉합술	절단된 신경을 꿰매주는 수술이다.
neurotomy 신경절단술	신경을 절개하는 것이다.
pneumoencephalography 공기뇌조영술	뇌척수액을 제거한 후 척수천자를 통해 거미막밑공간에 공기를 주입한 후 공기가 척수관을 지나 거미막밑공간이나 뇌실에 차게되면 X-ray 촬영을 하여 뇌의 병태 이상 유무를 확인한다.
positron emission tomography(PET) 양전자방출단층촬영술	반감기가 짧은 양전자 방출 방사선을 이용해 몸의 단면 또는 3차원적 영상을 얻는 것으로, 기능적 활동영상을 촬영할 수 있는 핵의학적 영상 촬영 방법이다.
sympathectomy 교감신경절제술	교감신경로의 어떤 부분을 절제 혹은 차단하는 방법이다.

vagotomy 미주신경절단술	미주신경을 절단하는 것이다.
ventriculography 뇌실조영술	뇌실에 조영제를 주입하여 X선으로 촬영하는 검사이다.

4) 약어(Abbreviations)

약 어	원 어	의 미
ANS	autonomic nervous system	자율신경계
CNS	central nervous system	중추신경계
CSF	cerebrospinal fluid	뇌척수액
CT	computed tomography	전산화단층촬영술
CVA	cerebrovascular accident	뇌혈관사고
EEG	electrocencephalography	뇌파검사법
LP	lumbar(spinal) puncture	요추(허리) 천자
MRI	magnetic resonance imaging	자기공명영상검사
MS	multiple sclerosis	다발성경화증
PET	positon emission tomography	양전자방출단층촬영술
PNS	peripheral nervous system	말초신경계
TIA	transient ischemic attack	일과성뇌허혈발작
TN	Trigerminal neuralgia	삼차신경통

E.X.E.R.C.I.S.E.S

01

다음 그림을 보고 해부학적 명칭을 기술하시오.

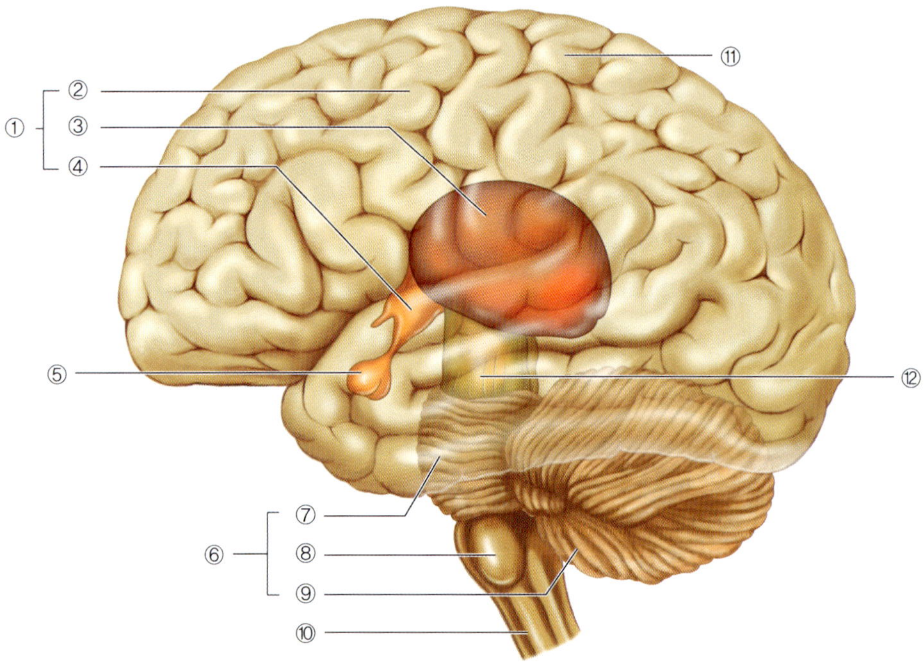

02

다음 괄호 안에 알맞은 용어를 쓰시오.

① aphasia (   )
② dementia (   )
③ multiple sclerosis (   )
④ tremor (   )
⑤ hemiplegia (   )
⑥ vagotomy (   )
⑦ cerebrospinal fluid analysis (   )
⑧ meningitis (   )
⑨ anesthesia (   )
⑩ epilepsy (   )

03

다음 괄호 안에 알맞은 용어를 쓰시오.

① 사이뇌 (   )　② 뇌하수체 (   )
③ 숨뇌 (   )　④ 운동실조 (   )
⑤ 치매 (   )　⑥ 반신마비 (   )
⑦ 수막염 (   )　⑧ 뇌진탕 (   )
⑨ 대상포진 (   )　⑩ 언어장애 (   )

04

다음 설명에 맞는 의학용어를 쓰시오.

① 뇌의 뒤부분 아래쪽에 위치하며, 신체자세와 균형유지(운동조절)에 관여하는 부분은? (   )

② 뇌혈관이 막혀서 발생하는 뇌경색과 뇌혈관의 파열로 인해 발생하는 뇌출혈을 통틀어 일컫는 말은? (   )

③ 뇌에서 도파민의 신경세포가 점차 소실되어 발생하며 떨림, 경직, 운동느림 및 자세 불안정성이 특징적으로 나타나는 신경계의 만성으로 진행되는 퇴행성 질환은? (   )

④ 뇌와 척수를 연결하는 부위이며, 생명반사 중추는? (   )

⑤ 뇌척수액이 과도하게 축적되는 것은? (   )

⑥ 다리뇌와 사이뇌 사이에 위치하며 시각자극에 반응하여 안구와 머리운동을 조절하는 것은? (   )

⑦ 반감기가 짧은 양전자 방출 방사선을 이용하여 인체의 단면을 3차원적으로 촬영하는 핵의학적 영상촬영방법은? (   )

⑧ 뇌에서 발생되는 전기적인 변화를 기록으로 나타낸 것은? (   )

⑨ X선을 투사하여 수집한 정보를 컴퓨터로 계산하여 뇌조직의 단면영상을 보여주는 촬영법은? (   )

⑩ 컴퓨터를 통해 조절되는 고강도의 자기장을 이용하여 뇌 또는 척추의 단면영상을 보여주는 방법은? (   )

A.N.S.W.E.R

01. ① 앞뇌(forebrain)
② 대뇌(cerebrum)
③ 시상(thalamus)
④ 시상하부(hypothalamus)
⑤ 뇌하수체(hypophysis)
⑥ 뒤뇌(metencephalon)
⑦ 다리뇌(pons)
⑧ 숨뇌(medulla oblongata)
⑨ 소뇌(cerebellum)
⑩ 척수(spinal cord)
⑪ 대뇌겉질(cerebral cortex)
⑫ 중간뇌(mesencephalon)

02. ① 실어증
② 치매
③ 다발성 경화증
④ 진전
⑤ 반신마비, 편마비
⑥ 미주신경절단술
⑦ 뇌척수액검사
⑧ 수막염
⑨ 마취
⑩ 간질

03. ① diencephalon
② pituitary gland
③ medullar oblangata
④ ataxia
⑤ dementia
⑥ hemiplegia
⑦ meningitis
⑧ cerebral concusion
⑨ herpes zoster
⑩ dysphasia

04. ① cerebellum
② cerebrovascularl accident(CVA), stroke
③ Parkinson's disease
④ medullar oblangata
⑤ hydrocephalus
⑥ midbrain
⑦ positon emission tomography(PET)
⑧ electroencephalogram(EEG)
⑨ computed tomography(CT)
⑩ magnetic resonance imaging(MRI)

MEDICAL TERMINOLOGY

08

C·H·A·P·T·E·R

감각계통

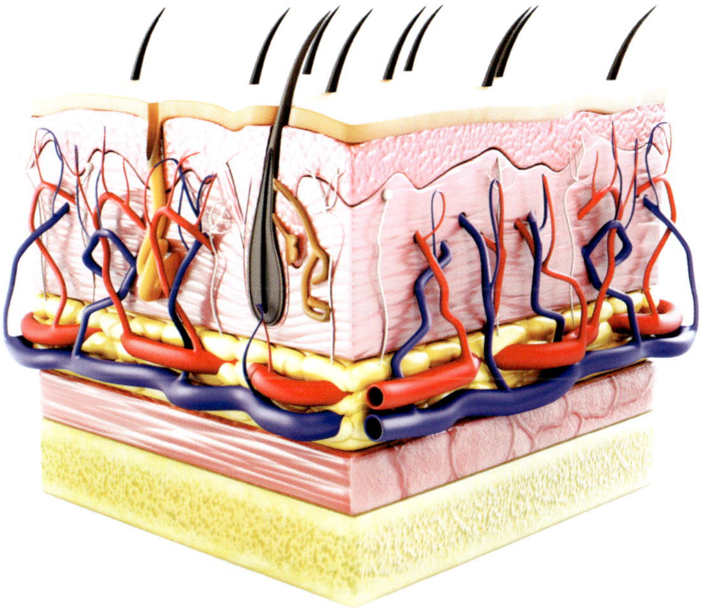

학·습·목·표

- 피부와 관련된 기본적인 구조와 명칭에 관한 의학용어를 설명할 수 있다.
- 눈에 관련된 기본적인 구조와 명칭에 관한 의학용어를 설명할 수 있다.
- 귀에 관련된 기본적인 구조와 명칭에 관한 의학용어를 설명할 수 있다.
- 피부, 눈, 귀와 관련된 질환에 대한 용어에 대해 설명할 수 있다.
- 피부, 눈, 귀와 관련된 검사, 진단. 증상, 치료 및 수술 등에 대한 용어를 설명할 수 있다.

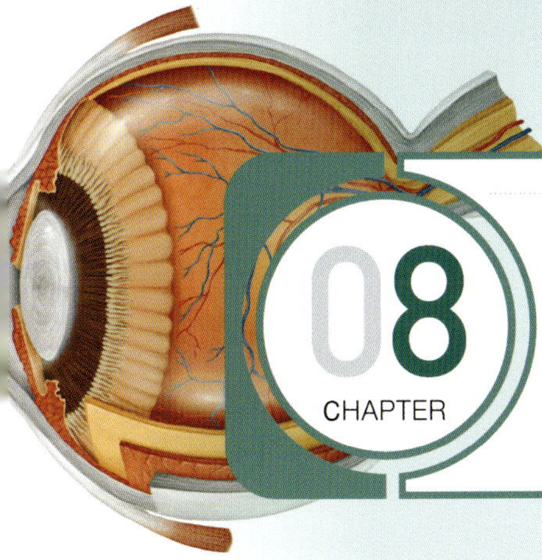

MEDICAL TERMINOLOGY

08 CHAPTER 감각계통
Sensory system

1 개요

감각계는 외부로 부터 전달되는 물리·화학적 자극을 수용하는 기관으로 몸에서는 피부, 시각기관, 청각기관, 후각기관 및 미각기관 등 5종으로 구분된다.

피부는 부속기관인 털, 손톱, 발톱 및 몇 가지 피부샘 등의 총칭으로 체중의 16% 정도를 차지한다. 피부의 주요 기능은 신체의 보호, 체온조절, 수분 및 전해질의 배출, 약물의 흡수 기능 등이 있다.

인체의 감각은 시각, 청각, 평형감각, 후가, 미각 등이며, 이들 감각에 대한 특수한 수용체를 갖고 있다. 시각에 대한 수용체는 눈에 있고, 청각과 평형감각은 귀에, 후각은 코에, 미각은 혀와 인두에 위치한다.

2 해부학적 용어(Anatomical terms)

1) 피부

피부(skin)는 촉각, 압각, 통각, 냉각, 온각 등의 감수체이며, 바깥층의 표피와 속층의 진피로 구성 된다.

epidermis 표피	피부의 가장 바깥층을 이루는 중층편평상피층이다.
-stratum corneum 각질층	죽은 편평상피세포들이 각질화 되어 있는 두꺼운 층이다.
-stratum lucidum 투명층	각질층 아래의 광택이 나는 층이다.
-stratum granulolsum 과립층	3~5층의 납작해진 세포로 구성되어 있는 층이다.
-stratum spinosum 가시층	다각형세포들이 가시돌기가 있어 이웃세포와 연결되어 있는 층이다.
-stratum basale 바닥층	세포분열이 왕성하며, 멜라닌 색소과립이 함유되어 피부색을 결정하는 요소가 된다.

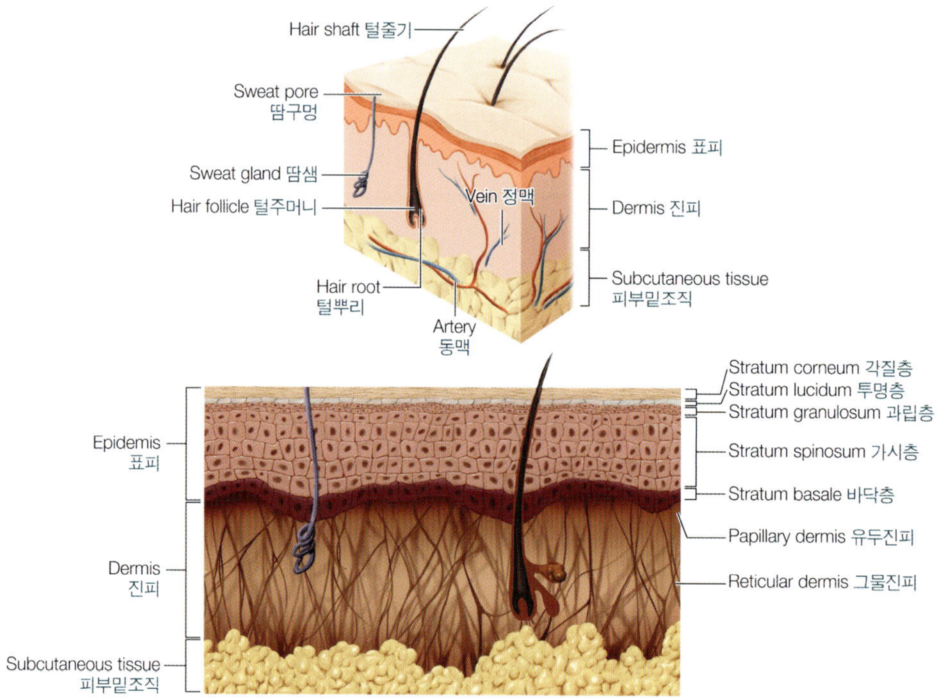

그림 8-1 피부 구조(skin structure)

corium(dermis) 진피	표피 아래에 있는 강한 섬유성 결합조직층이며, 탄력섬유와 함께 혈관과 신경이 풍부하게 분포 함. 유두진피와 그물진피로 구분된다.
subcutaneous tissue 피부밑조직	진피와 연결되어 있으며, 지방을 축적하고 절연체의 역할과 체온조절을 한다.

2) 눈

눈은 시각수용체를 가지고 있는 감각기관이며 눈확(orbit, 안와)이라고 하는 머리뼈로 둘러싸인 공간내에 있어 물리적 손상으로 보호되고 있다. 대부분의 눈의 구조물들은 외부환경으로 부터 들어 오는 빛을 모아 초점을 맞추는데 관여하며, 망막이라는 한 부분만이 빛에 대한 감각반응을 일으키는 수용체를 갖고 있다.

anterior chamber 앞방(전안방)	각막의 뒤쪽, 수정체와 홍채의 앞쪽 공간으로 방수로 채워져 있다.
aqueous humor 방수(안방수)	투명한 액체로 안구의 찌그러짐을 막기 위해서 안구 내 압력을 일정하게 유지시킴으로써 각막을 광학적으로 적당한 형태로 만들어준다. 또한 수정체와 각막에 영양분을 공급한다.

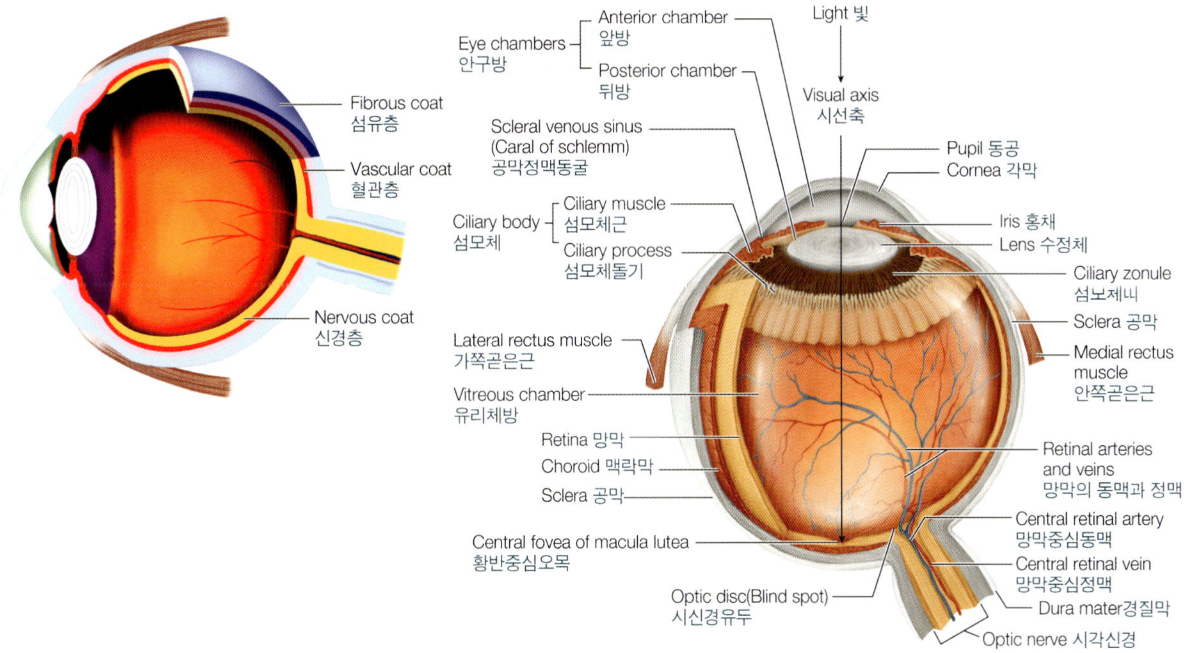

그림 8-2 눈의 내부구조(Eye internal structure)

choroid 맥락막	안구의 벽을 이루는 세층 중 가운데층으로 망막과 공막 사이의 혈관층이다.
ciliary body 섬모체(모양체)	수정체의 주의를 둘러싸는 구조로, 맥락막과 홍채를 연결시켜 준다. 섬모체근(ciliary muscle)의 작용으로 수정체의 모양을 조절하고, 방수를 분비하는 기능을 한다.
cone cell 원뿔세포(추상세포)	빛 에너지를 신경자극으로 변환시켜주는 망막의 빛감각세포이다. 색각(color vision) 및 중심시각(central vision)을 담당한다.
conjunctiva 결막	눈꺼풀 속면과 안구 앞면을 덮는 막이다.
cornea 각막	안구 앞부분을 덮는 투명한 섬유조직층이다.
eyelid 눈꺼풀(안검)	외부의 자극으로부터 눈을 보호하며 눈으로 들어가는 광선의 양을 차단한다.
fundus of the eye 눈바닥(안저)	눈의 바닥 부분이며, 눈 속면의 뒷부분이다.
iris 홍채	동공을 둘러싸는 색을 띤 부위로써 눈동자의 색깔을 나타내는 부분이다.
lacrimal glands and ducts 눈물샘(누선)과 눈물관(누관)	눈물샘은 눈물을 분비하는 곳이며, 눈물관은 눈물을 코안으로 배출한다.

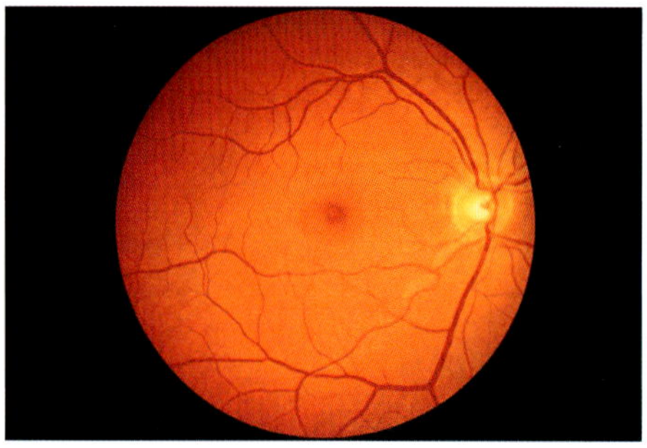

그림 8-3 정상 황반(Normal macula)

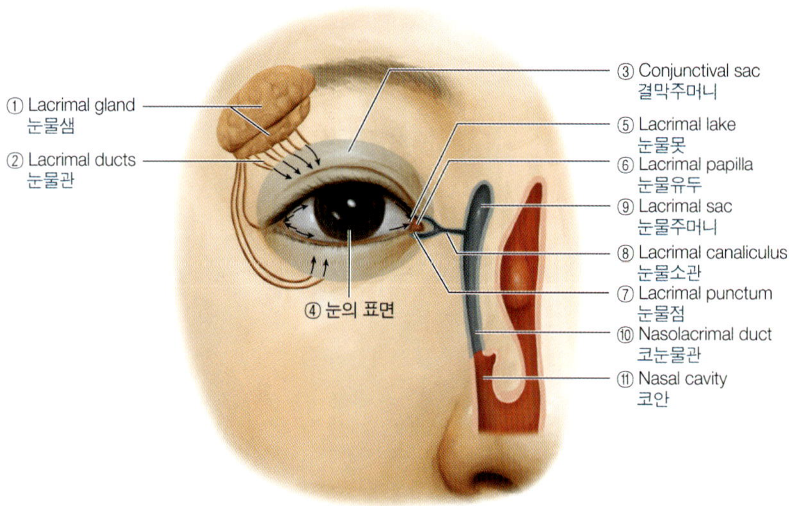

그림 8-4 눈물샘(Lacrimal gland) 조직과 눈물의 흐름(① → ⑪)

lens 수정체	동공 위에 위치한 투명한 양 볼록렌즈이다. 눈으로 들어온 빛을 굴절시켜 망막에 초점을 맺히게 한다.
meibomian glands 눈꺼풀판샘(검판선)	눈꺼풀을 위, 아래, 가장자리에 위치하는 지방분비선으로 눈을 윤활시키는데 관여한다.
mucala 황반	노란색을 띠는 망막의 부위로, 시각신경원반 아래쪽에 위치한다. 황반 중앙의 함몰부를 중심오목이라 한다. 중심오목의 빛감각세포는 대부분 원뿔세포이다.
optic disc 시각신경원반(시신경원판)	안구 뒤쪽에서 시간신경이 망막으로 연결되는 부위이다. 이 부위에는 신경섬유만 있고 막대세포나 원뿔세포가 없어 시각을 감지하지 못하는 맹점이 된다.
optic nerve 시각신경	망막에서 뇌로 신경자극을 전달하는 뇌신경이다.

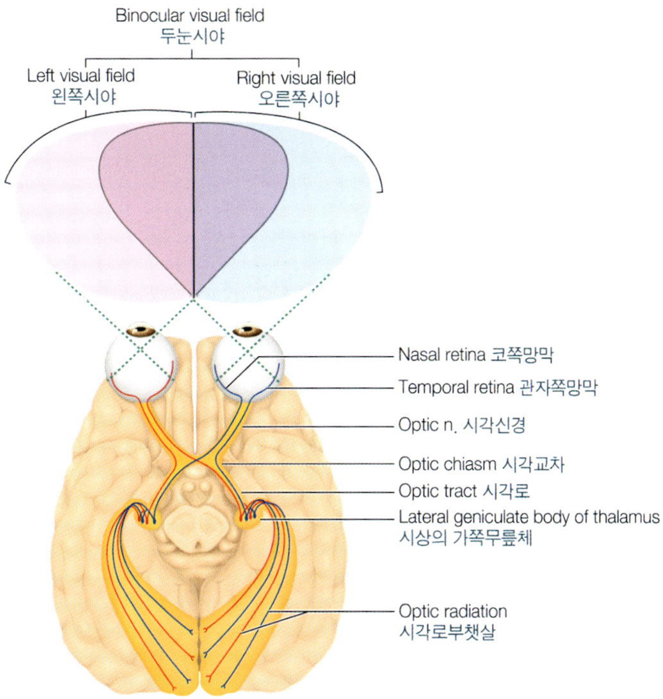

그림 8-5 시각 신경로(Optic neural pathway)

posterior chamber 뒤방(후안방)	홍체와 수정체걸이인대 사이에 위치한다.
pupil 동공	홍채의 중심부 구멍을 말한다.
retina 망막	시각을 감지하는 안구의 신경조직층으로 빛감감세포(막대세포, 원뿔세포)를 포함하고 한다.
rod cell 막대세포(간상세포)	망막의 빛감각세포로 어두운 환경에서의 시각과 주변시(peripheral vision)를 담당한다.
sclera 공막	안구 바깥쪽을 둘러싸는 질기고 흰 섬유막이다.
vitreous humor 유리체액	수정체 뒤쪽 공간을 채우고 있는 젤리 같은 물질로, 안구의 형태를 유지시키는 역할을 한다.

3) 귀

귀(ear)는 청각 및 평형감각을 담당하고 있으며, 바깥귀, 가운데귀, 속귀로 구분한다. 바깥귀는 깔대기 모양의 구조를 하고 있어 음파를 모으는 역할을 하며, 가운데귀는 한쪽에 3개의 귓속뼈가 있어 음파를 바깥귀에서 속귀로 전달한다. 속귀는 액체로 차 있는 반고리관과 달팽이관계통이 있으며, 음파를 신경자극으로 전화하는 수용기와 머리의 위치와 움직임에 반응하는 수용기를 가지고 있다.

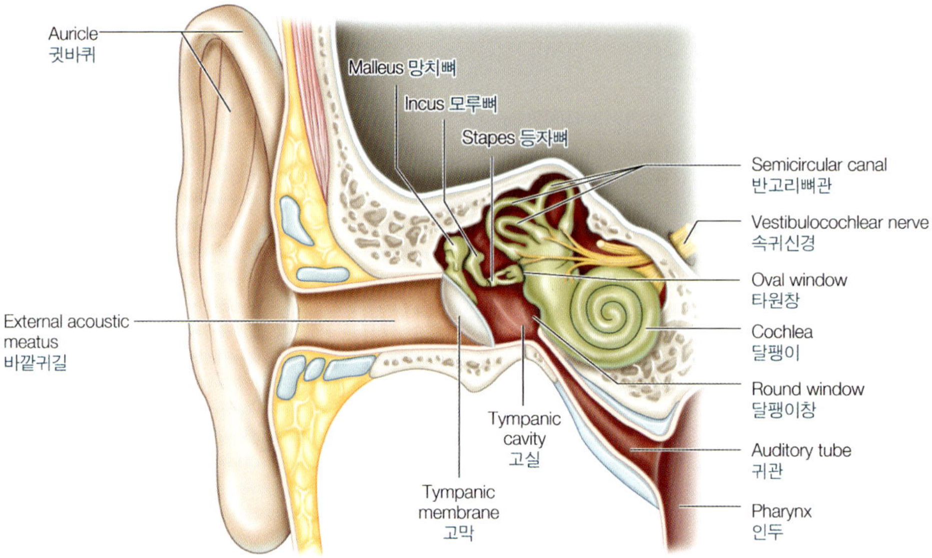

그림 8-6 귀의 내부구조(Ear internal structure)

auricle(pinna) 귀바퀴(이개)	머리 양쪽에 위치한 외부구조, 귀바퀴는 음파가 직접 전달되는 바깥귀길(외이도)이다.
cochlea 달팽이관(와우)	달팽이 모양으로 소리를 듣는 기관을 포함한다. 달팽이관은 가운데귀의 안뜰창(난원창)에 연결되어 있다.
eustachian tube 귀관(이관)	가운데귀와 인두를 연결하는 관으로 고막의 안과 밖의 기압의 평형을 맞춘다.
external auditory meatus 바깥귀길(외이도)	고막 끝에 위치하고 있는 짧은 관, 안쪽부분은 두개골인 관자뼈 속에 위치하며 귀지를 분비하는 분비선이 있다.
external ear 바깥귀(외이)	귀바퀴, 바깥귀길 그리고 고막으로 구성된다.
incus 모루뼈(침골)	가운데귀의 세 귓속뼈 중 중간에 있는 뼈이다.
labyrinth(inner ear) 미로(속귀)	관자뼈 속에 깊숙이 있으며, 형태와 구조가 매우 복잡하기 때문에 미로라 한다.
malleus 망치뼈(추골)	가운데귀의 세 귓속뼈 중 첫 번째 뼈이다.
mastoid bone and cells 꼭지돌기(유양돌기)와 세포	바깥귀길 뒤의 관자뼈 속에 위치한다.
middle ear 가운데귀(중이)	가운데귀는 관자뼈 깊숙히 위치해 있으며, 점막으로 덮여 있고 공기로 차 있다.

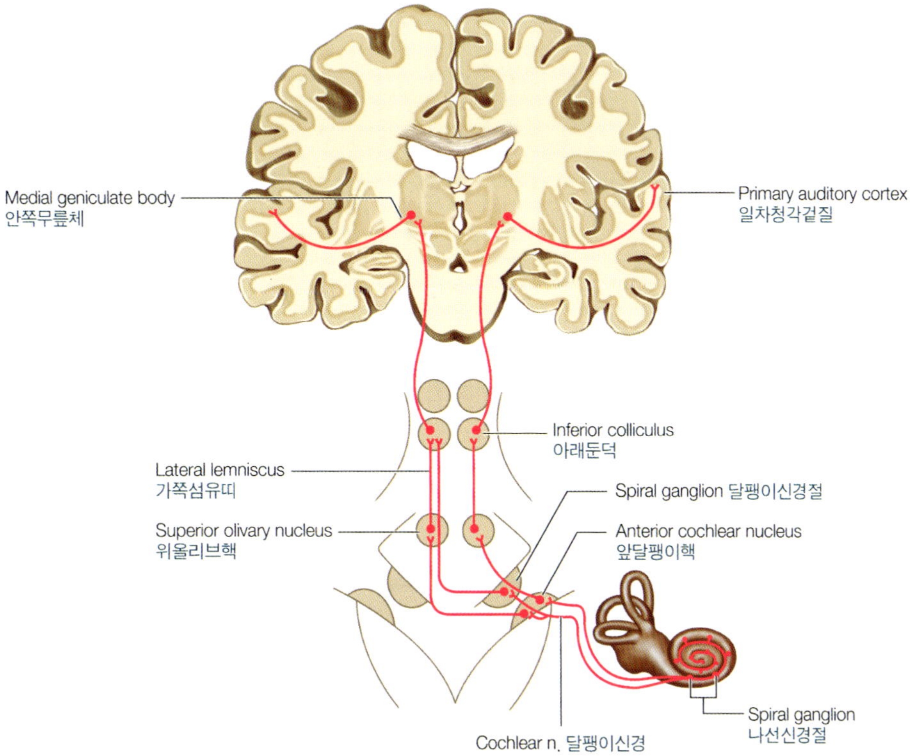

그림 8-7 청각 신경로(Auditory neural pathway)

ossicles 귓속뼈(이소골)	가운데귀에서 소리의 떨림을 전달하는 뼈, 망치뼈(추골), 모루뼈(침골), 등자뼈(등골)로 이루어져 있다. 등자뼈는 타원창(난원창)과 연결되어 소리의 떨림을 속귀의 달팽이관(와우)으로 전달한다.
semicircular canals 반고리뼈관(골반규관)	반고리뼈관 내부에 림프액이 차 있고, 몸이 회전하면 림프액이 흘러 감각상피를 자극하여 회전감각을 인지한다.
stapes 등자뼈(등골)	가운데귀의 세 귓속뼈 중 세 번째 뼈이다.
tympanic membrane(eardrum) 고막	바깥귀길과 가운데귀를 분리하고 있는 반투명막, 고막은 소리의 떨림을 귓속뼈(이소골)에 전달한다.
vestibule 안뜰(전정)	반고리뼈관과 달팽이관을 이어주는 미로의 중앙 부위로 둥근주머니(saccule), 타원주머니(utricle)로 구성되며, 안뜰기관 내부의 감각털세포가 중력에 의해 움직이면서 몸의 기울기를 인지한다.

3 의학용어(Medical terms)

1) 증상 및 징후와 관련된 용어

(1) 피부

abrasion 찰과상	피부에서 긁히거나, 문지르거나 또는 마찰에 의해 발생하는 것이다.
acne 여드름	피부의 기름샘에 발생한 염증이다.
albinism 백색증	피부의 멜라닌 색소의 전체적 혹은 부분적인 결핍 때문에 피부가 하얗게 되는 것이다.
alopecia 탈모	털의 손실 또는 부재한 경우이다.
anhidrosis 땀없음증(무한증)	발한의 비정상적인 결여로 땀을 낼 수 없는 상태이다.
burn 화상	열, 화학물질, 전기 또는 방사능에 의한 조직손상된 상태이다.
decubitus ulcer 욕창성 궤양	질병으로 장시간 누워 있어서 생기는 피부의 궤양이 발생된 상태를 말한다.
eczema 습진	표피가 침범되는 표재성 염증으로서 발적, 소양증, 소구진 등의 증상이 나타난다.
eruption, papule 발진	직경 1cm 내외의 융기물이다.
furuncle 부스럼(종기)	진피와 피부밑조직의 고름염증에서 발생되는 경계가 불명확한 결절을 말한다.
hyperhidrosis 땀과다증(다한증)	정상보다 땀을 많이 흘리는 증상이다.
hyperkeratosis 과다각화증	각질층의 과다 발육으로 표피가 두꺼워지고, 발꿈치에 굳은살이 생겨 갈라지는 것이다.

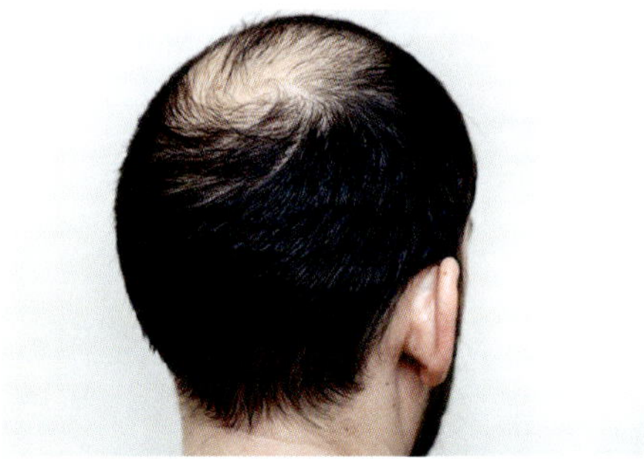

그림 8-8 탈모(Alopecia)

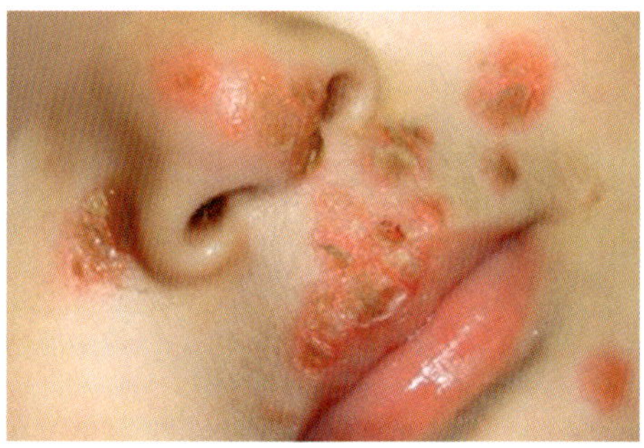

그림 8-9 물집고름딱지증(Impetigo, 물집농가진)

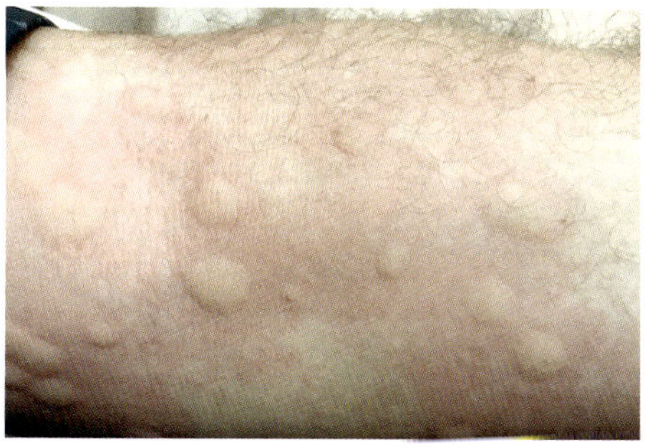

그림 8-10 두드러기(Urticaria)

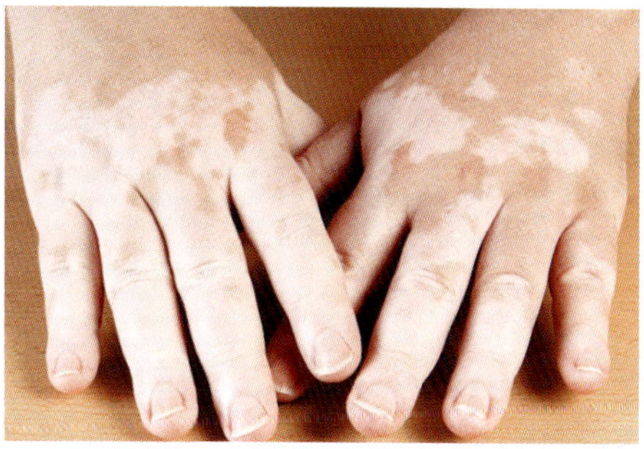

그림 8-11 백반증(Vitiligo)

impetigo 물집고름딱지증(물집농가진)	농과 딱지가 생기는 일종의 피부염으로, 학령기 이전의 소아에게 호발한다. 입 근처에 발생하며 전염력이 강하다.
leukoderma 백색피부증(백피증)	멜라닌 색소의 결핍으로 백색피부증이라고 한다.
macule 반(점)	직경 1cm 이하의 둥글고 고형의 융기이다.
melanoderma 멜라닌피부증	멜라닌 색소의 과다로 피부가 검게 변한 것이다.
psoriasis 건선	피부의 만성염증성 질환으로 원인은 모르나 표피의 기저증의 과잉성장으로 무릎, 팔꿈치, 머리에 마른버짐 형태의 두꺼운 은빛바늘이 덮혀진 비늘이 남게 된다.
pustule 고름물집(농포)	고름으로 피부가 솟구치는 것이다.
scabies 옴	옴진드기에 의해 발생되며 소양증이 매우 강하고 전염성이 높은 접촉성 피부감염병이다.
scales 비늘(인설)	건조하거나 습한 각질층에서 층상의 덩어리이다.
scleroderma 피부경화증	피부의 혈관이나 내부기관의 섬유화로 기능이 떨어지는 만성질환이다.
tinea 백선증	진균(fungus)의 일종인 백선균이 병원체로써 수포, 홍반, 인성, 소양증이 공통된 증후이다.
urticaria 두드러기	매우 가려우며 붉은색 반점을 특징으로 하는 피부의 알레르기 반응이다.
vesicle 잔물집(수포)	물집처럼 돌출된 피부병변으로 내부에는 투명한 액체가 존재한다.
Vitiligo 백반증	유전성 색소이상 질환으로 흰색의 피부로 태양광선으로부터 보호기능이 없다.

(2) 눈

accommodation 조절	다양한 거리 물체를 볼 수 있게 하는 눈의 조절작용이다. 섬모체에 의해 수정체의 형태(두께)가 조절되고, 이에 따라 빛의 굴절률이 변하여 망막에 초점이 맺힌다.
achromatopsia 완전 색맹	성염색체 열성 유전양상을 보이는 망막 장애이다.
amaurosis 흑암시	뚜렷한 안과적 질환 없이 시신경, 척수, 뇌의 병 때문에 시력이 상실된 상태이다.
amblyopia 약시	사시, 일치하지 않은 굴절 또는 다른 손상된 시력으로 초래되는 오용 또는 남용으로 발생하는 시력 감퇴, 뇌는 복시를 막기 위해 손상된 눈으로부터 오는 현상을 억제한다.
aniridia 무홍채증	선천적인 홍채의 부분적 혹은 전체적으로 소실된 상태이다.
anisometropia 굴절부동(부동시)	양눈의 굴절도에 따라 차이가 나는 것을 말한다.
aphakia 무수정체증	수정체가 선천적으로 없거나 백내장 치료를 위해서 외과적으로 제거된 상태이다.
astigmatism 난시	각막이나 수정체의 굴절면이 고르지 않아 망막에 정확히 상이 맺히지 않은 현상이다.
blepharoptosis 눈꺼풀처짐(안검하수)	선천적이거나 신경마비, 근무력증상 등에 의해 위 눈꺼풀을 위로 올리지 못하고 아래로 처지는 현상이다.
chalazion 콩다래끼	눈꺼풀판샘의 폐쇄와 이로 인한 분비물의 증가로 발생하는 염증을 말한다.
choroiditis 맥락막염	맥락막에 발생한 염증으로, 망막과 유리체가 손상을 입어 시력이 나빠질 수 있다.
congestion 충혈	눈안의 혈관에 피가 과잉 또는 비정상적으로 축적된 것이다.
conjunctivitis 결막염	결막의 염증(pinkeye이라고도 함)을 말한다.

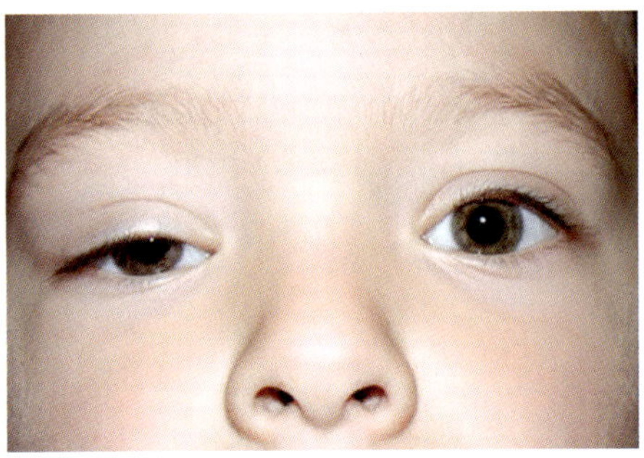

그림 8-12 눈꺼풀처짐증(Blepharoptosis, 안검하수)

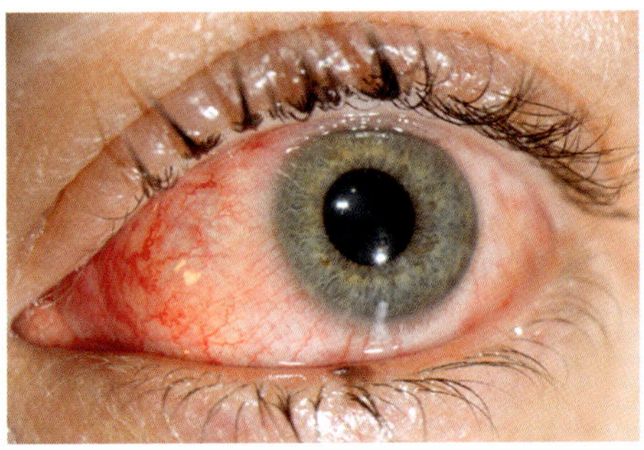

그림 8-13 결막염(Conjunctivitis)

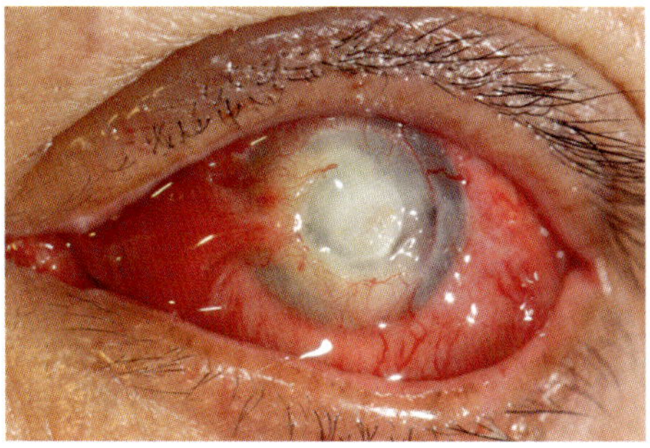

그림 8-14 각막궤양(Corneal ulcer)

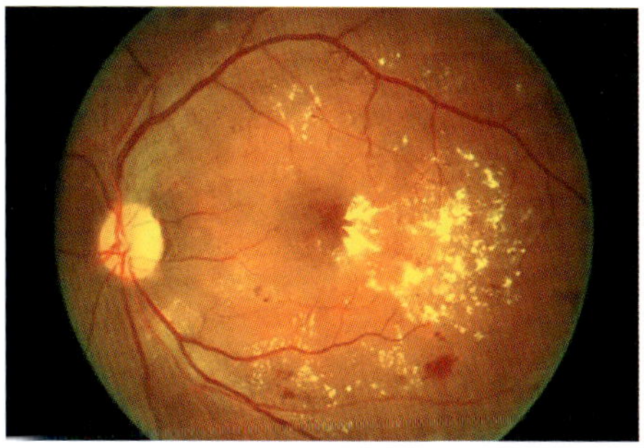

그림 8-15 당뇨병성 망막병증(Diabetic retinopathy)

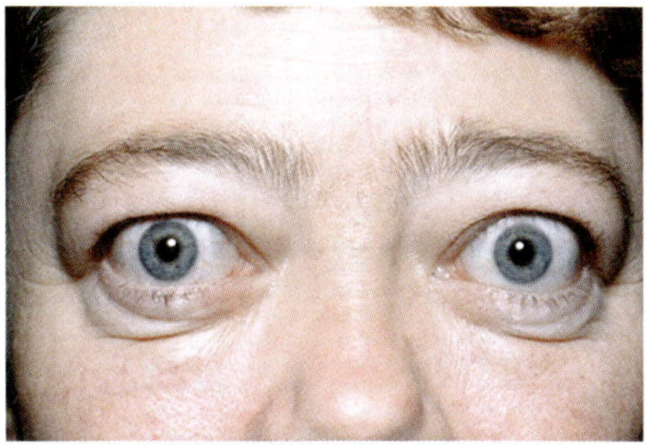

그림 8-16 안구돌출증(Exophthalmos)

corneal ulcer 각막궤양	각막궤양은 각막염의 징후가 심해져서 각막에 궤양이 일어나는 증상이다.
dacryocystitis 눈물주머니염(누낭염)	눈물주머니의 염증을 말한다.
diabetic retinopathy 당뇨병성 망막병증	당뇨병이 망막에 미치는 영향으로 미세동맥류, 출혈, 망막 정맥의 이완, 혈관신생(시각신경 원판 가까이에 새로운 혈관이 형성됨) 등이 있다.
diplopia 복시	한 개의 물제가 둘로 보이는 상태이다.
ectropion 눈꺼풀겉말림(안검외반)	눈꺼풀이 겉으로 말려 올라가는 것으로, 눈꺼풀 결막이 노출된다.
entropion 눈꺼풀속말림(안검내반)	눈꺼풀의 가장자리가 눈쪽으로 말려 들어가는 것으로, 눈에 대한 지속적인 자극으로 각 궤양 및 반흔을 형성할 수 있다.
epiphora 눈물흘림증(유루증)	눈물이 넘쳐흐르는 것을 말하는데 대체로 배출장애로 온다.
esotropia(crossed-eyed, internal strabismus) 내사시	눈이 안쪽으로 편위된 경우이다.
exophthalmos 안구돌출(증)	내분비성 장애에 관련된 질환으로, 특히 갑상샘 중독증에 관련된 안구돌출이다.

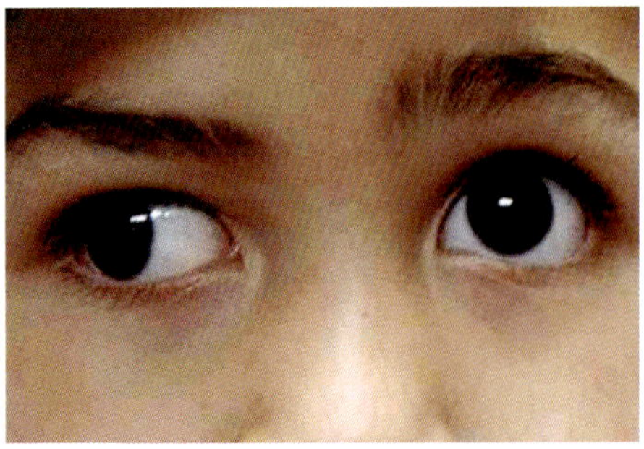

그림 8-17 외사시(Exotropia)

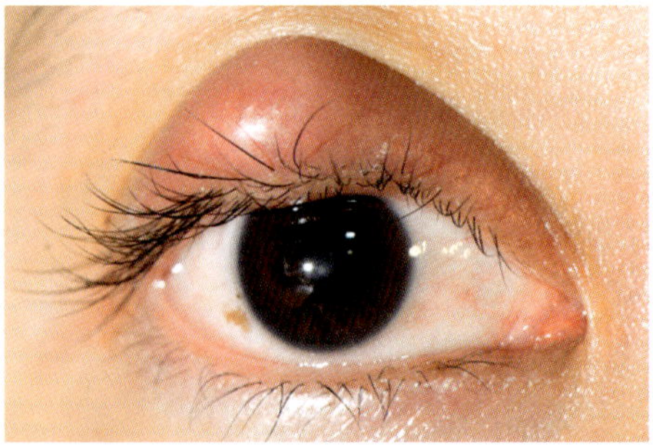

그림 8-18 다래끼(Hordeolum)

exotropia(wall-eyed, external strabismus) 외사시	눈이 바깥쪽으로 편위된 경우이다.
hemianopia 반맹	망막과 시각신경의 손상으로 발생된다.
hordeolum(stye) 다래끼	눈꺼풀 피지샘의 국소성, 화농성, 염증성 포도알균 감염이다.
hyperopia(hypermetropia) 원시	상이 망막 뒤에 맺히는 현상으로, 원거리의 물체를 잘 본다. 볼록렌즈(biconvex lens)로 교정한다.
hypertropia 상사시	눈이 위쪽으로 편위된 경우이다.
hypotropia 하사시	눈이 아래쪽으로 편위된 경우이다.
iritis 홍채염	홍채에 발생하는 염증이다.
keratitis 각막염	각막에 생기는 염증으로 통증(pain), 눈부심(phtophobia), 이물감, 눈물 등이 생기는 증상이 있다.
macular degeneration 황반변성	실명을 부르는 대표적 질환의 하나로, 황반부 변성은 황반부의 세포들이 변성을 일으켜서 이상조직들이 발생하는 출혈, 세포괴사 등으로 시력을 떨어뜨릴 수 있다.
miosis 동공수축(축동)	동공의 조임근의 작용에 의하여 동공이 축소되어 작아진 상태이다.
mydriasis 동공확대(산동)	동공의 확장근이 작용해서 동공이 확대된 상태이다.
myopia(near sightedness) 근시	상이 망막 앞에 맺혀지는 현상으로, 근거리 물체를 잘 본다. 오목렌즈(biconcave lens)로 교정한다.
nyctalopia 야맹	밤이나 어두운 광선상태에서는 보이지 않고 낮에만 시력이 좋다. 망막간체의 기질적 장애로 광감각이 저하된 상태이다.
nystagmus 안진(안구진탕)	눈 아래 불수의적인 움직임이다.
ophthalmitis 눈염증(안염)	다양한 원인에 의해 눈에 생기는 염증이다.

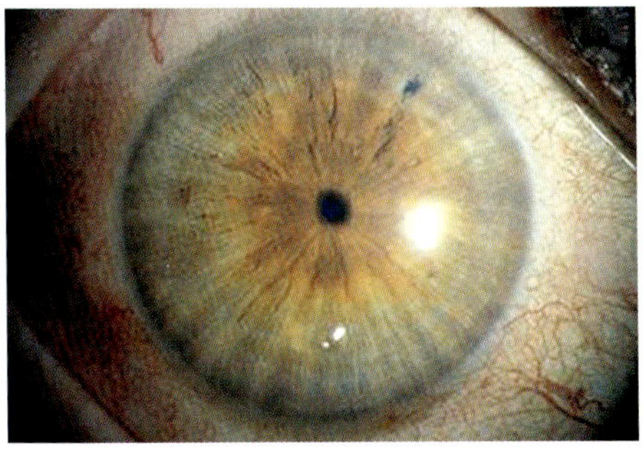

그림 8-19 동공수축(Miosis)

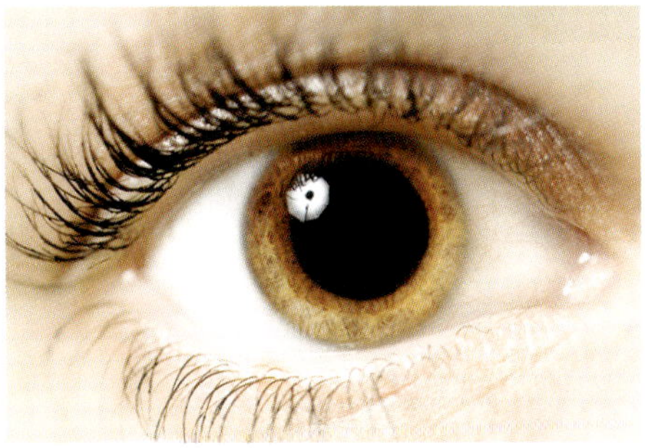

그림 8-20 동공확대(Mydriasis)

photophobia 눈부심	눈의 동공이 열려 있어 지나친 빛이 들어오면 눈부심을 느끼는 것이다.
presbyopia 노안	연령증가에 따라 나타나는 시각 감소현상으로, 수정체의 탄력성 소실로 오는 눈의 굴절력 약화 현상이다.
pterygium 군날개(익상편)	안구결막에 삼각형의 섬유 혈관성 조직이 증식되면서 점차 각막까지 침범되는데, 동공부위까지 진행되면 시력장애가 온다.
refraction 굴절	각막, 수정체 및 안구 속의 액체에 의해 빛의 방향이 꺾기는 것을 말한다.
retinal detachment 망막박리	안구의 직접적인 충격이나 다양한 원인에 의해 망막에 구멍이 나거나 찢어지는 것을 말한다. 빛응고(photocoagulation)와 냉동수술(cryosurgery)에 의해 봉합될 수 있으며, 심한 경우에는 공막조임밀착술(scleral buckling)을 한다.
retinitis pigmentosa 망막색소변성	유전적인 질환으로 시력이 저하되고 특히 야맹증(nyctalopia)이 있다.
scotoma 암점	망막과 시각신경의 손상으로 인한 함몰형 시각장애이다.
strabismus 사시	눈의 근육(ocular muscles)이 조절이 안 되어 한 쪽 혹은 두 쪽 눈의 시선이 편위되어 있는 상태이다.
trichiasis 속눈썹증(첩모난생증)	속눈썹의 일부 또는 전부가 불규칙하게 안구쪽으로 향하고 있는 것으로 원인은 트라코마, 눈꺼풀염, 눈꺼풀속말림, 외상 등이다.
xerophthalmia 눈마름증(안구건조증)	눈이 건조해 지는 현상으로 결막과 각막의 손상이 올 수 있다.

(3) 귀

acquired deafness 후천난청	후천적인 다양한 원인으로 부분 혹은 완전한 청각의 마비 상태이다.
anotia 귀없음증(무이증)	선천적으로 바깥귀가 없는 것을 말한다.
aural atresia 바깥귓길(외이로) 폐쇄	비정상적으로 바깥귀길이 폐쇄된 상태이다.
conductive deafness 전도난청	소리를 전달하는 귓길, 고막, 가운데귀, 귓속뼈 혹은 안뜰창 등의 결함이 원인이다.
deafness 난청	청각을 완전히 또는 부분적으로 상실한 상태이다.
impacted cerumen 귀지(귀지 전색)	바깥귀길에서 발견되는 노란색을 띠는 부스러지기 쉬운 물질을 말한다.
microtia 작은귀증(소이증)	대개는 선전적으로 나타나며, 바깥귀의 모양이 작게 태어나는 것이다.
otalgia 귀통증(이통)	귀의 통증, 귀 앓이를 말한다.
otorrhea 귀분비물(이루)	귀에서 분비된 분비물을 말한다.
otosclerosis 귀경화증(이경화증)	귀가 딱딱하게 되는 것(불규칙한 뼈의 성장으로 청력을 상실하게 됨)을 말한다. 골미로의 경화로써 청력상실의 원인이 되며, 치료는 외과적 수술로 등자뼈절제술(stapedectomy)과 경화된 부분을 제거하이 위해 창냄술(fenestration)을 시행한다.
presbycusis 노인성 난청	나이가 들면서 청각이 감소되는 것이다.
tinnitus 귀울림(이명)	청각과 관련된 속귀 구조의 손상으로 한쪽 또는 양쪽에서 지속적 혹은 간헐적으로 들리는 이상음을 뜻한다.
vertigo 어지럼증(현기)	주위공간에 대해 자신이나 혹은 공간이 마치 움직이고 있다고 느끼는 이상감각이다.

2) 질환 및 병리학적 용어

(1) 피부

abscess 고름집(농양)	감염 부위에 고름이 고인 상태이다.
basal cell carcinoma 바닥세포암종(기저세포암종)	표피에 생기는 바닥세포기원의 암종이며 가장 흔한 피부암으로 예후가 좋지 못하다.
Cellulitis 연조직염	포도상알균에 주로 발생하는 피하지방층의 고름 염증이다.

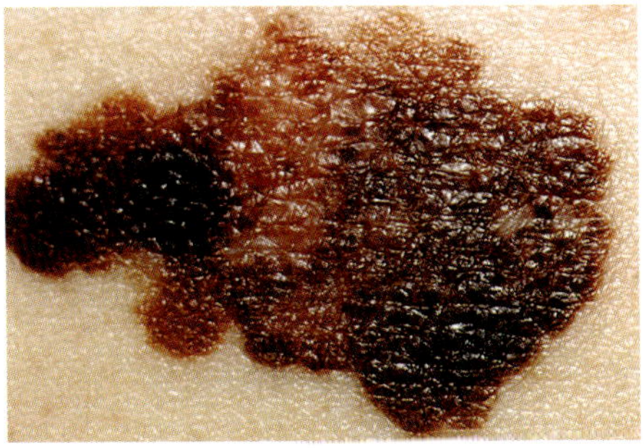

그림 8-21 악성 흑색종(Malignant melanoma)

dermatitis 피부염	가려움으로 피부를 심하게 긁게 되고 수포, 홍반, 부종이 나타난다.
hemangioma 혈관종	신생혈관으로 이루어진 양성종양이다.
herpes zoster 대상포진	신경에 동통이 심한 띠모양의 작은 수포가 목, 가슴, 등 부위에 발생하여 붉은 색의 발진이 생긴다.
leprosy 한센병(나병)	나균이 병원체인 피부 따위에 발생하는 과립성 병변으로, 문둥병 혹은 한센병(Hansen's diesease)이라고 한다. 피부나 공기를 통해서 전염된다.
malignant melanoma 악성 흑색종	멜라닌 세포에서 기원한 악성종양이다.
paronychia 손발톱주위염	세균에 의한 손발톱 주위에 발생한 염증이다.
systemic lupus erythematous (SLE) 전신성 홍반성 루푸스	류마티스성 질환으로 젊은 여성에게 잘 생기며 여러 장기(피부, 신장, 폐, 뇌)에 만성염증을 일으킨다. 뺨과 코에 나비모양의 홍반(erythema)이 생기는 것이 특징이다.
squamous cell carcinoma 편평세포암종	표피의 중층편평상피세포에서 발생하는 악성종양이다.

(2) 눈

blepharitis 눈꺼풀염(안검염)	눈꺼풀에 발생하는 염증을 말한다.
cataract 백내장	수정체는 볼록렌즈 모양의 무색투명한 외배엽 조직으로, 약간 황색을 띠고 있으며, 백내장은 이 수정체가 혼탁해지는 증상을 말한다.
glaucoma 녹내장	안압이 상승하며 시각신경 유두의 함몰과 시야 결손 등이 나타나며, 울혈성 녹내장(congestive glaucoma, closed angle glaucoma)과 단순 녹내장(simple glaucoma, open angle glaucoma)으로 구분된다. 안압측정법(tonometry)으로 진단한다.

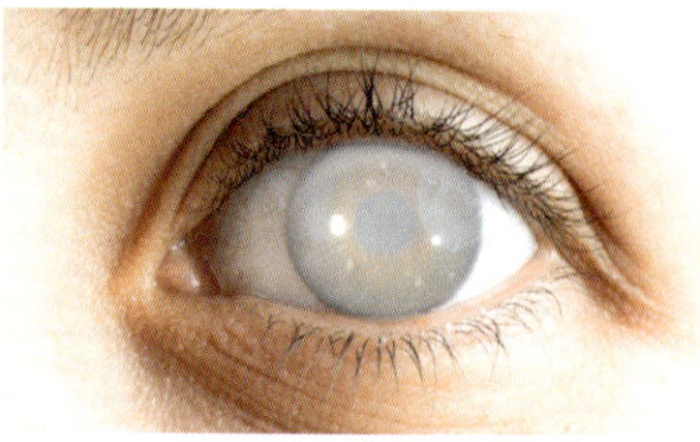

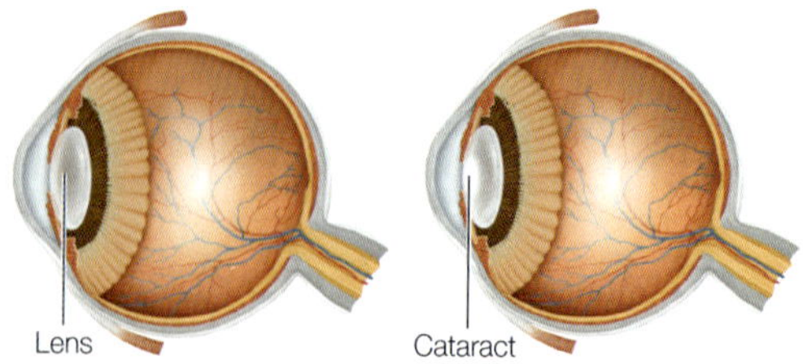

그림 8-22 백내장(Cataract)

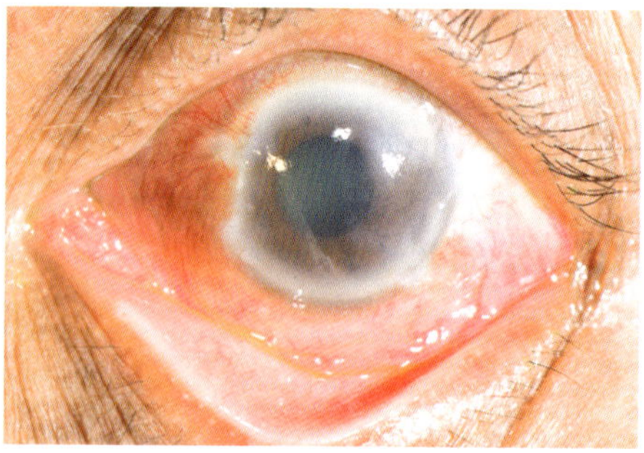

그림 8-23 녹내장(Glaucoma)

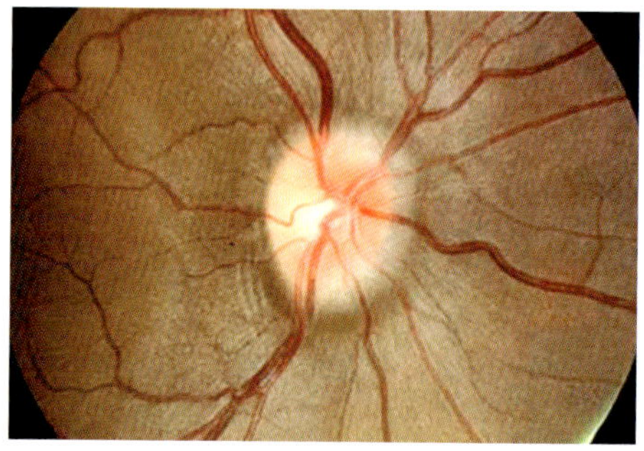

그림 8-24 시신경유두부종(Papilledema)

optic neuritis 시각신경염	시각신경을 침범하는 염증이다.
papilledema 시신경유두부종	주로 뇌내의 내압상승이 원인으로, 시각판(optic disk)의 충혈(hyperemia)과 부종(edema)이 발생한다.
retinitis 망막염	망막에 생기는 염증으로 망막이 흐려지고 시력이 약해지며 출혈이 있을 수 있다.
retinoblastoma 망막모세포종	망막에 발생하는 악성 종양이다.
scleritis 공막염	공막에 생기는 염증으로 심한 괴사나 각막염, 녹내장, 시신경염 등이 동반될 수 있다.

(3) 귀

acoustic neuroma 청신경종	뇌의 8신경에서 유래되는 양성종양이며, 초기 증상으로는 이명(tinnitus), 현기증(vertigo), 청력소실이다.
ceruminoma 귀지샘종(이구선종)	귀지를 분비하는 분비선 종양을 말한다.
cholesteatoma 진주종	상피세포와 콜레스테롤이 생성되는 낭성종양으로 가운데 귀에 발생하며 만성 중이염이 원인이 된다.

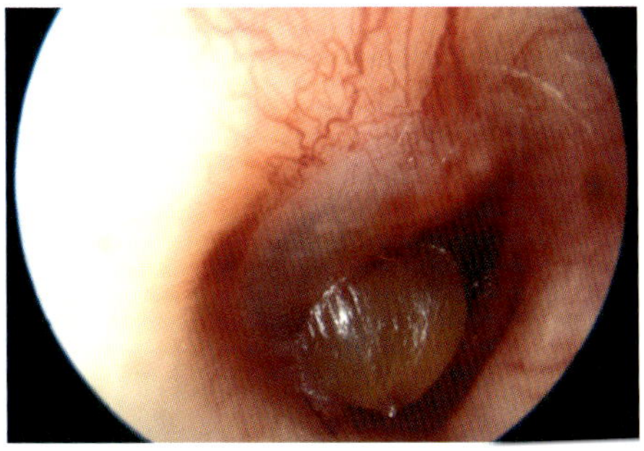

그림 8-25 고막염(Myringitis)

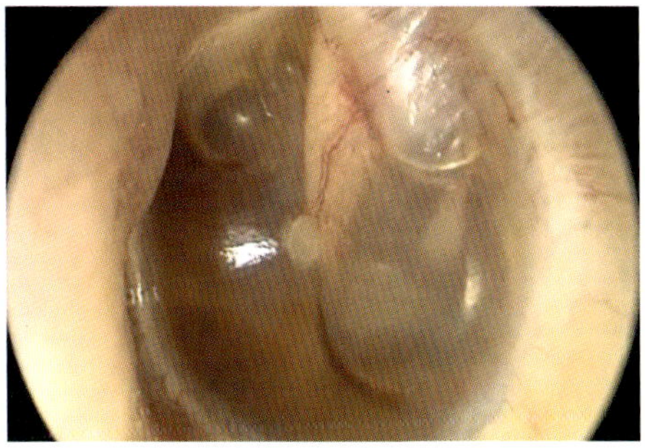

그림 8-26 화농성 중이염(Purulent otitis media)

labyrinthitis 미로염(내이염)	청력장애나 현기증의 원인이 되는 속귀의 염증이다.
mastoiditis 꼭지돌기염(유양돌기염)	주로 가운데귀염이 오래되어 만성으로 발전했을 때 나타나는 꼭지돌기의 염증이다.
Menirere's syndrome 메니에르병, 알레르기성 미로수증	청각과 평형을 담당하는 기관에 이상이 생긴 것으로, 그 속을 흐르는 내림프액이 과다 생성되거나 잘 흡수되지 않아서 생기는 병이다.
myringitis 고막염	고막에 발생하는 염증이다.
otitis externa 외이도염	바깥귀길에 발생하는 화농성 염증이다.
otitis media 중이염	중이, 이관, 꼭지돌기의 염증을 말한다.
serous otitis media 장액성 중이염	가운데 귀 내로의 장액성 삼출을 특징으로 하는 비감염성 염증이다.
purulent otitis media 화농성 중이염	주된 원인균은 포도알균(staphylococcus), 사슬알균(streptococcus)과 폐렴균(pneumococcus)이다. 치료는 항생제 투여와 외과적으로 청력상실(hearing loss)이나 꼭지돌기염(mastoiditis)을 예방하기 위해 고막을 통해서 화농성 물질을 제거해 주는 처치로 고막절개술(pympanotomy)을 한다.

3) 진단검사 및 수술적 용어

(1) 피부

autograft 자가이식술	자신의 다른 부위로 자기 자신의 조직이나 장기를 이식하는 것이다.
dermabrasion 박피술	피부 표면을 사포나 다른 연마제로 제거하여 흉터나 흔적들을 깍아내고 검사한다.
chemical peel 화학벗김술(화학박피술)	피부 표면에 있는 흉터나 흔적들을 화학적으로 깍아 내어 없애는 시술이다.

cryosurgery 냉동수술	극심한 저온처리에 의하여 조직을 파괴하는 것이다.
cutaneous laser 피부레이저	성형수술에 이용되는 레이저의 종류이다.
debridement 죽은조직제거술 (변연절제술)	상처 또는 화상부위에서 감염을 예방하거나 회복속도를 빠르게 하기 위하여 이물질, 손상받은 조직, 또는 세포찌꺼기를 제거하는 것이다.
skin graft 피부이식술	피부의 어느 부위에서 조직이식을 목적으로 떼어낸 피부의 진피 및 표피의 화상 부위에 이식하는 것이다.
skin test 피부검사	특정 물질을 주사하거나 국소 도포하여 피부에 나타나는 반응을 관찰한다. patch test는 접촉성 피부염이나 알레르기 발발 요인의 가능성이 있는 물질이 포함된 가제나 여과지를 피부로 접촉시킨 후 반응을 관찰하는 것이다. 소파검사(scrath test)는 피부를 몇 군데 긁어서 미세한 양의 검사 물질을 넣는다.
xenograft 이종이식술	외부공여 주로 돼지의 진피를 사람에게 이식하는 것이다.

(2) 눈

atropine, scopolamine 산동제 점적	동공을 확대하기 위해 산동제를 점안하는 것이다.
blepharectomy 눈꺼풀부분절제술	눈꺼풀을 절제하는 수술이다.
blepharoplasty 눈꺼풀성형술	눈꺼풀이나 눈썹을 복원하거나 회복시키는 성형술이다.
cataract operation 백내장수술	백내장에 의한 수정체를 제거하는 수술이다.
corneal transplantation, keratoplasty 각막이식술	혼탁된 각막을 정상적인 각막으로 이식하여 시력을 회복시키는 수술이다.
correction of strabismus 사시교정	눈의 근육(ocular muscles)을 힘줄절개술(tentomy) 또는 당김술(tucking), 전진술(advancement), 뒤물림술(recession), 절제술(resection) 등을 통하여 사시를 외과적으로 교정해 주는 것이다.
cyclodialysis 섬모체해리술	안구 내 압력을 낮추기 위해 앞안방(anterior chamber)과 위맥락막(suprachoroidal space) 공간 사이에 교통로를 형성하는 수술이다.
dacryoadenectomy 눈물샘(누선)절제술	눈물샘의 외과적 절제술이다.
Elliot's trabeculoplasty 엘리옷 수술	녹내장으로 증가된 압력을 내리기 위해 공막과 각막을 천공(trephining)하는 방법이다.

enucleation of bulb 눈(안구) 적출술	안구 전체를 완전히 제거하고 깨끗이 하는 수술이다.
extracapsular extraction (ECCE) 백내장외적출술	수정체의 앞쪽 낭으로 접근하여 수정체를 제거하나, 수정체낭의 뒷부분은 자리를 남겨 놓는다.
fluorescein fundus angiography 형광안저조영술	정맥에 형광염료를 주입하고 촬영하여 망막혈관을 관찰함으로써 황반부의 병변을 찾아내기 위한 검사이다.
glaucoma operation 녹내장 수술	방수의 생성을 감소시키거나 배출을 증가시키기 위한 수술이다.
gonioscopy 전방각경검사	결막과 홍채가 이루는 앞안방의 각(ahgle, gonia)을 알아보기 위한 검사로, 이 부위가 좁아져 있으면 방수 배출에 장애가 있어 안압이 상승하여 녹내장이 발생한다.
ophthalmoscopy 검안경 검사법	눈내부의 시력 검사로 동공을 확장시켜 검안경으로 각막, 수정체와 망막의 병소를 볼 수 있다.
refractive error test 굴절이상 검사	굴절이상 유무를 측정하는 검사이다.
retinoscopy 검영굴절검사(망막 검영법)	눈의 굴절상태를 다각적으로 결정하는 검사법이다.
scleral buckling 공막 버클링	박리된 망막을 교정하기 위해 공막을 죄어 함입시키는 수술이다.
tonometry 안압측정법	안구내의 압력을 측정하여 녹내장을 진단하는데 이용하는 검사이다.
virectomy 유리체절제술	유리체의 질환을 제거하고 맑은 용액으로 교체하는 것이다.
visual acuity test(clearness) 시력검사	시각의 명료성을 검사하는 방법이다.
visual field test(Goldmann) 시야검사	눈을 고정시키고 앞을 똑바로 볼 때에 보여지는 대상의 면적을 측정하는 방법이다.

(3) 귀

audiometry 청력검사	여러 방법으로 청각자극을 발생시켜 각 주파수에 따라 음의 강도를 조절하여 청력 역치를 측정하는 것이다.
fenestration 천공(창냄)	귀경화증 환자에게 청력을 회복시킬 목적으로 반고리뼈관에 외과적으로 창을 만드는 것이다.
labyrinthectomy 미로절제술	미로를 절제하는 수술이다.

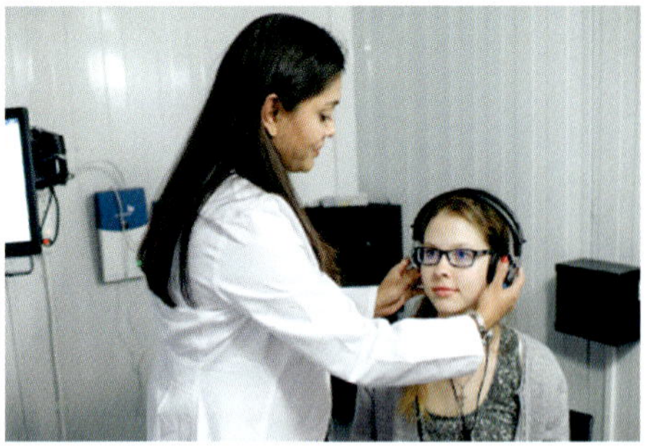

그림 8-27 청력검사, 듣기검사(Audiometry)

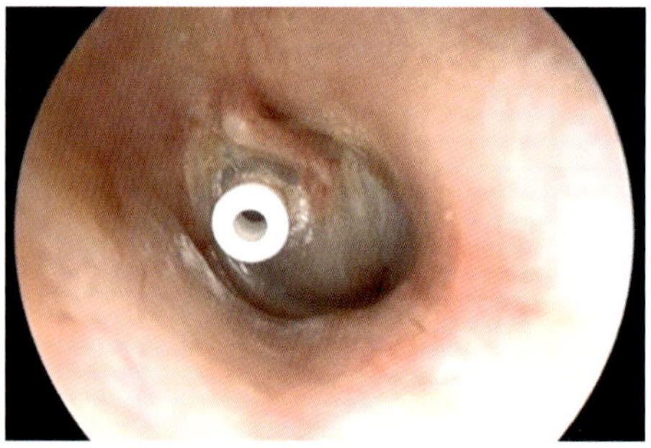

그림 8-28 고막절제술(Myringectomy, tympanectomy)

mastoidectomy 유돌절제술(꼭지돌기절제술)	꼭지돌기를 절제하는 것이다.
myringoplasty 고막성형술	고막에 구멍이 난 경우 조직이식을 통해 복원하는 것이다.
myringectomy, tympanectomy 고막절제술	고름이나 액체를 배출하거나 중이의 압력을 낮추기 위해 실시하는 것이다.
ossiculectomy 귀속뼈(이소골) 절제술	결함이 있는 귀속뼈를 인공삽입물로 대체하기 위하여 귓속뼈를 외과적으로 제거하는 수술이다.
otoplasty 귀성형술	귀의 변형 및 결손으로 인한 외과적 수술이다.
otoscopy 이경검사	바깥귀를 통해 고막을 들여다 보고 검사하는 것이다.
past-pointing test 지시시험법	눈을 감았을 때 검진자의 손가락을 맞추지 못하면 내이 질환을 의심하고, 눈을 감았을 때와 떴을 때 모두 검진자의 손가락을 맞추지 못하면 소뇌병변을 의심한다.
Rinne test 음차(린네)시험법	감각신경성난청과 전도성난청을 구별하는데 쓰이는 검사법으로써, 진동시킨 음차를 머리뼈의 꼭지돌기에 가져다 댄 뒤, 소리가 들리지 않게 되는 순간 음차를 다시 귀에 가까이 대서 소리가 들리는지를 판별한다.
Romberg test 롬베르크검사	다리를 모으고 서서 팔은 옆으로 하고 눈을 감음. 정상 시 최소의 움직임으로 똑바른 자세를 유지하는 방법이다.
stapedectomy 등자뼈(등골)절제술	등자뼈를 적출한 뒤 스테인리스 철사로 만든 보철물을 삽입하여 모루뼈와 안뜰 사이를 연결하는 수술이다.
Tandem gait 일자보행(일자걸음)	일직선상에서 발꿈치와 발가락을 맞닿게 걷게 한 후 검사하는 방법으로 평형기관에 장애가 있을때 크게 흔들린다.
tuning fork test 소리굽쇠검사(음차검사, 튜닝포크검사)	말굽모양의 음차를 이용한 청력 검사로 Weber test, Rinne test, Schwabach test, Gelle test 등 4가지 검사 방법이다.

typanometry 고실측정법	가운데귀의 고막 및 귓속뼈의 탄성과 임피던스를 간접적으로 측정하는 방법이다. 외이도에 압력을 가하거나 음압을 가하며 이때 고막에서 반사되는 음에너지를 측정한다. 즉 고막의 움직임을 측정한다.
Weber test 웨버검사	청력의 선별검사법으로 이마부에서 음차로 좌우 양쪽 귀의 편위를 검사하는 방법이다.

4) 약어(Abbreviations)

약 어	원 어	의 미
AOM	acute otitis media	급성중이염
ASP	acute suppurative parotitis	급성 화농성 귀밑샘염
BPPV	benign paroxysmal postural vertigo	양성 발작성 체위현기증
BX	biopsy	생검
CHR	chronic hypertrophic rhinitis	만성비후비염
COM	chronic otitis media	만성중이염
IOP	intraocular pressure	안구 내 압력, 안압
OD	oculus dexter	오른쪽 눈
OME	otitis media with effusion	삼출성 중이염
OS	oculus sinister	왼쪽 눈
OSA	obstructive sleep apnea	폐쇄수면무호흡
PHACO	phacoemulsification	수정체유화
SC	subcutaneous	피부밑
SLE	systemic lupus erythematous	전신홍반루푸스
SOM	serous otitis media	장액성 중이염
TM	tympanic membrane	고막
VA	visual acuity	시력
VF	visual field	시야

E.X.E.R.C.I.S.E.S

01

다음 그림을 보고 해부학적 명칭을 기술하시오.

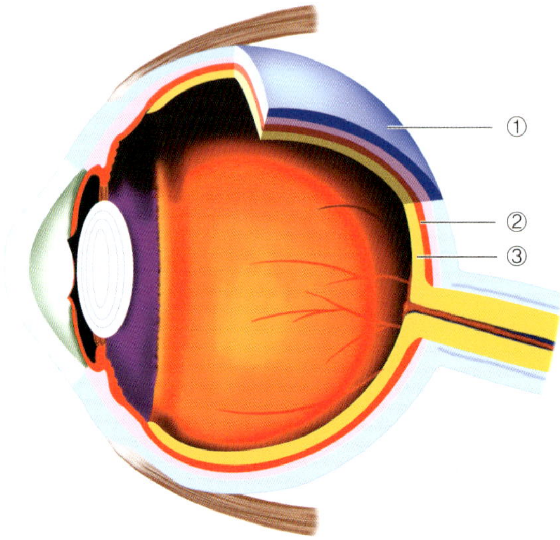

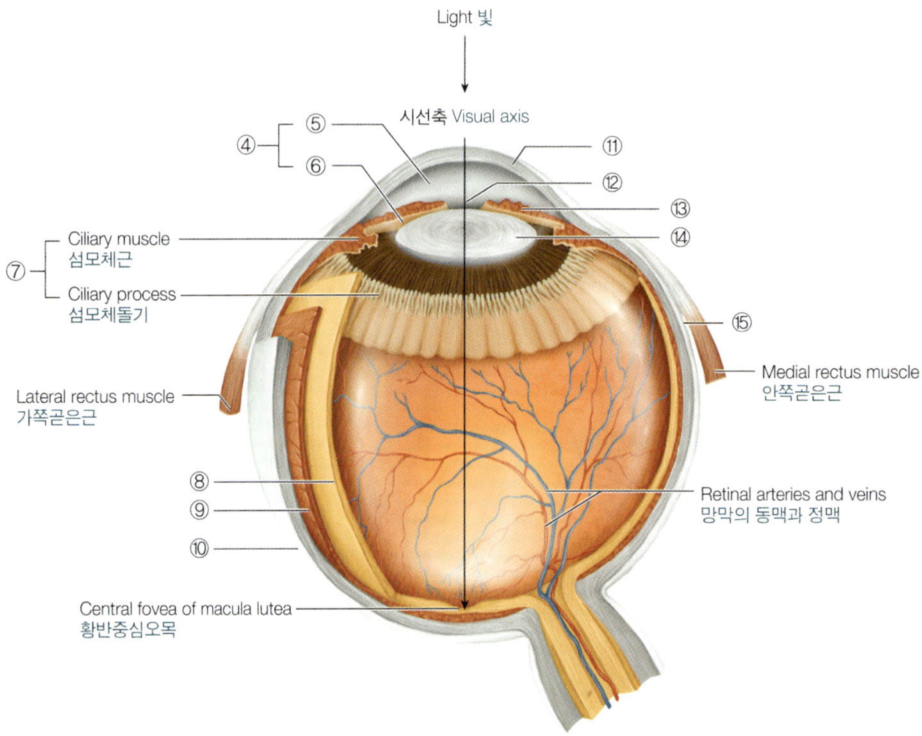

02

다음의 눈과 관련된 질환명을 의학용어로 쓰시오.

① 수정체가 혼탁해져서 사물이 뿌옇게 보이는 눈 질환은? (　　　　　　　　)
② 눈꺼풀판샘의 만성 육아성 염증으로 결절이 생기는 눈 질환은? (　　　　　　　　)
③ 눈꺼풀의 가장자리가 안구쪽으로 말려 들어가는 것으로 안구에 대한 지속적인 자극을 주어 각막 궤양과 반흔을 형성할 수 있는 눈 질환은? (　　　　　　　　)
④ 망막 뒤에 상이 맺힘 현상으로 원거리의 물체를 잘 못보는 눈 질환은? (　　　　　　　　)
⑤ 한쪽 혹은 양쪽 눈의 시선이 편위되어 있는 눈 질환은? (　　　　　　　　)

03

다음 괄호 안에 알맞은 용어를 쓰시오.

① acne (　　　　　　　　)
② alopecia (　　　　　　　　)
③ abscess (　　　　　　　　)
④ hemangioma (　　　　　　　　)
⑤ abrasion (　　　　　　　　)
⑥ choroid (　　　　　　　　)
⑦ cornea (　　　　　　　　)
⑧ retina (　　　　　　　　)
⑨ deafness (　　　　　　　　)
⑩ tinnitus (　　　　　　　　)

04

다음 괄호 안에 알맞은 용어를 쓰시오.

① 표피 (　　　　　　　　)
② 피부염 (　　　　　　　　)
③ 봉소염 (　　　　　　　　)
④ 결막염 (　　　　　　　　)
⑤ 황반 (　　　　　　　　)
⑥ 공막 (　　　　　　　　)
⑦ 약시 (　　　　　　　　)
⑧ 백내장 (　　　　　　　　)
⑨ 달팽이관 (　　　　　　　　)
⑩ 고막 (　　　　　　　　)

05

다음 설명에 맞는 의학용어를 쓰시오.

① 신경에 동통이 심한 띠모양의 작은 수포가 목, 가슴, 등 부취에 발생하여 붉은 색의 발진이 생기는 질환은? (　　　　　　　　)

② 멜라닌 세포에서 기원한 악성종양은? (　　　　　　　　)

③ 각질층의 과다 발육으로 표기가 두꺼워지고, 발꿈치에 굳은살이 생겨 갈라지는 질환은? (　　　　　　　　)

④ 상이 망막 뒤에 맺히는 현상으로, 원거리의 물체를 잘 보며, 볼록렌즈로 교정한다는 의미의 용어는? (　　　　　　　　)

⑤ 눈의 공공이 열려 있어 지나친 빛이 들어오면 눈부심을 느끼는 용어는? (　　　　　　　　)

⑥ 눈의 직접적인 충격이나 다양한 원인에 의해 망막에 구멍이 나거나 찢어지는 것은? (　　　　　　　　)

⑦ 안압이 상승하며 시각신경 유두의 함몰과 시야 결손 등이 나타나는 것은? (　　　　　　　　)

⑧ 망막 앞에 상이 맺혀지는 현상으로, 오목렌즈로 교정하는 것은? (　　　　　　　　)

⑨ 뇌의 8번 신경에서 유래되는 악성 종양은? (　　　　　　　　)

⑩ 인체의 청각과 평형을 담당하는 기관에 이상이 생긴 것으로, 그 속을 흐르는 내림프액이 과다 생성되거나 흡수되지 않아서 생기는 병은? (　　　　　　　　)

⑪ 노화로 인하여 청력저하가 일어나는 귀 질환은? (　　　　　　　　)

⑫ 귀에 고름을 배출하거나 가운데 귀의 압력을 낮추기 위해 실시하는 것은? (　　　　　　　　)

A.N.S.W.E.R

01. ① 섬유층(fibrous coat)
② 혈관층(vascular coat)
③ 신경층(nervous coat)
④ 안구방(eye chambers)
⑤ 앞방(anterior chamber)
⑥ 뒤방(posterior chamber)
⑦ 섬모체(ciliary body)
⑧ 망막(retina)
⑨ 맥락막(choroid)
⑩ 동공(pupil)
⑪ 공막(sclera)
⑫ 각막(cornea)
⑬ 홍채(iris)
⑭ 수정체(lens)
⑮ 공막(sclera)

02. ① cataract
② chalazion
③ entropion
④ hyperopia
⑤ strabismus

03. ① 여드름
② 탈모증
③ 농양(고름집)
④ 혈관종
⑤ 찰과상
⑥ 맥락막
⑦ 각막
⑧ 망막
⑨ 귀먹음(난청)
⑩ 귀울림(이명)

04. ① epidermis
② dermatisis
③ cellulitis
④ conjunctivitis
⑤ mucula
⑥ sclera
⑦ amblyopia
⑧ cataract
⑨ cochlea
⑩ tympanic menbrane(eardrum)

05. ① herpes zoster
② malignant melanoma
③ hyperkeratosis
④ hyperopia(hypermetropia)
⑤ photophobia
⑥ retinal detachment
⑦ glaucoma
⑧ myopia
⑨ acoustic neuroma
⑩ Meniere's symdrome
⑪ presbycusis
⑫ myringotomy

MEDICAL TERMINOLOGY

MEDICAL TERMINOLOGY

09

C·H·A·P·T·E·R

비뇨계통

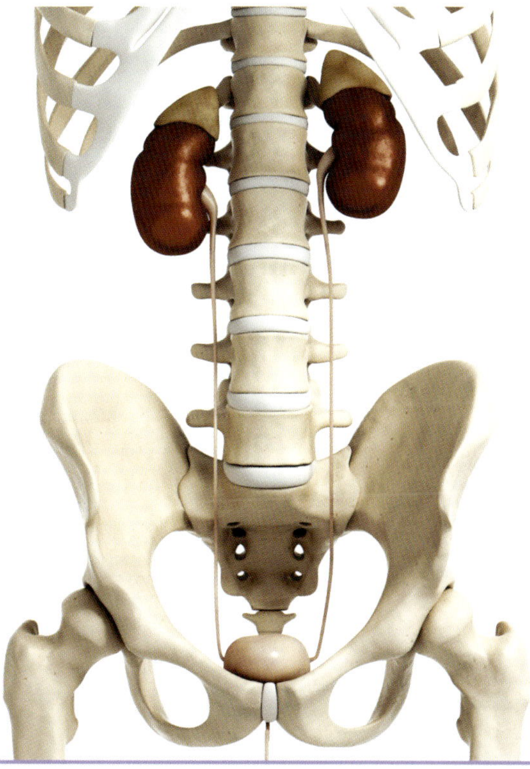

학·습·목·표

- 비뇨계통의 구성 및 기능의 용어를 설명할 수 있다.
- 비뇨계통과 관련된 증상 및 병리적 의학 용어를 설명할 수 있다.
- 비뇨계통과 관련된 치료 및 수술용어를 설명할 수 있다.
- 비뇨계통과 관련된 진단검사 용어를 설명할 수 있다.
- 비뇨계통과 관련된 약어를 설명할 수 있다.

09 CHAPTER 비뇨계통 Urinary system

1 개요

비뇨기계통은 1쌍의 콩팥과 1쌍의 요관, 방광, 요도로 구성 되어 있다.

콩팥에서 소변을 만들어 요관을 통하여 방광에 저장되고 요도를 통해 밖으로 배출 된다. 기능은 우리 몸에서 단백질의 대사산물인 요소(urea)와 근육대사의 노폐물인 크레아티닌(creatinine) 및 요산 등을 소변으로 배출하며 체내의 수용성 노폐물제거, 체내 혈액량과 혈압조절, 혈액 pH의 안정화 칼슘 이온의 흡수를 자극하는 칼시트리올 합성하는 등의 역할을 수행 한다.

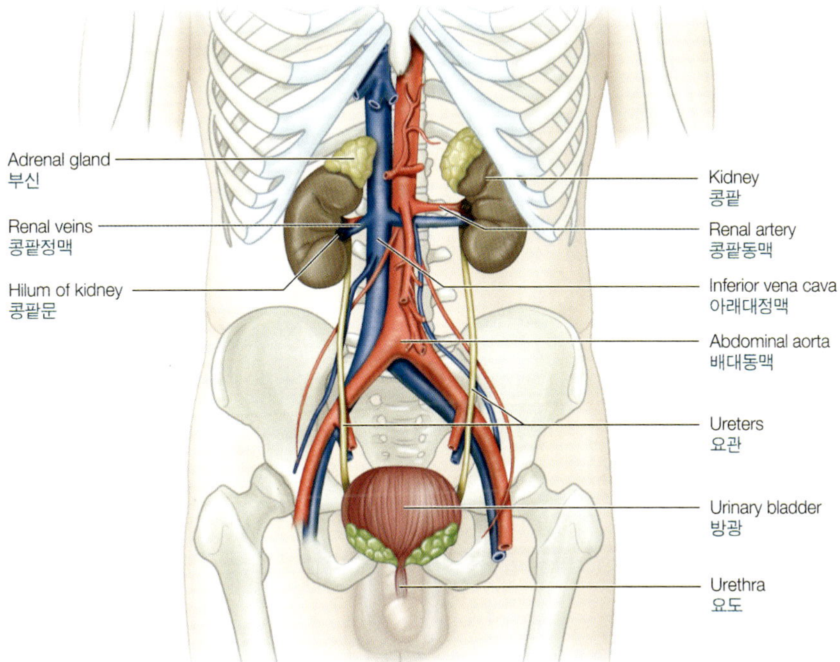

그림 9-1 비뇨기계(Urinary system)

2 해부학적 용어(Anatomical terms)

1) 비뇨기계 구성에 따른 용어

kidney 콩팥(신장)	복막 뒤에 위치하며 각종 노폐물, 전해질, 수분을 포함한 소변을 배설하고 영양물질을 재흡수하는 동시에 혈장전해질 농도의 조절, 내분비와 외분비 기능, 자율신경 기능에도 관여 한다.
ureter 요관	콩팥에서 생성된 소변을 방광까지 운반하는 두개의 가느다란 근육성관으로 길이는 약 25~30cm로 복막 뒤에 위치한다.
urethra 요도	방광의 소변을 체외로 배설하는 관으로 남성은 약 20cm, 여성은 3~5cm로 요도염(urethritis) 발생률이 높다. 남성은 소변 배설과 정액 사출 통로로 이용된다.
urinary bladder 방광	콩팥에서 형성된 소변을 저장했다가 체외로 배설시키는 역할을 한다. 소변이 가득 차게 되면 두꺼워진 근육 벽이 얇아지며, 기관의 크기가 증가한다.
urine 소변	색깔은 노란색(yellow) 혹은 호박색(amber)을 띤 액체로 비중은 1.010~1.026이며 pH 6.0~6.5 정도이다. 하루에 평균 1,500~1,800mL 정도가 배설된다.

2) 콩팥의 내부구조에 따른 용어

hilum of kidney 콩팥문(신문)	콩팥 안쪽 중앙 오목한 부분에 위치하며 요관, 콩팥정맥(신정맥), 콩팥동맥(신동맥), 신경, 림프관의 출입구이다.
Kidney 콩팥(신장)	복막 뒤에 위치하는 한쌍의 강낭콩 모양으로 길이 약 10cm, 너비 5cm, 무게 약 130~150g으로 열두번째 등뼈에서 열세번째 허리뼈 사이에 위치하며, 콩팥 위에 간(liver)이 위치하여 오른쪽 콩팥이 왼쪽 콩팥보다 약간 아래쪽에 있다. 콩팥 위에는 부신이 위치하며 바깥쪽은 볼록하고 안쪽은 오목하다. 안쪽 중앙은 오목하게 패인 부분은 콩팥문이 되고 혈관, 신경, 림프 및 요관의 출입구가 되어 있다. 콩팥의 내부구조는 겉질, 속질, 콩팥굴(신동)로 나뉜다.
major calyx 큰 콩팥잔(대신배)	작은 콩팥잔이 여러개 모여 콩팥깔대기의 일차적 구분으로 2~3개로 나눈다.
minor calyx 작은 콩팥잔(소신배)	큰 콩팥잔의 잔가지로 그 수가 7~13개정도로 콩팥유두를 받는다.

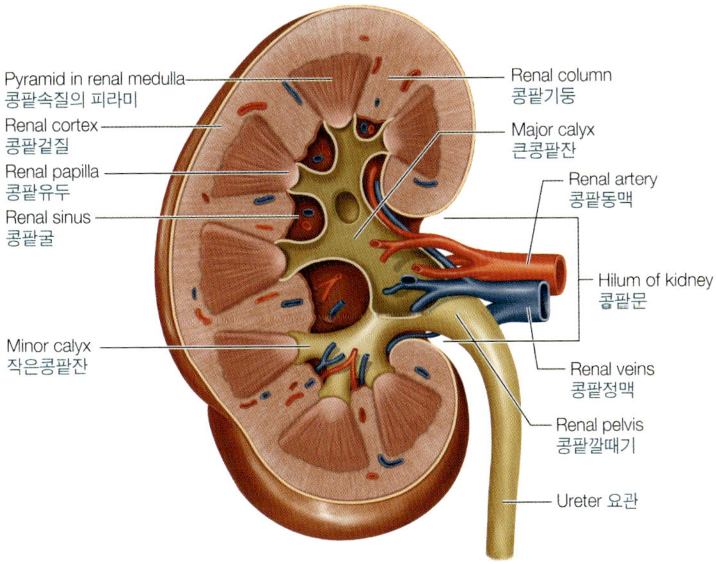

그림 9-2 콩팥 내부구조(Kidney internal structure)

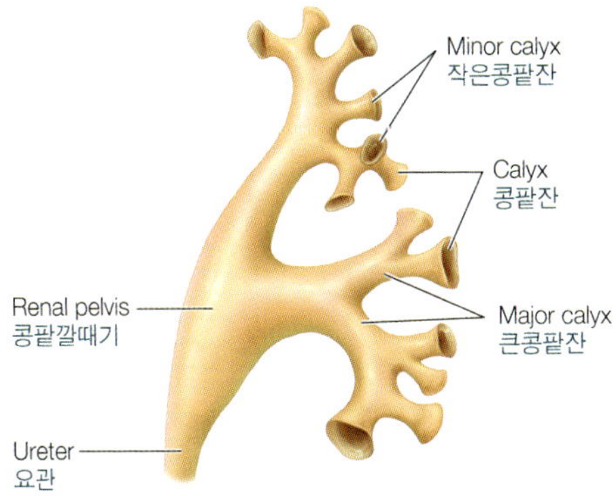

그림 9-3 콩팥깔대기(Renal pelvis)

renal column 콩팥기둥(신원주)	콩팥겉질의 콩팥피라미드사이에 위치한다.
renal cortex 겉질(피질)	콩팥의 바깥 부위(outer region)로 콩팥단위 중 토리와 요세관이 있는 부분이다.
renal medulla 속질(수질)	콩팥의 안쪽 부위(inner region)로 콩팥 피라미드 모양 원뿔모양의 덩어리이며 그 끝을 콩팥유두라고 한다.
renal papilla 콩팥유두(신유두)	콩팥피라미드의 끝으로 콩팥깔대기 안으로 돌출 되어 있다.
renal pelvis 콩팥깔대기(신우)	큰 콩팥잔이 여러개 모여 콩팥깔대기를 이룬다.
renal pyramid 콩팥피라미드(신피라미드)	콩팥속질을 구성하는 원뿔모양으로 끝부분은 콩팥굴 속으로 있으며 여러 개의 콩팥유두가 작은 콩팥잔으로 소변을 보낸다.
renal sinus 콩팥굴(신동)	콩팥문이 콩팥안으로 이어지는 빈공간이다.

3) 콩팥단위에 따른 용어

Bowman's capsule 보먼주머니(토리주머니)	토리를 받치는 컵모양으로 단층편평상피로 구성되어있다.
collecting tubule 집합세관	콩팥단위의 먼쪽 말단이며 최종적으로 소변이 농축되어 콩팥유두 끝에 열리는 집합세관이 된다.

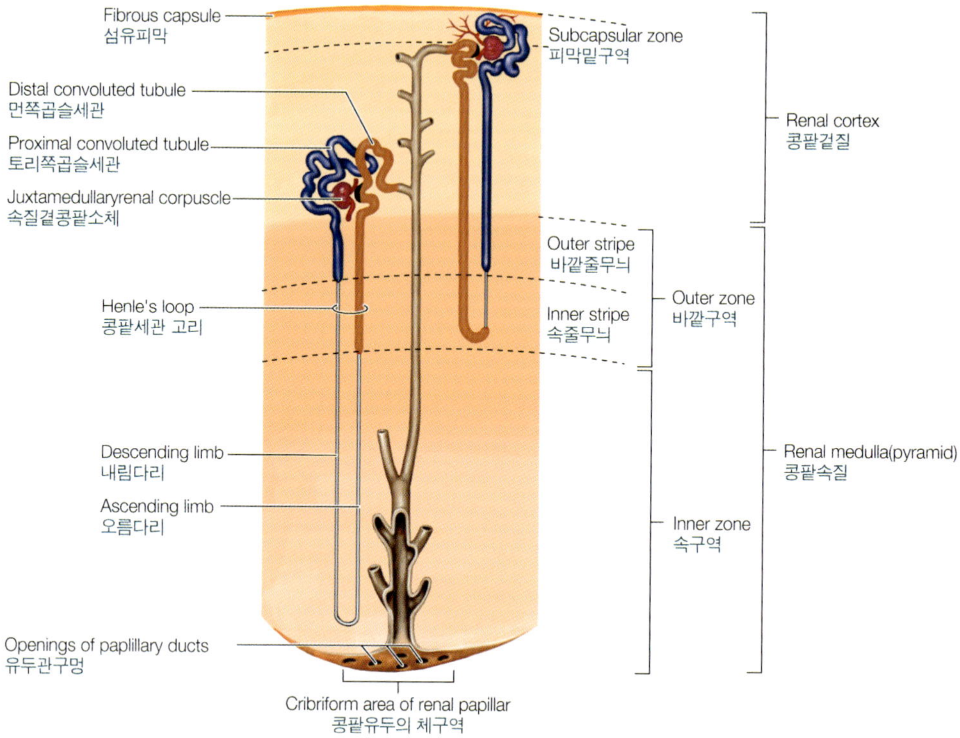

그림 9-4 콩팥 미세구조(Kidney microstructure)

distal(convoluted) tubule 먼쪽곱슬세관(원위곡세관)	콩팥단위 마지막부분으로 집합세관으로 이어지며 재흡수보다는 분비기능을 한다.
glomerulus 토리(사구체)	콩팥단위 입구에 위치한 모세혈관의 집합체. 혈액이 여과되는 과정을 통해 소변이 생성되기 시작하는 곳이다.
Henle's loop 콩팥세관(헨레)고리	토리쪽곱슬세관으로부터 내림다리(descending tubule, 하행지)와 먼쪽곱슬세관의 오름다리(ascending tubule, 상행지)로 이어주는 관으로 겉질에서 속질로 내려가면서 U자를 이룬다. 전해질교환을 통해 여과액을 농축하여 고삼투압성액을 만든다.
nephron 콩팥단위(신원)	소변을 만드는 신장의 기능적 구조로 콩팥의 기본 단위이며, 콩팥의 겉질(cortex, 피질) 부분에 위치한다. 한쪽 콩팥에 약 100만개의 네프론이 있다. 혈액을 여과하며 필요한 물질은 재흡수하고 나머지는 소변으로 배설 한다. 콩팥단위는 콩팥소체인 토리와 보먼주머니, 토리쪽곱슬세관, 콩팥세관(헨레)고리인 내림다리와 오름다리, 먼쪽곱슬세관, 집합세관으로 이루어진다.
proximal(convoluted) tubule 토리쪽곱슬세관(근위곡세관)	토리에서 여과된 포도당, 아미노산, 대사물, 전해질을 재흡수한다.

renal corpuscle 콩팥소체(신소체)	토리와 보먼주머니로 이루어져있다. 기능은 노폐물, 체액, 전해질, 산, 염기를 여과하며 선택적으로 재흡수 및 이온을 분비한다.

4) 소변배출경로에 따른 용어

internal urethral orifice 속요도구멍(내요도구)	방광에서 요도가 시작되는 구멍이다.
trigon 방광삼각	방광 내에 두 개의 구멍은 요관으로 연결되어 있고 다른 하나는 요도로 연결되어 있는 삼각부위를 만드는 세 개의 구멍으로 형성하는 공간이다.
ureter 요관	콩팥과 함께 복막 뒤에 위치한 장기로 콩팥에서 생성된 소변을 방광까지 운반하는 한쌍의 근육성관이다.
ureteral orifice 요관구멍(요관구)	방광으로 요관이 들어오는 구멍이다.
urethra 요도	방광에서 소변을 몸 밖으로 배출 하는 관으로 성별에 따라 구조와 기능에 차이가 있다. 남성요도는 20cm 정도로 전립샘요도, 막요도, 해면체 요도로 나눈다. 여성요도는 3~4cm 정도로 근육성의 곧은 관으로 항문으로부터 가깝다.
urinary bladder 방광	소변을 저장하였다가 요도를 통해 배출 하는 주머니모양의 배설기관이다.

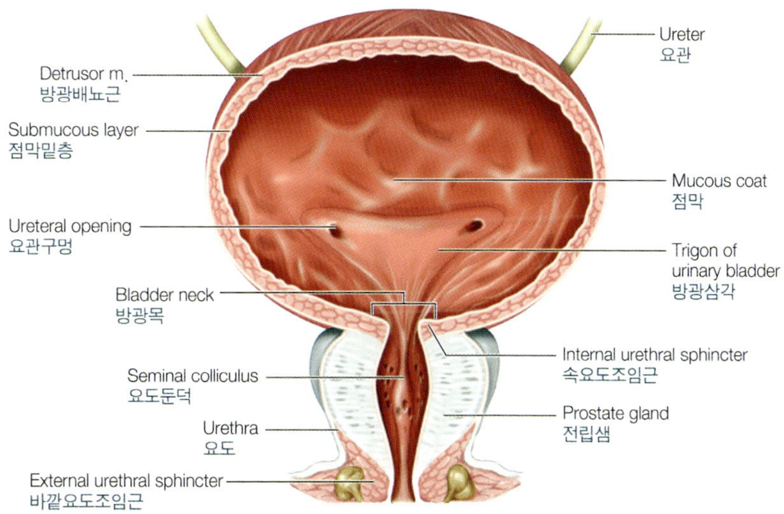

그림 9-5 방광 구조(Urinary bladder structure)

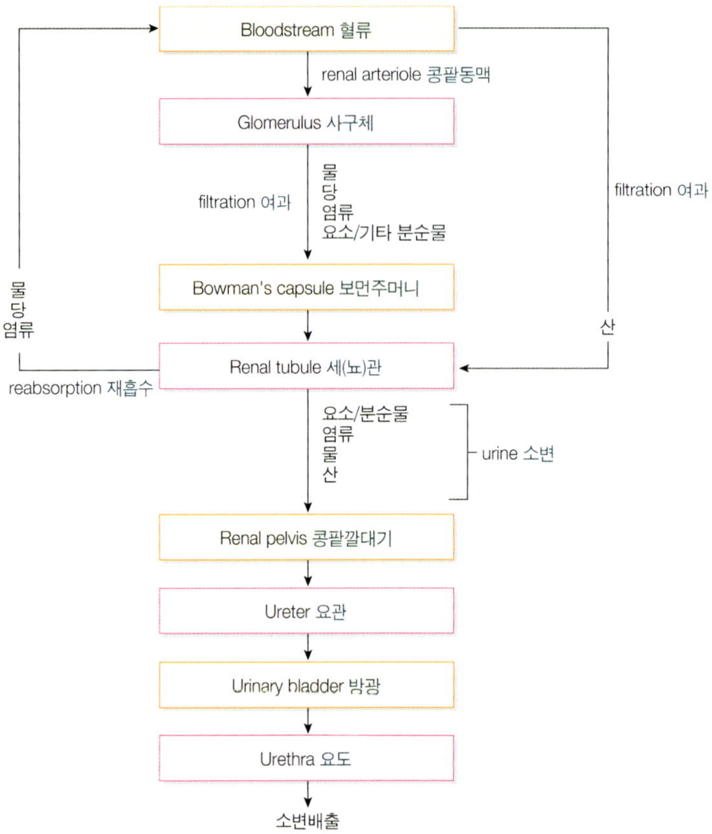

그림 9-6 소변형성 및 배출과정 흐름도
(Flow chart of urine formation and discharge process)

urine pathway 소변배출경로	콩팥동맥을 통해 들어온 혈액은 사구체(glomerulus)를 통해 요소, 크레아티닌, 물, 당, 염류 등이 보먼주머니(Bowman's capsule)에서 여과되고, 여과된 액체는 관(tubule)을 통과하는 도중 필요한 물질을 재흡수와 분비되며, 콩팥잔(calyx, 신배), 콩팥깔대기(pelvis, 신우)를 통해 요관(ureter)으로 내려가 방광(urinary bladder), 요도(urethra)를 통해 체외로 배출된다.

3 의학용어(Medical terms)

1) 증상 및 징후와 관련된 용어

acidosis 산증	산이 축적되거나 염기의 감소로 체내 수소이온농도의 비정상적인 증가로 혈액이 정상 범위 이하의 pH를 의미하며, 대사성산증, 호흡성 산증, 당뇨병성산증 등이 있다.

albuminuria 알부민뇨(proteinuria, 단백뇨)	건강한 성인은 하루에 250mg 이하의 알부민을 배설한다. 소변 내에 비정상적으로 과량의 단백, 즉 알부민이 존재하는 것. 지속적인 단백뇨는 보통 콩팥질환이나 심부전에서 나타나지만 오래 서있거나 심한 운동, 열로 인해 나타날 수도 있다.
anuria 무뇨증	콩팥의 기능상실로 요관이 막혀 소변생성이 하루에 200mL 이하이며, 요독증을 일으킬 수 있다.
-obstructive a. 폐쇄무뇨	
-postrenal a. 신장후무뇨	
-renal a. 신장성무뇨	
-traumatic a. 외상무뇨	
azotemia 고질소혈증	혈액 속에 질소 함유 화합물이 과도하게 많이 존재하므로 혈액에서 요소를 제거하는 콩팥기능부전에 의하며 요독증의 현상이다.
azoturia 질소뇨증	소변에서 creatinine, urea nitrogen 등의 질소 화합물의 과다로 상승하는 것이다.
bacteriuria 세균뇨증	소변 내에 박테리아가 존재하며 일반적으로 소변 1mL 당 병원성 박테리아 10만 마리 이상의 세균수를 의미한다.
blood urea nitrogen(BUN) 혈액요소질소	혈액에 함유된 요소 질소. 콩팥의 토리에서 여과되어 일부 요세관에서 재흡수되고 나머지는 소변으로 배설된다. 보통 비단백성 질소의 약 50%를 차지하며, 콩팥 기능이 저하되면 비단백성 질소보다 높은 비율로 상승한다. BUN지표가 증가되면 콩팥의 기능은 좋지 않음을 의미한다.
cystitis 방광염	방광과 요도의 감염상태로 염증이 생기는 경우로 이는 세균감염, 종양과 결석에 의해 발생한다.
cystocele 방광탈출, 방광류	방광이 밑으로 처져서 질 쪽으로 내려오는 것으로 주로 나이가 많고 아기를 많은 낳은 여성에서 주로 생긴다.
dehydration 탈수증	체내 수분의 과도한 소모인 탈수는 전해질 불균형을 동반하며 열, 설사, 구토, 산증 및 체액의 급속한 감소상태를 나타난다.
-hypertonic d. 고정성탈수	
-hypotonic d. 저장성 탈수	
-isotonic d. 등장성 탈수	
-vacuum d. 진공 탈수	

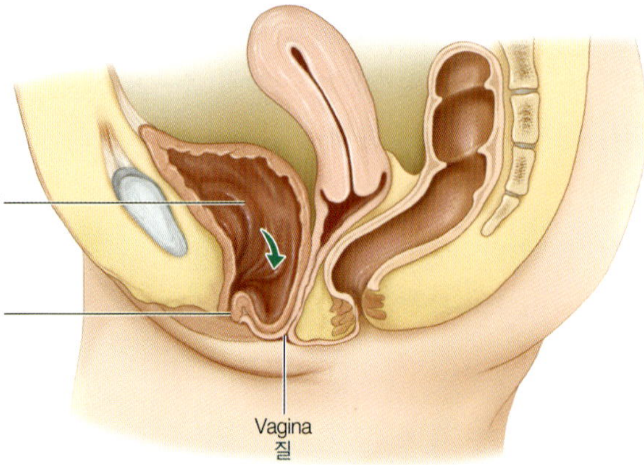

그림 9-7 방광탈출, 방광류(Cystocele)

diabetes insipidus 요붕증	뇌하수체 뒤(후)엽계의 손상으로 인한 대사성 질환. 항이뇨호르몬(ADH) 생산 및 분비결핍으로 소변이 다량으로 배설되고 그 결과 극심한 갈증을 느끼는 병적인 증상이다.
diuresis 이뇨 -osmotic d. 삼투이뇨 -solute d. 용질이뇨 -water d. 수분이뇨	소변 형성과 배뇨가 증가되는 현상으로 당뇨병, 요붕증, 급성콩팥장애에서 볼 수 있다.
dysuria 배뇨통, 배뇨장애	배뇨가 어렵거나 배뇨 시에 통증을 느끼는 것은 세균 감염이나 요도 폐쇄이다.
enuresis 유뇨증, 야뇨증	소변의 실금, 특히 어린이가 야간수면 중에 무의식적으로 방뇨하여 요를 적시는 야뇨증(nocturnal enuresis)을 말한다.
glycosuria 당뇨	혈액 속에 포도당농도가 정상 기준치 이상으로 높아졌을 때 요세관이 당을 재흡수하는 기능이 약해져 소변 속으로 섞여 나오며 당뇨병의 현상이다.
hematuria 혈뇨	소변에 비정상적인 양의 적혈구가 섞여 배설 되며 콩팥염, 콩팥종양, 요관에서의 돌, 방광염, 요도염 등의 현상이다.
nephrorrhagia 신장출혈	콩팥으로부터 출혈이 있는 상태이다.
nocturia 야간뇨, 야뇨증	야간 수면 중에 요의를 느껴 화장실에 자주 가는 증상으로 특히 노인, 전립선질환, 요도협착증으로 요로 폐쇄로 나타난다.

oliguria 소변감소, 핍뇨	소변 배설량이 500mL/day 이하로 저하되는 상태로, 대개 체액 전해질의 불균형, 콩팥병소, 요관 폐색으로 유발 된다.
polydipsia 다음증, 다음다갈증	지나친 갈증으로 물을 마시고 싶은 증세로 당뇨, 요붕증 등에서 나타난다.
polyuria 다뇨증	소변 배설량이 비정상적으로 많아지는 경우로 요붕증(diabetes insipidus), 당뇨병(diabetes mellitus), 이뇨제(diuretics)를 사용한 경우 나타난다.
pyuria 고름뇨, 농뇨	소변에 고름이 나오는 현상으로 콩팥, 요관, 방광, 요도인 소변통로에 염증이 있는 경우로 대장균감염이 원인이다.
renal colic 신산통	결석의 통과로 인하여 콩팥의 위, 허리쪽에서 발생하는 날카롭고 심한 통증을 말한다.
renal pain 신장통증	신장종양, 요관종양, 요관돌, 혈액응고 등으로 얼굴이 창백, 맥박 빠르고 약함, 식은땀, 구토 현상이 나타나면서 콩팥부위에 심한 통증이 있다.
urinary incontinence 요실금, 오줌새기	자신의 의지와 관계없이 요도를 통하여 소변이 나오는 증상. 원인은 방광조임근이나 방광을 지배하는 신경의 손상, 흐르는 물을 보거나 그 소리를 들을 때 불수의적으로 소변이 나오는 것이다.
stricture 협착(증)	비정상적으로 순간 또는 지속적으로 요관, 요도와 같이 움푹 들어간 기관의 관강이 좁아지는 것이다.
-ureteral s. 요관협착증	
-urethral s. 요도협착증	
uremia 요독증	콩팥 배설 기능장애로 혈액중의 단백대사 산물이 과도하게 축적되어, 그 결과 초래되는 중독 상태로 구토, 두통, 현기증, 시력감퇴, 전신경련 등이 나타나고 말기에 혼수상태에 빠진다.
ureterectasis 요관확장증	요관이 여러 가지 원인에 의해 확장되는 것이다.
ureteritis 요관염	요관에 염증이 생기는 것이다.
ureterolithiasis 요관결석증	콩팥에 있는 결석이 요관으로 내려와 정체하는 것이다.
ureterostenosis 요관협착증	요관이 여러 가지 원인에 의해 협착 되는 것이다.
urethritis 요도염	요도에 세균감염으로 인한 염증이다.
urinary retention 요저류	불수의적으로 방광 내에 소변이 축적되는 현상을 말한다.
urinary stasis 소변정체(요정체)	배뇨가 되지 않아 방광 안에 소변이 비정상적으로 축적되어 있는 상태를 말한다.

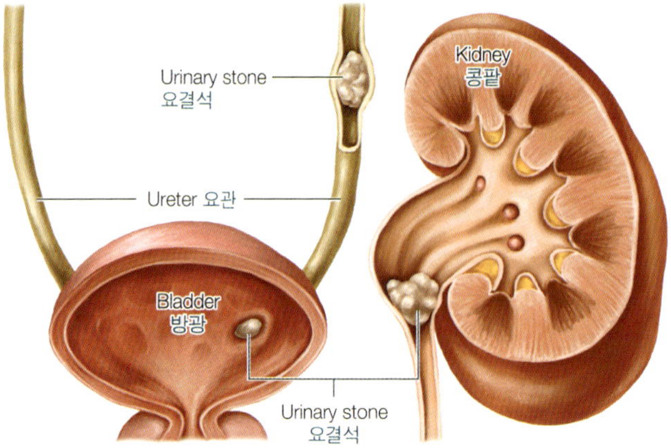

그림 9-8 요로결석(Urolithiasis)

urinary stone 요결석	요로계에 돌이 발생한 것을 의미한다.
urinary suppression 소변 억제	갑자기 소변형성이 되지 않는 상태를 말한다.
urine frequency 빈뇨	방광용량의 감소에 의하여 1일간의 배뇨총량은 증가하지 않고 자주 배뇨하는 것을 말한다.
vesical tenesmus 배뇨뒤무직, 방광이급후증	방광이 지속적으로 강직되나, 소변을 볼 정도의 강직 효과는 없어 계속적으로 소변을 보고 싶은 상태를 말한다.
water intoxication 수분중독	수분정체 또는 정맥 내 수분주입 과다로 인하여 Na 농도가 저하된 것을 말한다. 이것은 수분 과다섭취, ADH 과다분비, 수액 과다주입으로 인해 유발된다.

2) 질환 및 병리학적 용어

glomerulonephritis 토리콩팥염, 사구체신염	콩팥의 토리에 광범위하게 일어나는 염증성 병변으로 부종, 열, 구토, 핍뇨, 단백뇨, 혈뇨, 혈압상승, 시력장애, 호흡곤란, 의식장애 등의 증상이 나타난다.
horseshoe kidney 말굽형 신장, 마제형 신장	선천성기형으로, 양측 콩팥의 위극 또는 아래극이 융합되어 말굽 모양으로 보이는 것을 말한다.
hydronephrosis 수신증, 물콩팥증	요로폐색으로 배뇨하지 못한 소변의 축적에 의해 콩팥깔대기, 콩팥잔의 팽만이 일어 난 것으로 콩팥 안에 비정상적으로 물이 있는 상태이다.
hypernephroma 신세포암종, 콩팥세포암종	성인의 콩팥 조직 실질에 나타나는 악성 종양으로, 초기증상은 통증 없는 혈뇨(hematuria)가 있다.

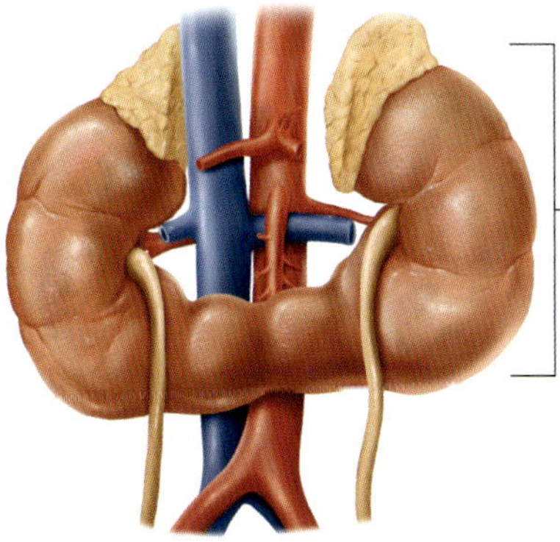

그림 9-9 말굽형 신장(Horseshoe kidney)

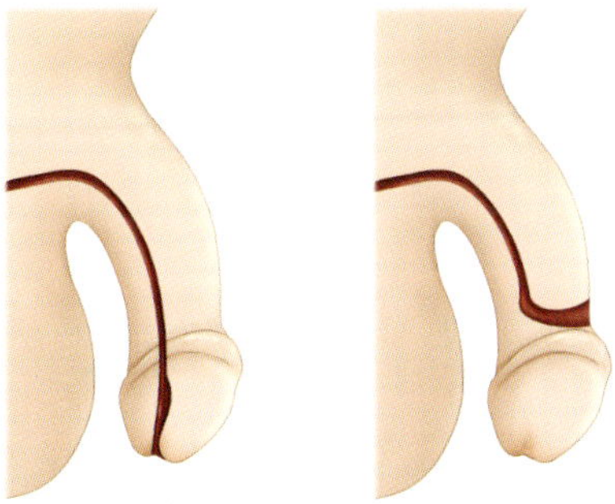

그림 9-10 요도위열림증(Hyperspadias), 요도상열증

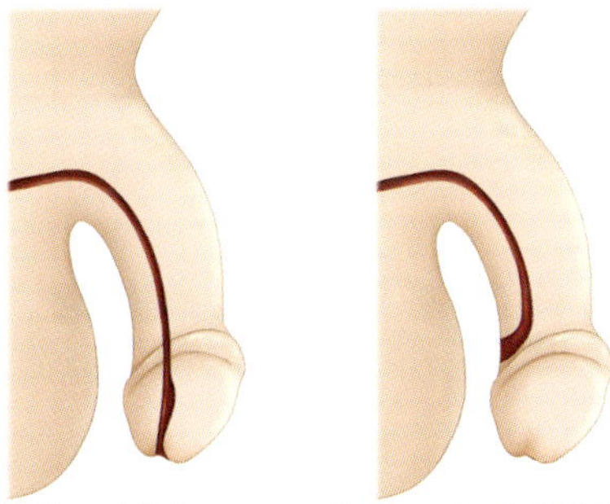

그림 9-11 요도밑 열림증(Hypospadias), 요도하열증

hyperspadias(epispadias) 요도위열림증, 요도상열증	요도가 선천적으로 음경후면으로 열려 있는 경우를 말한다.
hypospadias 요도밑열림증, 요도하열증	요도가 선천적으로 음경의 아래쪽으로 요도구가 열려 있는 경우를 말한다.
nephritis 콩팥염, 신장염	콩팥의 염증이나 비정상적인 기능을 나타내는 것으로 부종, 단백뇨, 혈뇨, 고혈압 등의 증상을 보이며, 소변의 감소와 콩팥기능이 저하된다.
nephrolithiasis 콩팥돌증, 신(장)결석증	혈뇨(hematuria), 옆구리 통증(flank pain) 등이 나타나는 경우가 있고 증상이 없기도 하며, 원인은 Vit. D와 우유의 과잉섭취, 부갑상선 기능항진(hyperparathyroidism) 등이 있다.
nephroma 콩팥종, 신장종	콩팥에 생기는 종양이다.
nephromegaly 콩팥비대(증), 신장비대(증)	콩팥이 커지는 것이다.

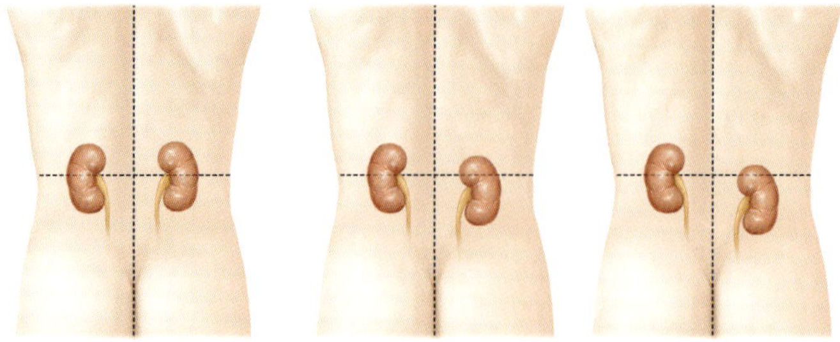

그림 9-12 신장처짐증, 신(장)하수증(Nephroptosis)

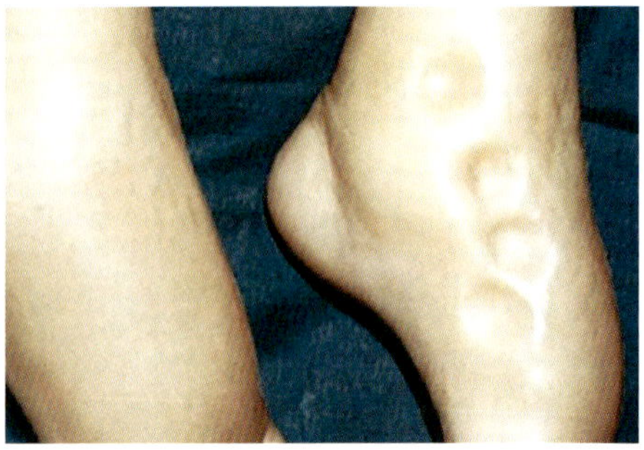

그림 9-13 오목부종, 함몰부종(Pitting edema)

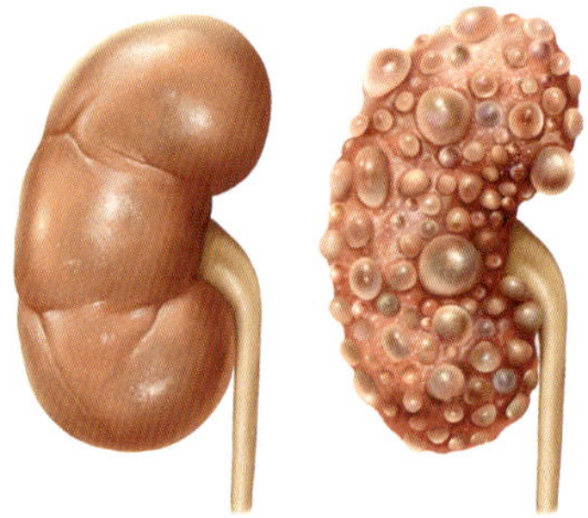

그림 9-14 다낭콩팥병, 다낭신장병 (Polycystic kidney disease)

nephroptosis 신장처짐증, 신(장)하수증	콩팥이 본래 위치에서 아래로 전위되는 상태이다.
nephrotic syndrome(nephrosis syndrome) 신장증후군(네프로시스 증후군)	콩팥토리 손상으로 부종(edema), 단백뇨(proteinuria), 저알부민혈증(hypoalbuminemia), 무뇨증(anuria)이 나타난다.
neurogenic bladder 신경성 방광	방광 수축을 지배하는 척수신경의 장애를 말한다.
pitting edema 오목부종, 함몰부종	수액이 쌓인 피부 위를 손가락으로 눌렀을 때 누른 부위가 올라오지 않고 들어간 상태로 있는 것이다. 정상피부나 피하조직은 압력 없어지면 다시 솟아오른다.
polycystic kidney disease 다낭콩팥병, 다낭신장병	콩팥이 비대해지고 많은 낭포를 함유하는 비정상적인 상태를 말한다.
pyelonephritis 깔대기콩팥염, 신우신염	콩팥에서 요세관, 콩팥깔대기의 병변을 일으키는 콩팥병으로 세균감염에 콩팥깔대기에 농양이 형성되고, 발열, 배뇨곤란, 오한, 빈뇨, 옆구리 통증 등이 나타난다.

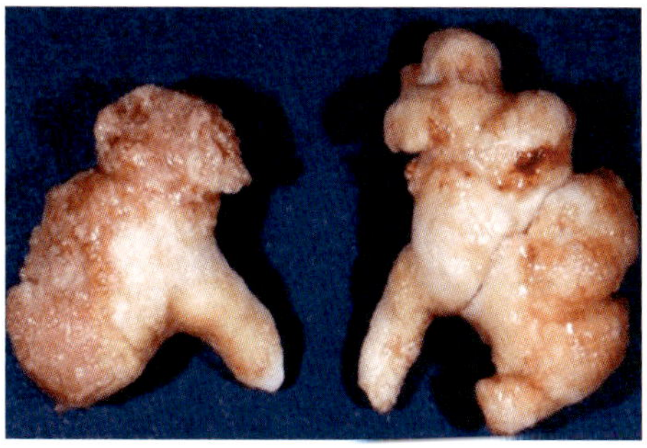

그림 9-15 스타곤 결석, 녹각 결석(Staghorn calculus)

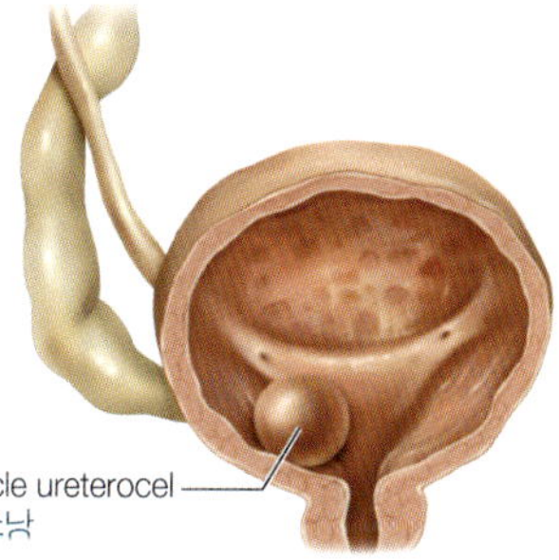

그림 9-16 요관류(Ureterocele)

renal calculus 콩팥돌, 신(장) 결석	콩팥에 생기는 응고물 결석이 요관을 폐색하여 콩팥에서 소변의 흐름이 차단된다.
renal failure 콩팥기능상실, 신부전	혈액 속의 노폐물을 걸러내고 배출하는 콩팥기능상실을 말하며, 혈액속 노폐물의 농도가 많아지며 수분에의 배출이 어려우면 여러 합병증 및 고혈압이 발생한다.
-acute renal failure 급성 신부전	콩팥이 갑자기 제 기능을 못하는 것으로, 복잡한 수술 후나 심한 상해, 콩팥에 혈액공급이 원활하지 못할 때 발생하지만 치료로 다시 정상으로 돌아 올 수 있다.
-chronic renal failure 만성 콩팥기능상실, 만성신부전	콩팥의 기능이 정상으로 회복될 수 없을 정도로 저하되며 노폐물이 배설 되지 않아 모든 장기에 이상이 생긴다. 만성은 만성사구체신염(chronic glomerulonephritis), 만성깔대기콩팥염(chronic pyelonephritis), 고혈압(hypertension) 등이 원인이 되고, 치료는 투석(dialysis)을 하거나 신장이식수술(kidney transplantation)을 한다. 만성콩팥기능상실은 말기 신질환(end-stage renal disease, ESRD)이라고 하며 치료하지 않으면 치명적이다.
renal hypertension 신장성 고혈압	콩팥질환인 신장결석, 신장암, 만성깔대기콩팥염, 만성사구체신염 등으로 혈압이 상승되는 상태를 말한다.
septicemia 패혈증	신체의 어느 부분에서 감염되어 퍼져 나온 병원균 미생물이 순환하며 혈류속에 존재하는 전신성 감염이다.
staghorn calculus 스타곤 결석, 녹각 결석	콩팥깔대기를 채우고 있는 콩팥결석의 모양이 사슴뿔처럼 생긴 것을 말한다.
ureterocele 요관류, 요관꽈리	요관이 방광에 들어가는 부분으로 소낭형성이며 요관출구의 협착의 결과로 생긴다.

urination(micturition) 배뇨, 요의	소변을 배출 하는 행위로 콩팥, 요관, 방광, 요도 순으로 배설 된다. 배뇨중추는 척수 중 허리척수 2~4번에 있다.
voiding 배뇨	방광으로부터 소변을 내보는 것이다.
Wilms' tumor 빌름스종양, 신모세포증(nephroblastoma)	어린이 신장의 악성종양으로, 옆구리 통증(flank pain), 혈뇨(hematuria), 체중감소(weight loss), 빈혈(anemia), 식욕부진(anorexia) 등이 나타난다.

3) 진단검사 및 수술적 용어

(1) 진단검사

angiotensin 앤지오텐신	혈압을 증가시키는 물질. 레닌에 의해 혈액 내에서 활성화되며 콩팥에서 생성되는 효소이다.
Antidiuretic hormone(ADH) 항이뇨호르몬	뇌하수체로부터 분비되는 호르몬으로 콩팥에서 수분 재흡수를 일으키며 그 결과 요가 농축된다.
erythropoietin(EPO) 적혈구 조혈인자	콩팥에서 생성되는 호르몬으로, 골수에서 적혈구 생성을 자극한다.
renin 레닌	콩팥에서 생성되는 효소로 혈액 내의 angiotensin을 활성화한다.
clean-catch specimen 깨끗한 중간뇨	소변이 미생물로 오염되는 것을 최소화하기 위해 요도 개구부를 깨끗하게 한 후 중간뇨를 수집하는 것이다.
creatinine clearance test 크레아티닌 청소율 검사	사구체 여과율 측정 위한 가장 정확한 검사이다.
cystogram 방광조영상	방광의 방사선 영상이다.
cystography 방광조영	방광의 방사선 사진이다.
cystometrography 방광내압측정	방광기능을 검사하기 위해서이다. 방광 내에 물 또는 공기를 주입하여 가득 채우고 방광의 압력을 측정하는 것이다.
cystoscope 방광내시경, 방광경	방광, 요관, 신장의 병소치료와 검사를 위한 기구, 조명계를 싼 외장, 시각적인 밀폐기구, 카테터의 통로, 그리고 작동 장치로 구성 되어 있다.
cystoscopy 방광내시경술, 방광경검사	요도를 통해 방광으로 방광경을 삽입하여 방광내부를 직접 시진하는 방법이며 시진 외에도 폴립제거, 종양의 생검 표본을 얻을 때 사용 한다.
glomerular filtration rate(GFR) 사구체 여과율	네프론에서 분당 여과되는 양이다.

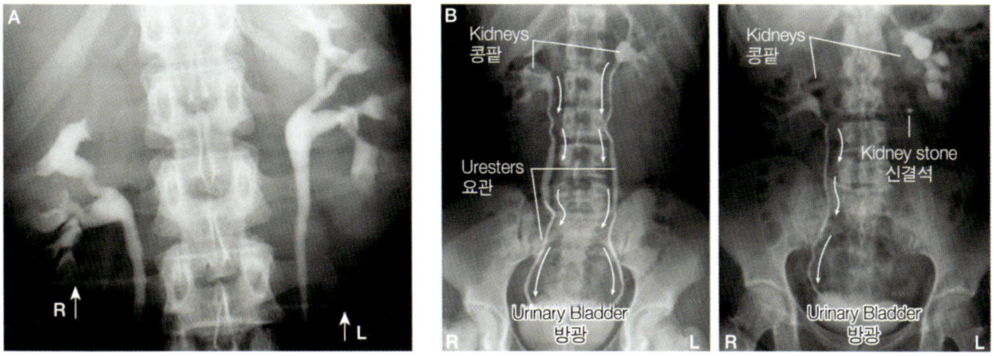

그림 9-17 정맥성 신우조영술(Intravenous pyelography) 일반영상(A. ↑압박밴드착용, B. 압박밴드를 풀어 준 후 조영제는 요관을 통해 이동)

intravenous pyelography(IVP) 정맥성 신우조영술	정맥 내 조영제 주입 후 요로계의 비정상적인 부분을 확인하는 형광 투시 검사이다.
intravenous urogram(IVU) 정맥내의 요로 조영사진, 요로 조영상	요도경로의 방사선 영상(정맥내신우조영술)이다.
kidney, ureter, bladder(KUB) 신장, 요관, 방광	신장, 요관, 방광의 크기, 형태, 위치를 보기위해 사용된다. 또한 신장, 방광의 진단 및 신장내의 석회화 상태를 보기위해서도 사용된다.
lithotripsy 쇄석술, 돌깸술	신장, 요관, 방광, 담낭내의 결석을 제거하는 것으로 초음파 같은 비침습적인 방법이나 외과적으로 분쇄하는 것이다.
meatoscope 요도구경	요도구의 시각적 검사를 위해 사용되는 기구이다.
meatoscopy 요도구경검사	어떤 도관의 시각적인 검사, 특히 요도의 검사에 주로 이용되는 질경의 보조행위이다.
nephrogram 신장조영사진	신장의 방사선 영상이다.
nephrography 신장조영	신장의 방사선 사진이다.
nephroscopy 콩팥보개, 신장경	신장의 시각적 검사이다.
nephrosonography 신장초음파 검사	초음파를 이용하여 신장을 기록하는 과정이다.
nephrotomogram 신장단층조영 사진	신장 단면 방사선 영상이다.
protein electrophoresis(PEP) 단백 전기영동법	소변 내에 단백질을 검사하는 것이다. 다발성 골수종, 전신성 홍반성 낭창, 림프종 진단에 사용된다.
renal angiogram(renal arteriogram) 신장동맥조영상	대퇴동맥에 혈관용 카테터를 삽입하여 신동맥까지 넣어지면 조영제를 주입 후 촬영이다.

CHAPTER 9

renal biopsy 신장생검 콩팥조직을 직접 떼어내어 검사함으로써 콩팥병리를 정확하게 알아낼 수 있는 방법이다. 개방방법(open technique)과 밀폐방법(closed technique)이 있다. 개방방법은 외과적 수술을 통해 콩팥조직을 떼어내는 방법이고, 밀폐방법은 생검침으로 콩팥조직을 떼어내는 것이다.

renogram 콩팥동위원소조영상, 신장기능도 동위원소 주입 후 신장을 기록하는 것으로 핵의학 검사를 통해 기록한다.

retrograde pyelography(RGP) 역방향신우조영(술), 역행신우조영 방광경을 통해 요관카테터를 방광, 요관을 지나 신우 내로 삽입 후 조영제를 투여한다.

retrograde urography 역방향요로조영(술), 역행요로조영 방광경을 통해 요도를 통해 보는 소변경로의 방사선 사진이다.

specific gravity(SG) 비중 신장의 희석이나 농축능력을 측정하기 위해 소변 표본에서 측정하는 것이다. 요비중의 정상범위는 1.010~1.026이다. 질병이 있을 때 상승 또는 감소한다.

ureteroscopy 요관경 검사 요관의 시각적 검사이다.

urethroscope 요도경 요도의 내부를 직접 검사하기 위해 사용되는 기구이다.

urinalysis(UA) 소변검사, 요검사 소변의 물리적, 화학적 또는 현미경적 검사가 있다. 물리적 검사는 소변의 색, 혼탁도, 비중, pH 등을 검사하며, 화학적 검사는 케톤체, 당뇨의 유무, 단백뇨의 유무, 잠혈유무 등 검사 한다. 현미경적으로 혈구의 유무, 원주(casts)검사, 세균의 유무, 요결석 유무 등을 검사 한다. 소변을 채취할 때 특정지침에 따라야 한다.

검사	정상	비정상
색	Amber-Yellow	붉은색은 혈뇨를 의미(요로폐색, 결석, 종양, 신부전, 방광염 가능성)
투명도	Clear	뿌옇다 : 잔설(debris), 박테리아 침강(요로감염)
pH	4.6~8.0(평균 6.0)	서 있을 때 또는 요로 감염시 알칼리성. 신세뇨관 산증과 함께 산도 증가
비중	1.010~1.026	보통 수분 섭취에서 반응. 수분 섭취가 적을수록 비중이 높아짐 비중이 낮으면(1.010~1.014) 신 질환 또는 뇌하수체 질환이 예상됨(항이뇨 호르몬의 부족)
단백질	0~8mg/dL	단백뇨도 고단백 음식과 운동(특히 장시간)에 의하여 발생가능. 신부전 시 발견
당	Negative	당뇨는 당의 과도한 섭취와 당뇨병일 때 나타남
케톤	Negative	케톤뇨는 기아와 당뇨병성 케톤성 산증에서 나타남
적혈구	0~4/HPF	신조직의 손상
백혈구	0~5/HPF	요로 감염(UTI)
원주(casts)	None seen	UTI, 신 질환

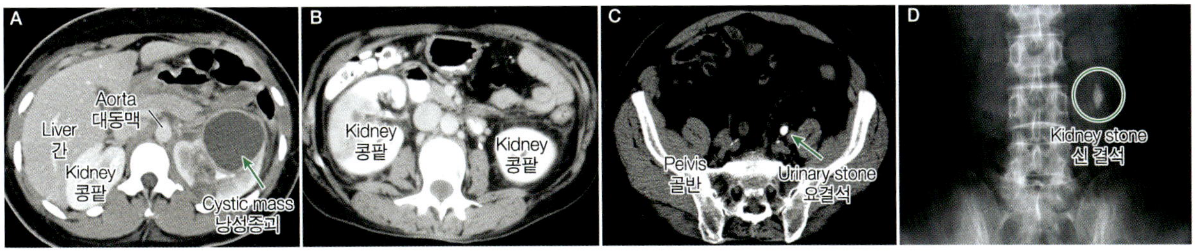

그림 9-18 배뇨방광요도조영술(Voiding cystourethrography) (A,B. CT영상, C,D. 일반영상)

urinometer 요비중계	소변의 무게를 측정하는 기구이다.
voiding cystourethrogram (VCU) 배뇨방광요도촬영법	X-선 촬영으로 배뇨중과 배뇨 전후에 각각 행해지는 방광요도의 촬영법이다.
voiding cystourethrography (VCUG) 배뇨방광요도조영술	배뇨하는 동안 방광을 찍는 것으로, 방광과 요도의 방사선 사진으로 불투과성의 방사선 염료를 방광에 주입한다.
voiding urethrography(ME) 배뇨성 요도조영술	방광에 방사선 비투과성 용액을 주입하고 배뇨 중에 하는 요도의 촬영법이다.

(2) 수술적 용어

catheterization 카테터삽입, 도관삽입	방광 안에 정체된 소변을 뽑아내기 위해 요도를 통하여 방광으로 카테터를 삽입하여 소변을 뽑아낸다.
continent vesicotomy 조절성 방광루	체내에 새로 형성된 소변주머니의 유두판막을 통해 자가 도뇨를 하여 소변을 배출 시킨다. 신경인성 방광에 적용된다.
cutaneous ureterostomy 경피적 요관루	요관을 피부표면으로 당겨 개구부를 만들고 소변 배액을 시키는 요로전환술이다.

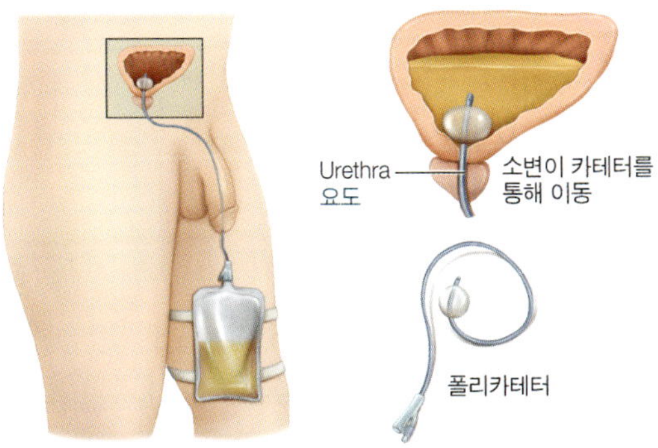

그림 9-19 카테터삽입, 도관삽입(Catheterization)

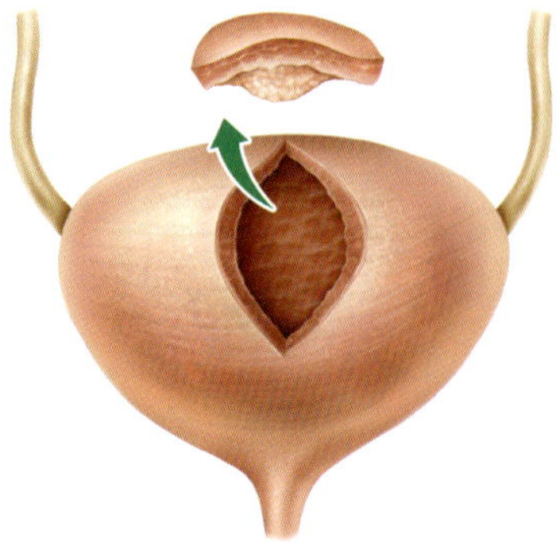

그림 9-20 방광절제술, 낭종절제(Cystectomy)

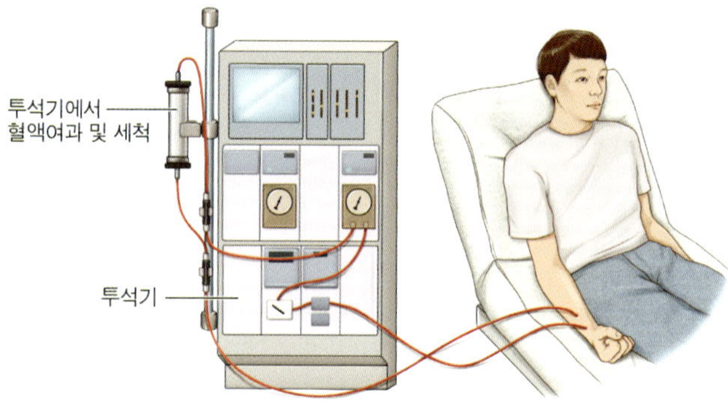

그림 9-21 혈액투석(Hemodialysis)

cystectomy 방광절제(술), 낭종절제	방광암 치료 시 방광의 일부 또는 모두를 제거하는 외과적 수술이다.
cystolithotomy 방광결석제거, 방광결석절개술	돌을 제거하기 위한 방광의 절개하는 것이다.
cystostomy 방광창냄술, 방광루조성술	방광 안에 인위적으로 샛길이나 구멍을 만드는 수술이다.
cystotomy 방광절개술	결석의 제거를 위해서 시행되는 방광의 절개이다.
cystoureterogram 방광요관조영상	조영제를 투여 한 후 방광과 요관의 X선 상을 만드는 과정이다.
dialysis 투석	콩팥이 손상이 와서 기능을 하지 못할 때, 즉 신부전(renal failure)시 투석을 통해 체내 노폐물을 제거하는 치료방법으로 두 가지가 있다.
-hemodialysis(HD) 혈액투석	인공신장기(artificial kidney machine)를 사용하여 혈액 내 노폐물을 여과하여 투석된 혈액을 환자의 몸으로 다시 보내는 방법이다.
-peritoneal dialysis(PD) 복막투석	복강 내로 카테터를 이용하여 배안 내로 투석액을 주입하여 배안의 모세혈관에 있는 노폐물을 혈류에서 빠져 나오게 하는 것으로 혈액투석(HD)이 부적합하고 심혈관질환이나 출혈경향이 심한 환자에 사용한다.
extracorporeal shock wave lithotripsy(ESWL) 체외충격파쇄석술, 몸밖충격파돌깨술	신장이나 요관의 결석들을 제거하기 위한 비혈관적인 치료이다. 초음파나 투시영상을 사용해 병소를 찾아내어 계속되는 충격의 발포로 돌 조각들이 소변으로 배출되게 하는 것이다. 충격파쇄석술(shock wave lithotripsy, SWL)라고도 한다.
fulguration 고주파요법	전기스파이크로 지져 조직을 파괴하는 전기수술기법으로, 방광의 1차적으로 작은 표면 성장물의 제거하기 위해 사용되는 방법이다.

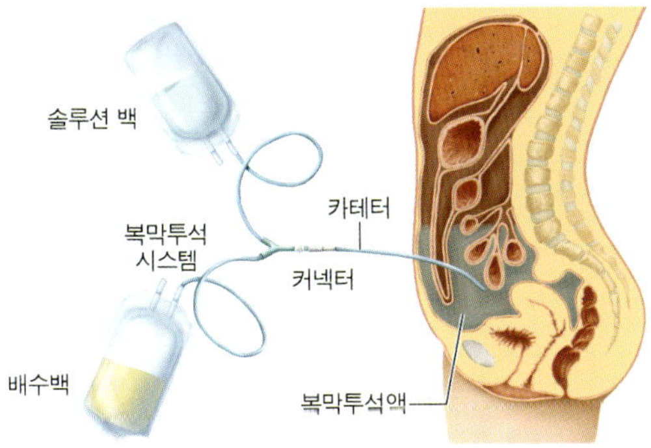

그림 9-22 복막투석(Peritoneal dialysis)

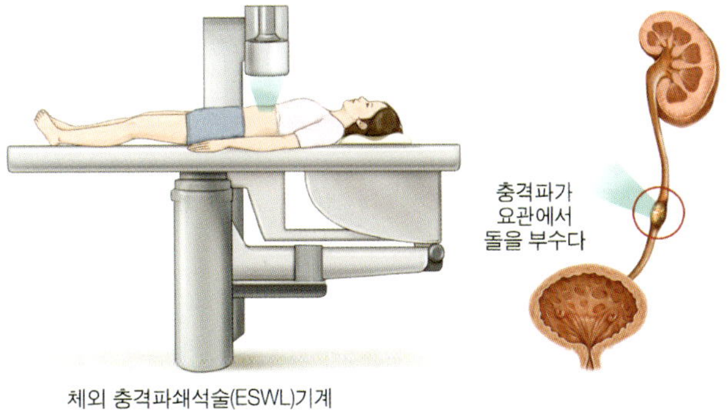

그림 9-23 체외충격파쇄석술(Extracorporeal shock wave lithotripsy)

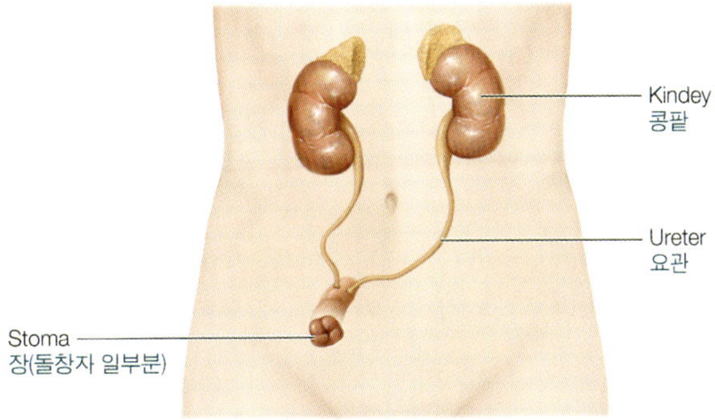

그림 9-24 회장도관(Ileal conduit)

ileal conduit 회장도관	돌창자(회장)의 일부분으로 요관과 결합시켜 소변의 전환통로를 만들어 준 것이다. 회장의 한쪽 끝은 봉합되어 있고 다른 끝은 개구부를 만들어 복벽으로 돌출시켜 소변을 배출한다.
kidney transplantation 콩팥이식, 신장이식	콩팥회복이 불가능한 신기능부전 환자의 치료에 건강한 콩팥이식수술은 매우 효과적이다. 콩팥은 한 개체에 두 개가 있어서 한 개를 이식해 줄 수 있고 면역학 발달로 거부반응이라는 유해 작용이 치료 되고 있다.
meatotomy 요도구절개술	요도구를 확대하기 위한 요도구 절개이다.
nephrectomy 신장절제술, 콩팥절제술	신장의 종양이나 기타 질환을 없애기 위해 신장을 외과적으로 잘라내는 것이다.
nephrolithotomy 신장절개결석제거	신장결석증(nephrolithiasis)일 때 신장결석을 제거하기 위한 수술이다.
nephrolysis 신장박리술, 콩팥박리술	신장의 염증성 유착물 구조를 떼어 내는 것이다.

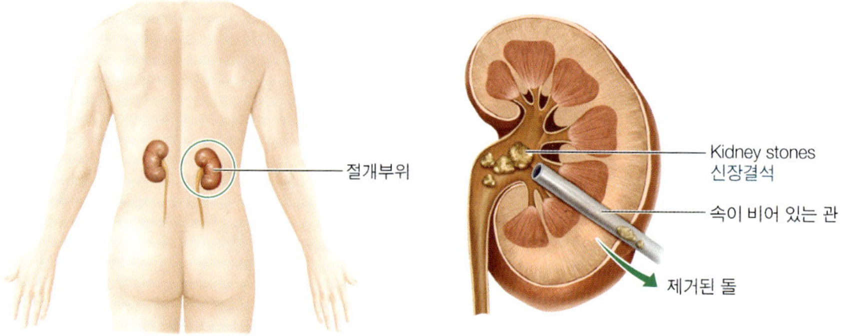

그림 9-25 콩팥절제술(Nephrectomy), 신장절제술

nephropexy 신장고정술	신장처짐증(naphroptosis)일 때 콩팥을 고정하는 수술이다.
nephropyelolithotomy 신우결석절개술	돌을 제거하기 위해 신장에서 콩팥깔대기까지의 절개하는 것이다.
nephrostomy 콩팥창냄술, 신장창냄술	옆구리를 절개하여 카테터를 콩팥깔대기로 집어넣어 콩팥 안에 외과적 방법으로 만든 인위적인 통로이다.
nephrotomy 신절개술, 콩팥절개	콩팥을 절개 하는 외과적인 방법이다.
pyelolithotomy 신우결석제거술, 신우돌제거술	돌을 제거하기 위한 신우의 절개하는 것이다.
pyeloplasty 신우성형술	요관과 콩팥깔대기를 연결 하는 방법과 요관과 콩팥깔대기를 완전히 절단 하지 않고 종절개, 횡봉합 등의 방법이 있다.
pyelorostomy 신우조루술, 신우개구술	복부표면에서 신우근처의 위로 루를 재건 하는 외과적 수술이다.
pyelotomy 신우절개술	콩팥깔대기의 절개이다.
ureterectomy 요관절제술	요관을 외과적으로 절제하는 것이다.
ureterostomy 요관창냄술, 요관조루술	요관의 소변을 배설하는 샛길을 인위적으로 만드는 것으로, 요관의 개구부를 체표면이나 직장과 같은 다른 장기와 연결하여 만들어 주는 것이다.
urethroplasty 요도성형술	요도의 상처나 결손부위를 외과적으로 복원하는 수술이다.
urethrotomy 요도절개술	요도협착을 치료 하기 위한 절개 수술이다.
urethrorrhaphy 요도봉합술	봉합에 의한 요도샛길의 폐쇄이다.
urinary catheterization 도뇨	요도가 손상되었을 때 카테터를 방광에 삽입하여 소변을 뽑아내는 일을 하며, 도관은 고무도관, 금속도관, 폴리백도관 등이 있다.

4) 약어(Abbreviations)

약 어	원 어	의 미
ADH	antidiuretic hormone	항이뇨호르몬
ARE	acute renal failure	급성신부전
BUN	blood urea nitrogen	혈액요소질소
CAPD	continuous ambulatory peritoneal dialysis	지속외래 복막투서
CRF	chronic renal failure	만성신부전
DI	diabetes insipidus	당뇨병성 요붕증
ESWL	extracorporeal shock wave lithotripsy	체외충격파쇄석술
HD	hemodialysis	혈액투석
IVP	intravenous pyelography	정맥신우조영술
IVU	intravenous urogram	정맥내의 요로 조영사진, 요로조영상
KTP	kidney transplanation	신장이식
KUB	kidney, ureter, bladder	신장, 요관, 방광
PD	peritoneal dialysis	복막투석
PKU	phenylketonuria	페닐케톤뇨
UA	urinalysis	요검사
UTI	urinary tract infection	요로감염

01

다음 그림을 보고 해부학적 명칭을 기술하시오.

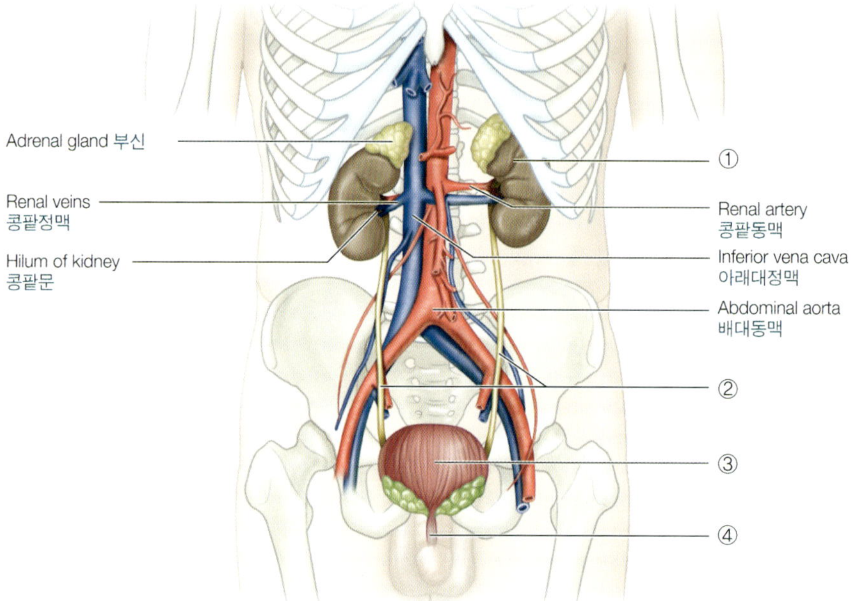

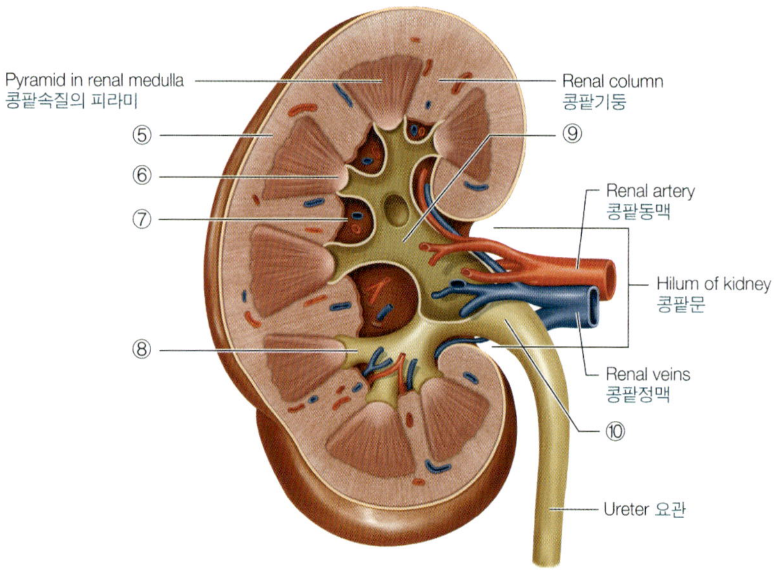

02

다음 괄호 안에 알맞은 용어를 쓰시오.

① 무뇨증 (　　　　　　　　)
② 방광염 (　　　　　　　　)
③ 혈뇨 (　　　　　　　　)
④ 사구체신염 (　　　　　　　　)
⑤ 요도구경 (　　　　　　　　)
⑥ dehydration (　　　　　　　　)
⑦ stricture (　　　　　　　　)
⑧ renal failure (　　　　　　　　)
⑨ clean-catch specimen (　　　　　　　　)
⑩ urinalysis (　　　　　　　　)

03

다음 설명에 맞는 의학용어를 쓰시오.

① 방광조임근이나 방광을 지배하는 신경의 손상의 원인으로 자신의 의지와 관계없이 요도를 통하여 소변이 나오는 증상은? (　　　　　　　　)
② 혈액 단백대사산물이 축적되어 구토, 두통, 현기증, 시력감퇴, 전신경련 등이 나타나고 말기에 혼수상태에 빠지는 콩팥질환은? (　　　　　　　　)
③ 소변 배설량이 500mL/day 이하로 저하되는 상태로, 대개 체액 전해질의 불균형, 콩팥병소, 요관 폐색으로 유발되는 경우는? (　　　　　　　　)
④ 혈액 속에 포도당농도가 정상 기준치 이상으로 높아졌을때 요세관이 당을 재흡수 하는 기능이 약해져 소변 속으로 섞여 나오며 소변은? (　　　　　　　　)
⑤ 방광이 밑으로 처져서 질 쪽으로 내려오는 것으로 주로 나이가 많고 아기를 많은 낳은 여성에서 주로 나타나는 현상은? (　　　　　　　　)
⑥ 방광 안에 정체된 소변을 뽑아내기 위해 요도를 통하여 방광으로 (　　　　　　　　) 삽입하여 소변을 뽑아내는 경우이다.
⑦ 콩팥이 손상이 와서 인공신장기(artificial kidney machine)를 사용하여 혈액 내 노폐물을 여과 하여 투석된 혈액을 환자의 몸으로 다시 보내는 방법은? (　　　　　　　　)
⑧ 돌창자(회장)의 일부분으로 요관과 결합시켜 소변의 전환통로를 복벽으로 돌출시켜 소변을 배출하는 수술은? (　　　　　　　　)
⑨ 콩팥회복이 불가능한 신기능부전 환자의 치료에 건강한 콩팥 한 개를 이식해줄수 있는 수술은? (　　　　　　　　)
⑩ 콩팥을 절개 하는 외과적인 수술 방법은? (　　　　　　　　)

A.N.S.W.E.R

01. ① 콩팥(kidney)
② 요관(ureters)
③ 방광(urinary bladder)
④ 요도(urethra)
⑤ 콩팥겉질(renal cortex)
⑥ 콩팥유두(renal papilla)
⑦ 콩팥굴(renal sinus)
⑧ 작은콩팥잔(minor calyx)
⑨ 큰콩팥잔(major calyx)
⑩ 콩팥깔때기(renal pelvis)

02. ① anuria
② cystitis
③ hematuria
④ glomerulonephritis
⑤ meatoscope
⑥ 탈수증
⑦ 협착증
⑧ 신부전, 콩팥기능상실
⑨ 깨끗한 중간뇨
⑩ 소변검사

03. ① urinary incontinence, 요실금
② uremia, 요독증
③ oliguria, 소변감소, 핍뇨
④ glycosuria, 당뇨
⑤ cystocele, 방광탈출
⑥ catheter, 카테터 도관
⑦ hemodialysis, 혈액투석
⑧ ileal conduit 회장도관
⑨ kidney transplantation, 콩팥이식수술, 신장이식
⑩ nephrotomy, 신절개술, 콩팥절개

MEDICAL TERMINOLOGY

10

C·H·A·P·T·E·R

생식계통

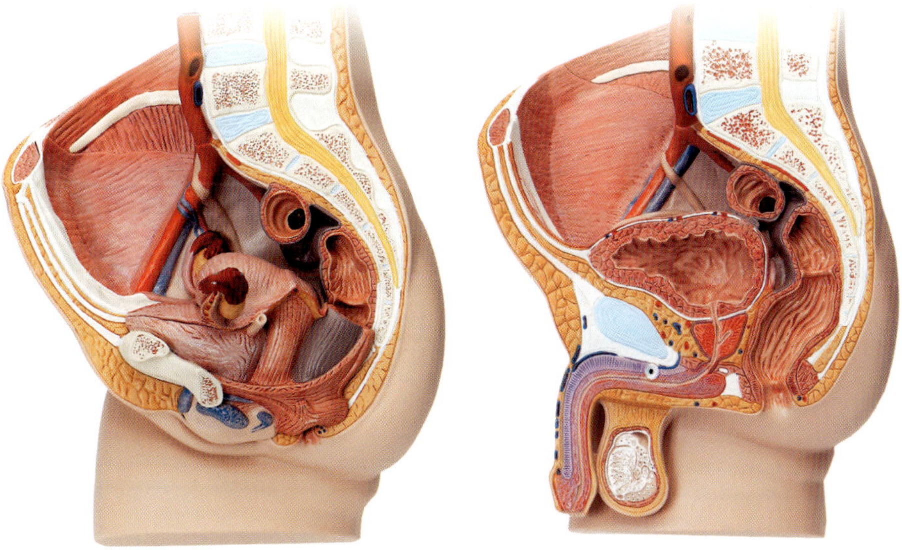

학·습·목·표

- 남성과 여성생식계통의 주요 구조와 결합형용어를 설명할 수 있다.
- 남성과 여성생식계통의 주요 증상용어와 질병용어를 설명할 수 있다.
- 남성과 여성생식계통의 주요 진단용어를 설명할 수 있다.
- 남성과 여성생식계통의 주요 치료 및 수술용어를 설명할 수 있다.
- 남성과 여성생식계통의 주요 약어를 이해할 수 있다.

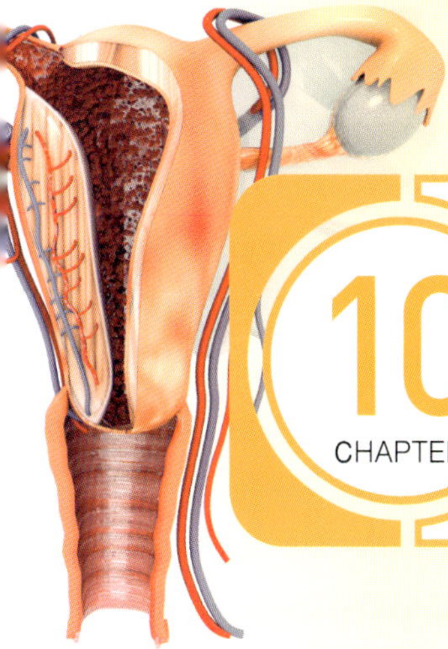

10 CHAPTER 생식계통 Reproductive system

1 개요

생식기계통(reproductive system)의 주요 기능은 정자와 난자를 생산하여 수정 후 종족을 보존하게 하는 계통으로 남성과 여성에 따라 구조적으로 차이가 있다. 사람의 생식기관을 생식기(genitalia)라고 하며, 생식세포를 생성하는 1차 생식기관은 남성의 경우 정자를 생성하는 고환(testis)과 여성은 난자(ovum)을 생산하는 난소(ovary)가 있다. 성호르몬을 분비하여 2차 성징을 발달시키고 유지하며, 이외 생식세포를 이동 및 보존해 수정 후 임신이 가능하도록 하는 여러 생식기관으로 구성되어 있다.

주요 남성생식기관은 고환(testis), 부고환(epididymis), 정관(vas deferens, ductus deferens), 정낭(seminal vesicles), 음경(penis), 전립샘(prostate gland)으로 구성된다. 여성은 난소(ovary), 자궁(uterine), 자궁관(uterine tube), 질(vagina)로 구성되며, 상동기관은 표 10-1과 같다.

표 10-1 남성·여성 상동기관

남성 생식기관	여성 생식기관
고환(testis, testicle)	난소(Ovary)
정관(vas deferens, ductus deferens)	자궁관(uterine tube)
전립샘(prostate gland, 전립선)	요도샘(urethral gland, 요도선)
음낭(scrotum)	대음순(labium major)
쿠퍼샘, 망울요도샘(Cowper's gland, Bulbourethral gland, 구요도선)	바르톨린샘, 큰질어귀샘(Bartholin's gland, Greater vestibular gland, 대정전선)
음경(penis)	음핵(clitoris)

2 해부학적 용어(Anatomical terms)

1) 남성생식계통

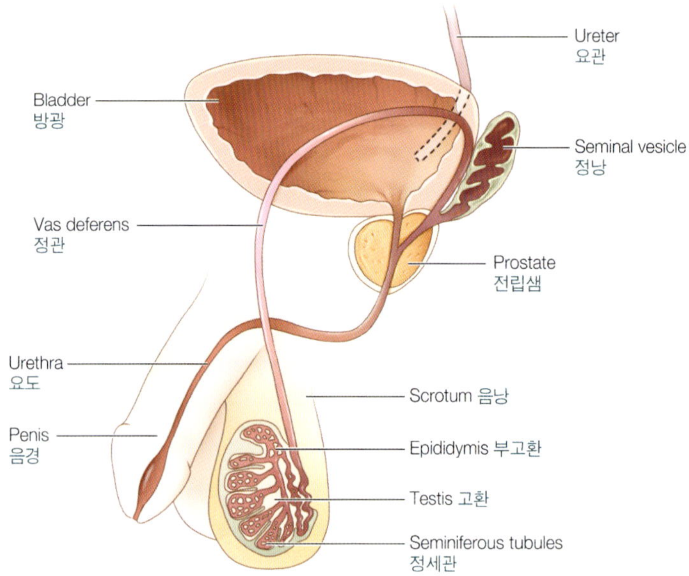

그림 10-1 남성 생식기관(Male reproductive system)

cowper's gland, Bulbourethral gland 쿠퍼샘, 망울요도샘(구요도선)	전립샘 아래 위치하며, 요도에 알카리성의 점액을 분비한다.
ejaculation 사정	남성 요도로부터 정액과 정자의 배출 과정이다.
epididymis 부고환	정자의 저장, 이동, 성숙을 제공하는 고환 위의 꼬불꼬불한 관이며 정관으로 이어진다.
genitalia(genitals) 생식기(관)	남성과 여성의 생식기관을 말한다.
glans penis 음경귀두	음경 끝부분의 팽대한 부분이다.
penis 음경	2개의 음경해면체와 1개의 요도해면체를 피부와 피부밑조직이 싸고 있는 남성 외부생식기이다. 가운데는 요도에 의해 관통되고 있으며, 음경(penis)의 끝은 피부가 접혀져 있어 음경귀두를 싸고 있는데 이를 음경꺼풀(foreskin)이라 한다.
prepuce 포피	포경수술을 시행하지 않는 남성의 음경귀두를 덮고 있는 주름진 피부이다.

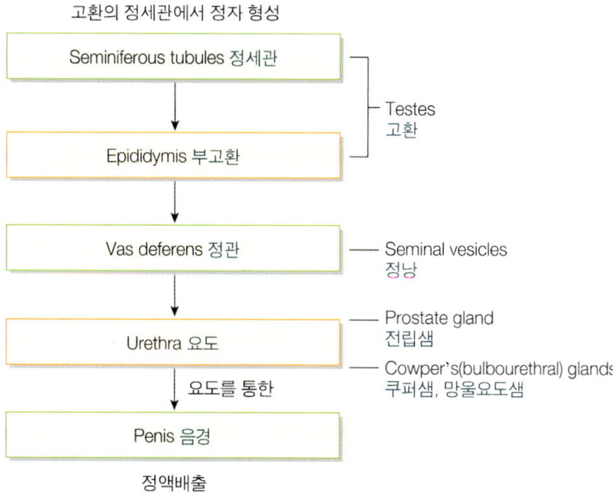

그림 10-2 고환에서 정세관으로 정자의 이동경로(The passage of sperm from the seminiferous tubules in the testis)

prostate gland 전립샘	방광 아래에 위치하여, 요도의 가장 아랫부분을 둘러싸고 있다. 정액(semen)의 한 성분이 되는 알칼리성 분비물을 생성하는 샘으로, 이 분비물은 요도(urethra)의 산도를 중화시켜 정자(sperm)의 운동성을 유지해준다.
scrotum 음낭	고환과 부고환을 싸고 있는 주머니로 배벽의 일부가 돌출되어 형성된 것이다.
semen 정액	사정 시에 분비되는 액체로 정자, 정액 및 다른 분비물로 구성되어 있다.
seminal vesicles 정낭	두 개의 주선은 정관으로 열린 방광의 바닥에 위치하고, 정액의 대부분을 구성하는 알리성의 액체를 만들어 전립샘으로 분비한다.
seminiferous tubule 정세관	고환 속에 있고 정자가 발육하는 가는 관으로 고환 내 약 900개의 꼬인 관이 있다.
sperm(spermatozoon, spermatozoan) 정자	남성 생식세포로 난자와 수정된 후 수정란을 생산한다.
testis, testicle 고환	첫 번째 남성 생식기관, 한 쌍의 타원형 모양으로 음낭 내에 위치하며, 정자와 테스토스테론을 생산한다.
testosterone 테스토스테론(남성호르몬)	스테로이드계열의 주요 남성호르몬으로서 기능은 남성 생식기관의 발달과 수염과 같은 2차 성징의 발달을 통해 남성의 특징을 갖도록 한다.
urethra 요도	정관과 연결되는 관으로, 여성과 달리 생식기와 요도로서 기능을 모두 가진다.

vas deferens, Ductus deferens 정관	정자를 부고환에서 요도로 운반하는 한쌍의 관으로, 정삭(spermatic cord)은 신경, 동맥, 정맥 및 림프와 함께 각각의 정관을 둘러싸고 있다. 또한 정관은 방광과 연결되어 있고 요도를 통해 소변을 배출한다.

2) 여성생식계통

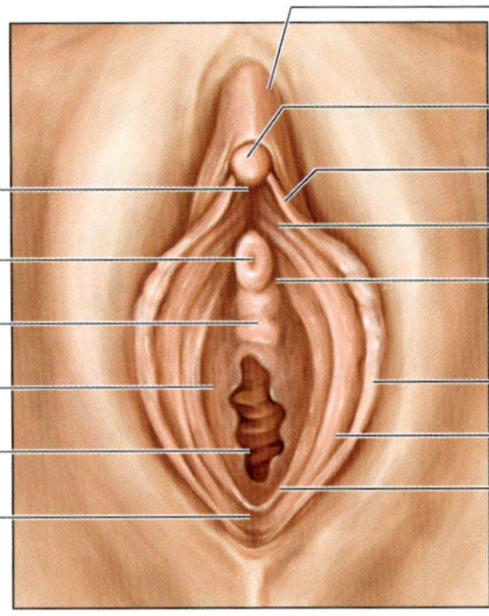

그림 10-3 여성 외부생식기관(Female extra-reproductive system)

adnexa uteri 자궁부속기관	난소, 난관, 자궁인대를 자궁부속기관이라 한다.
areola mammae 젖꽃판(유륜)	유방 젖꼭지 주변의 착색된 부분이다.
bartholin's gland, greater vestibular gland 바르톨린샘, 큰질어귀샘(대전정선)	한 쌍의 점액분비 샘이 질의 양쪽과 질 구멍 바로 위쪽에 위치하며, 성적 자극이 있는 동안 윤활제의 역할을 하는 점액이 분비된다.
clitoris 음핵	남성의 음경에 해당하는 기관으로 요도의 앞쪽에 위치하고 있는 혈관분포가 풍부한 발기성 조직이다.
douglas pouch, rectouterine pouch, 곧창자자궁오목(직장자궁오목)	자궁뒷벽, 곧창자(직장) 앞벽에 있는 주머니이다.
fimbriae 자궁관술(난관채)	자궁관의 끝에 자유롭게 움직이는 손가락 모양의 돌기이다.
human chorionic gonadotropin(HCG) 융모생식샘자극호르몬(융모성선자극호르몬)	임신 초기에 태반에서 생성되는 호르몬으로 황체가 호르몬을 계속 분비하도록 한다.
hymen 처녀막	자궁의 입구에 있는 막의 주름(주름막)이다.

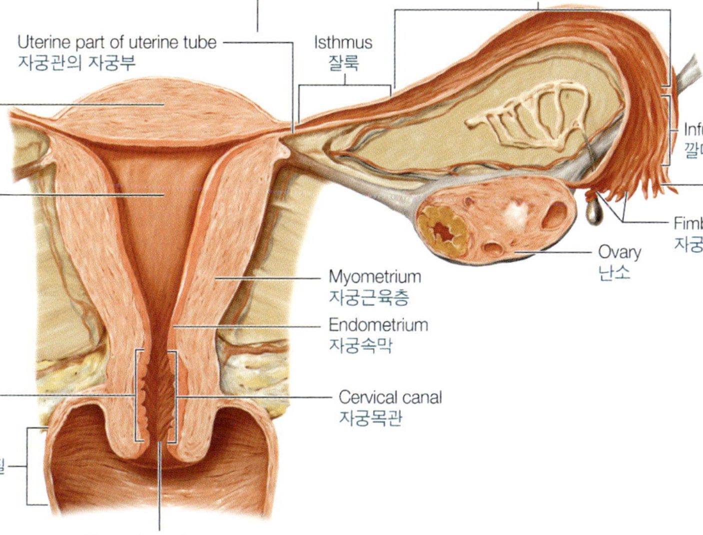

그림 10-4 자궁구조(Uterine structure)

labia majora 대음순	질 입구에 있는 두 겹로 된 지방조직으로 큰 입술 형태를 띠고 있다.
labia minor 소음순	질 대음순 안쪽에 위치하는 두 개의 얇은 피부 조직으로, 대음순 사이의 틈새인 전정을 둘러싸고 있다.
mammary gland 젖샘(유선)	여성의 젖을 생성하는 샘으로 각 유방은 15~20로 분할 혹은 엽으로 이루어져 있어 젖(유즙) 분비 작용으로, 꽈리조직(alveolus tissue, 포상조직)에서 생성된 유즙(milk)은 젖샘관(mammary duct, 유선관), 팽대(ampulla), 젖샘관(lactiferous ducts, 유관)을 통해 젖꼭지(nipple, 유두)로 유출된다.
ovum 난자	매달 난소의 겉질부위에서 성숙난포(Graafian follicle)가 파열되어 배출되는 여성 생식세포이다.
ovaries 난소	아몬드 모양을 닮은 한 쌍의 기관으로 골반 안에 위치하고 있다. 난자(ovum)의 발육, 배란과 호르몬(hormone)을 생산하는데 그 과정은 다음과 같다.
-corpus albicans 백색체	황체(corpus luteum)는 퇴화하여 회백색의 결합조직인 백색체(corpus albicans)로 된다.

CHAPTER 10

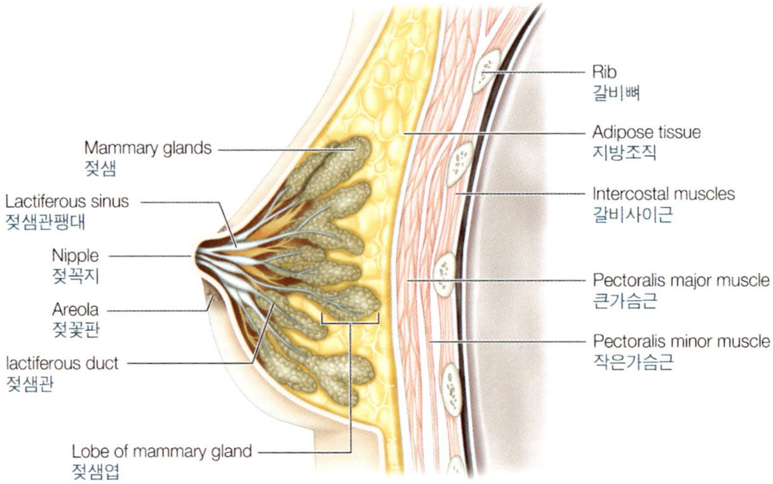

그림 10-5 유방구조(Breast structure)

-corpus luteum 황색체	파열(rupture)된 성숙난포(삼차난포, Graafian follicle)에서 난자(ovum)가 배란된 후 형성되는 황색액체로 찬 선상집이다. 만일 난자가 수정이 되면 황체는 커지며 수 개월간 존재한다. 반면에 수정이 되지 않으면 퇴행하고 위축된다. 황체는 호르몬인 황체호르몬(프로제스테론, progesterone)을 분비한다.
-estrogen 에스트로젠	여성호르몬으로, 난소·부신겉질·고환·태아 태반에서 만들어지며, 여성의 2차 성징을 발현하고 자궁속막의 증식을 촉진시키며, 수정·착상·초기배의 영양에 적합한 환경을 만든다.
-ovarian follicle 난포	원시난포(primordial follicle)가 발달되어 성숙난포(Graafian follicle)가 되고 성숙난포 속에서 난자(ovum)가 들어있어, 난자가 성숙하면 성숙난포(Graafian follicle)가 파열(rupture)된다. 난자가 난소 밖으로 나와 난관으로 가는데 이를 배란(ovulation)이라 하며, 보통 한 달에 한 번씩 나타난다. 난포에서는 호르몬인 에스트로젠(estrogen)을 분비한다.
-progesterone 황체호르몬(프로제스테론)	황체·부신겉질·태반에서 만들어지는 호르몬으로서, 자궁속막의 샘 분비작용을 촉진하여, 발육에 적합한 자궁속막을 준비하며 임신을 유지시키고 젖샘(mammary gland, 유선)의 발육을 촉진시킨다.
oxytocin 옥시토신	자궁수축을 자극하는 뇌하수체호르몬으로 유방에서 젖 분비도 자극한다.
perineum 샅(회음)	여성과 남성의 골반 바닥 부분이다. 여성의 경우 대개 질 입구와 항문 사이에 위치하고 있다.
prostaglandin(PG) 프로스타글랜딘	자궁수축을 자극할 뿐만 아니라 다양한 영향을 미치는 일련의 호르몬이다.

skene's gland, paraurethral duct 스킨 샘, 요도곁샘(부요도선)	요도 양쪽에 위치한다.
uterus 자궁	방광과 직장 사이에 위치하며, 길이는 7.5cm, 가로는 5cm의 크기로, 직장과 자궁 사이의 함몰된 곳을 곧창자자궁오목(Douglas pouch, 직장자궁오목)와 혹은 막힌주머니(cul-de-sac, 맹낭)이라 한다.
-cervix uteri 자궁목(자궁경)	자궁목의 내부를 자궁목관(cervical canal, 자궁경관)이라고 하며, 자궁강과 자궁목의 접합부를 속구멍(internal os, 내공), 자궁목과 질의 접합부를 바깥구멍(external os, 외공)이라고 한다.
-corpus uteri 자궁몸통(자궁체)	자궁의 중심 부분으로 자궁몸통의 내부를 자궁강(uterine cavity)이라 한다.
-fundus uteri 자궁바닥(자궁저)	둥근 부분 자궁의 위쪽이다.
-uterine wall 자궁벽	
• Endometrium 자궁속막(내막)	자궁의 내층, 속막
• Myometrium 자궁근육층	자궁의 근육, 중간층
• Perimetrium 자궁바깥막(자궁외막)	자궁 표면을 덮고 있는 바깥의 얇은 층
uterine ligament 자궁인대	자궁은 골반강 내에서 자궁넓은인대(broad ligament, 광인대), 자궁엉치인대(uterosacral ligament, 자궁천골인대), 원인대(round ligament) 등에 의해 지지된다.
uterine tubes, fallopian tubes, oviducts, tuba uterina 난관	난소(ovary)로부터 난자(ovum)가 자궁(uterus)으로 가는 통로로, 난자(ovum)와 정자(spermatozoa)의 수정(fertilization)이 일어난다. 난관은 팽대(ampulla), 잘룩(isthmus, 협부), 사이질(interstitial, 간질부), 깔대기(infundibulum, 누두) 등 4가지 부분으로 구분된다.
umbilical cord 탯줄(제대)	2개의 동맥과 1개의 정맥으로 구성된다.
vagina 질	자궁과 신체 바깥쪽을 연결하는 3인치(7.8cm)의 관이다.
vestibule 전정	음핵, 소음순 사이의 함몰 부위를 말하며, 전정 내에 질구, 요도구, Skene's gland, Bartholin's glands가 있다.

3 의학용어(Medical terms)

1) 증상 및 징후와 관련된 용어

(1) 남성생식계통

andropathy 남성병증	남성질환(고환염과 같이 남성에게 나타나는 질환)을 말한다.
anorchism 무고환증	선천적으로 한쪽 또는 양쪽 고환이 없는 경우를 말한다.
azoospermia, Aspermia 무정자	정자가 없는 상태(정액 혹은 사정 시 정자가 없는 상태)이다.
balanorrhea 귀두분비물(귀두루)	음경귀두에서 배출되는 분비물을 말한다.
cryptorchism 잠복고환	고환이 음낭 속으로 내려오는 것이 정지되어, 배안(abdominal cavity, 복강)이나 고샅굴(inguinal canal, 서혜관) 속에 위치하는 상태로(태아기 동안 고환은 콩팥 주변의 배안에서 발달되어지며, 출생 전 음낭으로 내려오게 된다), 고환고정(orchiopexy)을 시행한다.
dysuria 배뇨장애	오줌을 배출하는 과정에서 생길 수 있는 통증과 같은 모든 이상 상태를 말한다.
erectile dysfunction(ED), impotence 발기장애	성교 시 충분히 발기되지 않거나 혹은 발기 상태를 유지할 수 없는 상태를 말한다.
gynecomastia 여성형 유방	남성 젖샘의 과도한 발육상태를 말한다.
genital herpes 생식기포진(성기단순포진)	Herpesvirus hominis type 2에 의한 성병(herpes simplex virus, 단순포진바이러스)을 말한다.
human immunodeficiency virus(HIV) 인간면역결핍바이러스	에이즈(AIDS)를 발생시키는 레트로바이러스의 일종이다. HIV는 사람폐포자충(pneumocystis jiroveci) 폐렴, 결핵, 카포시육종(kaposi sarcoma)과 같은 기회감염을 허용하는 면역계내 도움 T 세포에 영향을 준다.

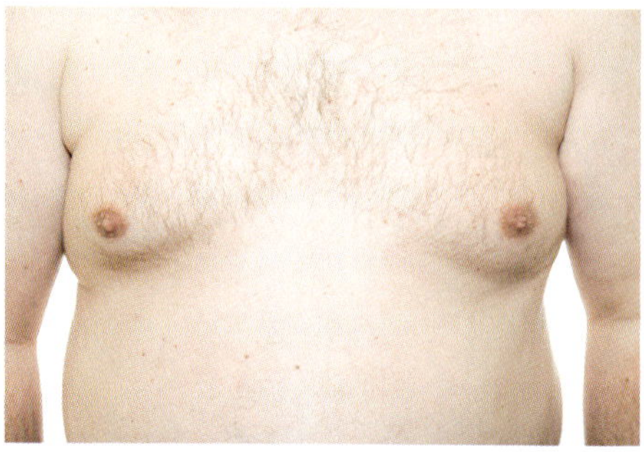

그림 10-6 여성형 유방(Gynecomastia)

human papilloma virus(HPV) 사람유두종바이러스	흔히 발병하는 성병으로 남성과 여성 생식기의 양성 혹은 악성 암을 초래할 수 있다. 성병사마귀(venereal warts)라고도 한다.
hydrocele 음낭수종	고환 내 또는 정관을 따라 액체가 고임(pooling, 저류) 상태로 음낭이 부어오르며, 외과적으로 음낭수종절제(hydrocelectomy)가 필요하기도 하다.
hypospadias 요도하열증	요도가 음경 아래의 표면쪽으로 열려있는 상태를 말한다.
oligospermia 정자감소증	정자 수가 부족한 상태(정액 속에 정자가 부족한 것으로 불임의 원인으로 작용)이다.
orchiepididymitis 고환부고환염	고환과 부고환에 생기는 염증이다.
phimosis 포경	포피구멍이 작거나 귀두와 유착되었기 때문에 포피가 반전이 불가능한 상태로, 치료는 포경수술(circumcision)을 한다.
spermatolysis 정자용해	정자의 용해(파괴)를 말한다.
strangury 통증배뇨	배뇨 시 통증과 불쾌감이 느껴진다.
testicular torsion 고환꼬임(고환염전)	정삭의 꼬임으로 고환으로 가는 혈류가 감소된다. 주로 사춘기 동안 발생되며 고환과 음낭 부위의 심한 통증을 호소하며 고환으로 가는 혈류가 감소되기 때문에 응급수술이 고려된다.
varicocele 덩굴정맥류(정맥류)	덩굴정맥얼기의 정맥류이며, 음낭 피부밑에 푸른색으로 보이며, 음낭의 통증을 동반한다. 이 상태는 정자감소증과 동반되어 불임을 가져오며 치료는 정맥류절제(varicocelectomy) 등을 시행한다.

(2) 여성생식계통

adenomyosis 샘근육증(선근증)	근육 내로 자궁속막의 증식상태를 말한다.
amenorrhea 무월경증	월경 불순을 말한다.
antepartum 분만 전	아기 출산 전, 산모와 관련 있는 상태를 말한다.
brenner tumor 브렌너 종양	난소의 종양으로, 그 구조는 섬유성 결합조직 기질에 상피세포가 줄지어 있는 것이다.
chloasma 기미, 갈색반	임신 동안 얼굴에 나타나는 갈색빛의 착색을 말한다.
colostrum 초유	분만 후 처음 며칠 동안 젖이 만들어지는 유즙액이다.
dysmenorrhea 월경통	월경기간에 나타나는 골반 및 허리 주위에 생기는 주기적인 통증이다.

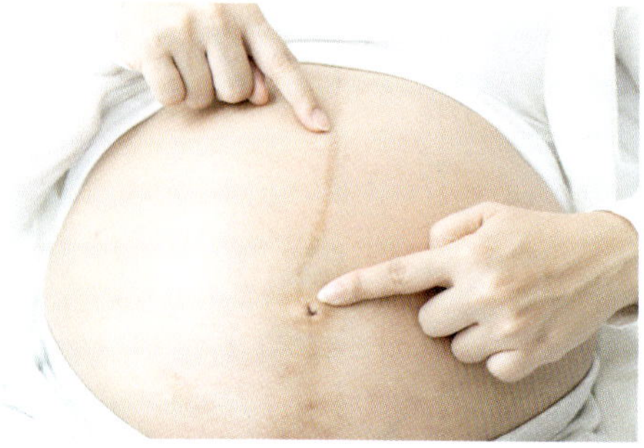

그림 10-7 흑색선(Linea nigra)

endometriosis 자궁속막 증식증	자궁속막조직이 난소, 난관, 장, 자궁을 포함한 골반강 내로 비정상적으로 증식하는 상태이다. 증식된 자궁속막에서는 생리기간 중 출혈이 이루어진다.
endometritis 자궁속막염(자궁내막염)	자궁속막에 생기는 염증을 말한다.
hydramnios 양수과다증	양수량이 2,000cc 이상일 때이다.
hydrosalpinx 물자궁관증, 수난관증	자궁관 속에 물이 차있는 상태를 말한다.
hyperemesis gravidarum 입덧, 임신구토	임신 중 발생하는 구토증상으로 보통 임신 2개월경부터 4개월 정도까지 지속되는 구토이다.
hypermenorrhea, menorrhagia 월경과다증, 과다월경	정규적인 주기의 월경에 일어나는 과도한 자궁출혈이며 월경 기간이 보통보다 길다.
hypomenorrhe 과소월경	월경주기에는 이상이 없으나 출혈량이 적은 경우를 말한다.
intrapartum 분만 시, 분만 중	출산 동안에 일어나는
involution of uterus 자궁퇴축	분만 후 자궁이 분만 전 정상 크기로 되돌아가는 축소 변화이다.
leukorrhea 백질분비물(백대하)	질 및 자궁 강에서 배출되는 백색의 점소성 분비물이다.
linea nigra 흑색선	임신 후기에 나타날 수 있는 배꼽부터 두덩부위까지의 복부에 있는 진한 선을 말한다.
menarche 초경	여성이 2차 성발달을 시작 후 처음 월경이 나타나는 것이다.
metrorrhagia 자궁출혈	자궁에 생기는 출혈을 말한다.
mastalgia, mastodynia 유방통	유방에 생기는 통증이다.

menometrorrhagia 불규칙과다월경(기능성 자궁출혈)	월경기와 월경주기 사이에 자궁으로부터 불규칙적인 과다 출혈을 말한다.
oligomenorrhea 희발월경(과소월경)	월경의 간격이 35~40일 이상으로 길어지는 증상이다.
ovarian cysts 난소낭	난소에 생기는 물혹이다.
polymenorrhea 잦은월경(빈발월경)	월경의 주기가 28일보다 짧아져 월경 빈도가 증가되는 비정상적인 현상이다.
postpartum 분만 후, 출생 후	산모와 관련하여 분만 후 첫~몇 달
pyosalpinx 고름자궁관(화농자궁관)	자궁관에 고름이 있는 상태를 말한다.
quickening 첫태동감, 태동초감	처음으로 느낄 수 있는 태동. 보통 임신 16~18주에 나타난다.
retroflexion 뒤굽이(후굴)	자궁몸통이 자궁목(cervix)에 대하여 뒤로 굽어, 뒤굽음(후굴)점에서 예각을 이루고 있는 상태를 말한다.
vulvocleisis 외음폐쇄	여성의 외음부 이상으로 음순유착이나 폐쇄처녀막으로 질관의 정상적 연결이 있지 않은 상태로 사춘기에 질 혈종의 형태로 발견된다.

2) 질환 및 병리학적 용어

(1) 남성생식계통

acquired immunodeficiency syndrome(AIDS) 후천성면역결핍증후군	신체 면역체계가 감염되는 질환으로 성교를 통한 체액 접촉, 감염된 주사바늘사용, 감염된 수혈을 받음으로 전염된다. 에이즈(AIDS)라고 한다.
balanitis 귀두염	음경 귀두에 생기는 염증이다.
benign prostatic hypertrophy(BPH) 양성전립샘 비대	60세 이상 남성에게 흔히 발생하며, 전립샘이 비대되어 요도(urethra)를 누르면, 충분한 배뇨를 하지 못하며, 요정체(urinary retention), 요로감염(urinary tract infection), 물콩팥증(hydronephrosis)이 나타나기도 한다. 치료는 전립샘절제(prostatectomy)를 시행하는데, 특히 요도(urethra)를 통해 전립샘 조직을 잘라내는 시술을 요도경유전립샘절제(transurethral resection of the prostate, TURP)이라 한다.
chancre 굳은궤양(경성하감)	매독(syphilis) 감염 시 나타나는 피부의 솟음(palulosa, 구진) 병변이다.
chancroid 연성궤양, 무른궤양	피부의 궤양으로 비매독성 병변이다.

chlamydia 클라미디아	성병의 하나로, 감염되었지만 간혹 사람들이 증상을 인식하지 못하므로 비활동성 성매개병(sexually transmitted disease, STD)으로 불린다. 질환이 심해진 경우 배뇨통증과 남성의 경우 요도(음경)분비물이 나타나고 여성에서는 생식기 가려운감각(itchy sense, 소양감), 질 분비물, 출혈 증상이 발생한다. 클라미디아트라코마티스(Chlamydia trachomatis) 균에 의해 발생하는 비임균성 요도염의 주요 원인이다.
epididymitis 부고환염	부고환에 생기는 염증이다.
epispadias, epispadia 요도상열증	요도가 음경 위의 표면쪽으로 열려있는 상태로 치료는 요도성형(urethroplasty)을 시행한다.
gonorrhea 임질	증상은 배뇨장애와 노란 화농성 점액 분비물이 특징이다.
priapism 지속발기증	비정상적으로 발기가 지속되는 상태로 통증과 압통이 동반된다.
prostate carcinoma, Prostate cancer 전립샘암종	전립샘에 암세포가 발생한 것이다.
prostatitis 전립샘염	전립샘에 생기는 염증이다.
prostatocystitis 전립샘방광염	전립샘과 방광에 생기는 염증이다.
prostatolith 전립샘결석	전립선 내에 결석이 생성된 것으로, 소변 배출시 통증과 불편감이 생기며, 전립선 초음파를 통해 관찰된다.
prostatorrhea 전립샘루	전립샘에서 배출되는 분비물을 말한다.
prostatovesiculitis 전립샘정낭염	전립샘과 정낭에 생기는 염증이다.
sexually transmitted disease (STD) 성매개병	성적 접촉을 통하여 전염되는 매독, 임질, 생식기 헤르페스 같은 질환을 말한다. 성매개감염(sexually transmitted infection, STI)라고도 한다.
syphilis 매독	매독의 감염 후 몇 주내 최초로 통증 없는 단단하고 둥근 병변인 굳은궤양(chancre, 경성하감)이 나타난다. 제2기는 최초 감염 후 약 6주경에 시작되며 피부 발진(skin rash), 림프절병증(lymphadenopathy)이 나타나고 항문, 입술과 입안 등에 편평콘딜로마(condyloma latum)라 불리는 솟음(palule, 구진)을 일으키는데 감염성이 매우 높다. 제3기는 일시적으로 증상이 잠시 없어지나, 결국 중추신경계, 심장혈관계통, 눈 등에 매독균이 침입하여 괴사(necrosis)와 섬유화(fibrosis)를 일으키는 고무종(gumma)이 발생한다. 매독을 치료하지 않은 임산부는 유산을 하거나 기형아를 출산하기도 하며 치료는 페니실린(penicillin)으로 한다.

testicular carcinoma 고환암	고환의 악성종양으로, 융모막암종(choriocarcinoma), 배아암종(embryonal carcinoma) 고환종(seminoma), 기형암종(teratocarcinoma) 등이 있다. 치료는 방사선치료(radiotherapy), 화학요법(chemotherapy), 고환절제(orchiectomy) 등으로 치료한다.
trichomoniasis 질편모충증	세모편모충(trichomonas), 단세포유기물에 의해 야기되는 성병으로 비뇨생식기를 감염시킨다. 남성의 경우 무증상 혹은 요도염, 전립샘비대, 부고환염을 초래할 수 있고 여성의 경우 질의 가려움증, 배뇨곤란, 질 혹은 요도 분비물이 발생된다. 남자보다 여자에 많이 나타난다.

(2) 여성생식계통

abruptio placentae 태반조기박리	태아가 만출되기 전에 태반이 박리되는 것이다.
afterbirth 출생 후(후산)	아기 출산 후 태반과 막의 출산을 말한다.
alpha-fetoprotein(AFP) 알파태아단백질	태아에게 이상이 있는 경우 모체혈청이나 양수 내 알파태아단백(α-feto-protein)의 수치가 높아진다.
apgar score 아프가 점수	신생아의 신체 상태를 평가하는 것으로 A(appearance, color)는 외모와 피부색, P(pulse)는 맥박 수, G(grimace)는 자극에 대한 반응도, A(activity)는 신체활동성, R(respiration)은 호흡이다. 이러한 5가지 항목에 각각 0, 1, 2점을 주어 측정하는 것으로 출산한지 1분과 5분 두 차례에 걸쳐 측정하며 만점은 10점이다.
atony of the uterus 자궁의 무긴장증	분만이 지연될 경우 발생하며, 과도한 자궁출혈이 나타나기도 한다.
attitude 태아자세	태아(fetus)의 팔다리(extremity)와 머리 몸통과의 관계로 대개 태아는 굽힘(flexion) 자세를 갖게 된다.
bartholin adenitis 큰질어귀샘염(바르톨린선염)	바르톨린샘(Bartholin's gland)에 생기는 염증으로 부종, 발적, 통증이 있으며, 이를 확인하기 위해 대음순의 뒷부분을 촉지한다.
candidiasis 칸디다증	칸디다 진균(곰팡이)가 유발하는 감염질환으로, 질염의 주요 원인이다.
caput succedaneum 산류, 출산머리부종	분만도중 태아두피 및 피부 밑에 발생하는 부종이다.
cephalopelvic disproportion 머리골반불균형	태아의 머리가 골반 출구의 날줄(meridian, 경선) 보다 큰 경우이다.

cervical cancer 자궁목암(자궁경부암)	세포 형성이상에서 암성으로 진행한 자궁목부의 악성종양 사람유두종바이러스(human papillomavirus)의 감염에 기인한다.
cervical erosion 자궁목까짐(자궁경부미란)	자궁목 부분의 상피세포가 탈락된 상태를 말한다.
cervicitis 자궁목염(자궁경부염)	급성 자궁목염을 곧 치료하지 않으면 만성으로 될 가능성이 많다. 원인균은 연쇄상구균·포도상구균·임균이며, 증상은 백질분비물(leukorrhea, 백대하)가 현저하고, 치료는 항생제나 염증 부위의 정도에 따라, 전기지짐(electrocauterization, 전기소작), 냉동요법(cryotherapy), 원뿔절제(conization, 원추조직절제술)을 시행한다.
colpitis, vaginitis 질염	질에 생기는 염증으로 진균(곰팡이)의 감염 시 발생한다.
condyloma acuminatum 뾰족콘딜로마(첨규콘딜로마)	성교에 의해 전파되며 외음부와 샅(회음) 등에 다양한 크기의 사마귀가 생기는 것을 말한다.
contraception 피임	정자 난자가 수정되지 않도록 하여 임신을 막는 것이다.
dysfunctional uterine bleeding(DUB) 기능장애자궁출혈	난소에서 에스트로겐(estrogen)과 프로게스테론(progesterone)의 불규칙적 생산으로 인해 사춘기부터 폐경기 사이에 나타날 수 있는 자궁으로부터의 출혈을 말한다.
dystocia 난산, 이상분만	분만 동안에 모체 또는 태아에 이상이 생겨 분만 시간이 지연과 산도 손상, 출혈 등이 발생하는 것으로 이상분만이라고도 한다.
eclampsia 자간증	임신의 고혈압성 질환으로, 증상은 고혈압(high blood pressure), 부종(edema), 단백뇨(proteinuria), 경련(convulsion)이 있고 심할 경우 혼수(coma)에 빠지기도 한다.
ectopic pregnancy 딴곳임신(자궁외임신)	수정된 난자가 자궁강이 아닌, 난관, 난소, 배안(복강)에 착상된 경우로, 자궁관임신, 난소임신, 배안임신 등이 있다. 이중 90%는 자궁관임신이다.
endometritis 자궁속막염(자궁내막염)	자궁속막에 생기는 염증이다.
fibrocystic breast disease 유방섬유낭병	유방에 생기는 하나 이상의 양성낭종으로 나타난 장애를 말한다.
galactorrhea 젖흐름증, 젖분비과다증(유루증, 유즙분비증)	모유수유 후 유즙의 생산이 계속되거나 젖이 과량으로 분비되는 것이다.
hematosalpinx 자궁관혈종, 난관혈종	자궁관 속에 피가 고여 자궁관이 팽대된 상태를 말한다.

hydatidiform mole 포도송이 기태(포상기태)	임신 초기에 수정란 융모막(chorion)의 수포성 증대 현상으로 질 출혈이 있고, 자궁이 지나치게 커지고, 태동이 없으며, 육안적으로 포도송이처럼 보인다. 단순한 양성(benign)으로 나타나지만 포상기태가 발병된 후 악성(malignant)인 융모막암종(choriocarcinoma)이 속발될 수도 있다.
hysteratresia 자궁폐쇄증	선천적인 자궁 기형이나, 자궁 손상으로 염증이 생겨 막히는 질병이다.
infertility 불임증	자손의 생산능력이 감소 또는 상실된 상태이다. 그러나 이 용어는 불임(sterility)와 같이 자손생산 능력이 완전히 결여된 것을 의미하며, 상대적 불임(relative sterility)라고도 할 수 있다. 일차(원발) 불임증(primary infertility)은 임신해 본 경험이 없는 불임증이며, 이차(속발) 불임증(secondary infertility)은 전에 임신해 본 경험이 있는 불임증이다.
-primary infertility 일차(원발) 불임증	임신해 본 경험이 없는 불임증이다.
-secondary infertility 이차(속발) 불임증	전에 임신해 본 경험이 있는 불임증이다.
kernicterus, nuclear jaundice 핵황달	혈액 중에 고농도의 빌리루빈(bilirubin)과 관련된 중증의 신경 증상을 가진 신생아 상태이다.
leiomyoma 평활근종	자궁 민무늬근육에 생기는 종양으로 생리불순, 불임, 유산 등을 동반할 수 있다.
lie 위치	태아의 세로축과 자궁(uterus)의 세로축과의 관계로, 임산부의 대부분이 세로태위(longitudinal lie, 종위)로 나타난다.
lochia 산후질분비물(오로)	분만 후 제1주 또는 제2주 사이에 나오는 자궁과 질의 분비물로 적색 산후질분비물(lochia rubra), 장액성 오로(lochia serosa), 백색 산후질분비물(lochia alba)의 순서로 나타난다.
mammary dysplasia 유방형성이상	유방 조직에 양성 변화를 가져오는 현상이다.
meconium 태변	태아의 큰창자 내용물을 말한다.
menopause 폐경	사춘기 이후부터 40대 후반부터 50대 초반까지 규칙적인 월경주기가 지속되다가, 이후 월경이 불규칙해지며 완전히 중단되게 되는 것이다.
metrorrhagia 자궁출혈	생리기간 이외에 자궁으로부터 출혈이 있는 경우이다.
metrofibroma 자궁섬유종	자궁 민무늬근에서 형성되는 양성 종양이다.
multipara 다출산부, 다분만부	아이를 많이 출산하는 것이다.

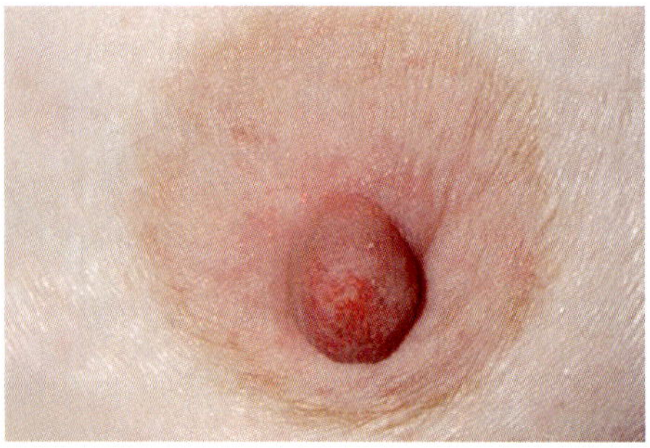

그림 10-8 젖꼭지의 파제트병(Paget's disease of nipple)

myometritis 자궁근염, 자궁근층염	자궁근육층에 생기는 염증이다.
nuchal Cord 목감은탯줄	탯줄이 태아의 목에 감겨 있는 것이다.
oligohydramnios 양수과소증	양수량이 500cc 이하일 때이다.
oophoritis 난소염	난소에 생긴 염증을 말한다.
oophorosalpingitis 자궁관난소염, 난관난소염	자궁관과 난소에 모두 염증이 있으며, 자궁관에 생긴 염증이 난소로 퍼지는 경우가 많다.
ovarian cancer 난소암	난소의 악성종양이다.
paget's disease of nipple 젖꼭지의 파제트병	유방암의 한 종류로 유방암이 젖꼭지의 피부를 침범하여 습진이나 분비물이 나게 한다.
patent ductus arteriosus (PDA) 열린동맥관(동맥관개존증)	출생 후에도 동맥관이 계속 열려 있어서 허파동맥에서 대동맥으로 혈액이 순환되는 경우이다.
pelvic inflammatory disease (PID) 골반염증성 질환	자궁을 제외한 골반기관의 염증으로 자궁관염, 난소염, 자궁속막주위염(endoparametritis)을 포함한다. 치료되지 않으면 자궁, 난관, 난소와 다른 골반기관을 포함하여 전이된다. 상행감염은 불임의 원인이 되며 급성인 경우 태아 패혈증의 결과를 초래한다.
peripartum 분만전후	산모와 관련하여 임신 말기 동안 발생하는 혹은 분만 후 첫~몇 달
physiologic jaundice 생리적 황달	출생 후 최초의 수일간 지속되는 신생아 황달이다.
placenta accreta 유착태반	태반 전체 또는 부분이 자궁근육층에 비정상적으로 유착한 상태이다.
placenta previa 전치태반	태반이 아래자궁분절(lower uterine segment, 자궁하부) 개구부에 부착한 것으로, 자궁내구를 덮는다. 산전 모성 사망의 주된 원인으로 분만 시 태아보다 태반이 먼저 나오게 된다.

	임신 후기, 특히 8개월경에 발생하는 무통출혈이 가장 흔히 볼 수 있는 초기 증상이다. 상태에 따라 태반이 자궁구를 완전히 덮은 완전(complete) 전치태반, 태반이 자궁구의 변연과 접해 있는 가장자리(marginals) 전치태반, 자궁구가 부분적으로 태반과 덮여 있는 부분(partial) 전치태반(placenta previa partialis)으로 구분된다.
preeclampsia 자간전증, 전자간증	임신성 고혈압성 질환으로 고혈압(high blood pressure), 부종(edema)으로 인한 체중증가(weight gain), 단백뇨(proteinuria), 혹은 알부민뇨(albuminuria)가 나타난다.
pregnancy-induced hypertension(PIH) 임신고혈압	고혈압, 부종 그리고 단백뇨와 관련된 임신 후반기의 독성 상황으로 치료되지 않으면 자간증을 유도할 수 있다. 전자간과 임신중독증으로 불린다.
premature 미숙아	기관이 완전하게 발달되기 전에 태어나 신생아를 묘사하는 것이다.
premenstrual syndrome(PMS) 월경전 증후군	월경전 증후군으로 월경이 시작되기 10일 전에 신체적인 증상이나 감정적인 증상을 동반한다. 긴장이나 과민, 유방통, 부종, 통증 등의 증상을 유발하며 기전은 아직 명백히 밝혀지지 않았다.
presentation 태위, 정위, 선진부	태아의 선진부와 산도의 상호관계를 태위(fetal lie presentation)라 말하는데, 한편 태아의 세로축과 모체의 장축과의 상호관계를 의미하기도 한다. 태위는 신체 부위에 따른 위치에 따라 얼굴, 머리, 무릎 발태위 등으로 구분된다.
-breech presentation 볼기태위(둔위)	분만 중 태아의 엉덩이나 하지의 일부가 선진하는 태위이다.
-cephalic presentation 머리태위(선진두부)	분만 중 태아의 머리가 선진하고 있는 태위이다.
-transverse lie or shoulder presentation 가로태위, 어깨태위	분만 중 태아의 어깨가 선진하는 태위이다.
preterm 조산	재태기간 37주 전에 태어난 신생아를 묘사한다.
puerperium 산후기	출산 후 42일의 기간으로, 엄마의 생식기관이 대개 정상으로 돌아오는 기간이다.
rectovaginal fistula 곧창자질샛길(직장질루)	곧창자와 질 사이에 생기는 비정상적인 샛길모양의 통로이다.
rubella 풍진	독일홍역. 바이러스가 태반을 통과할 수 있으며 안과적 결함, 청력소실, 심장기형 그리고 정신박약 등과 같은 태아 기형의 원인이 된다.

CHAPTER 10

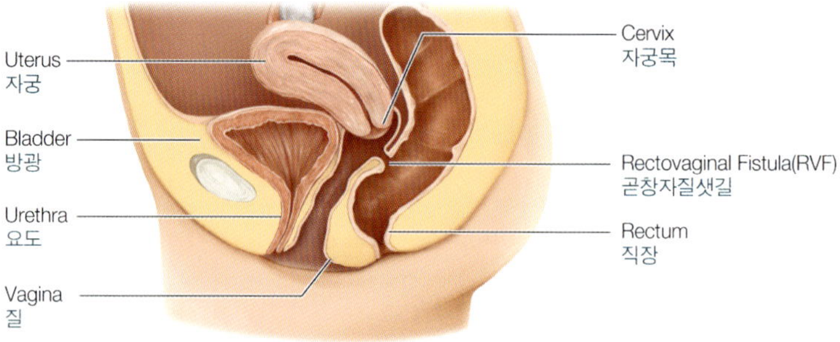

그림 10-9 곧창자질샛길(Rectovaginal fistula)

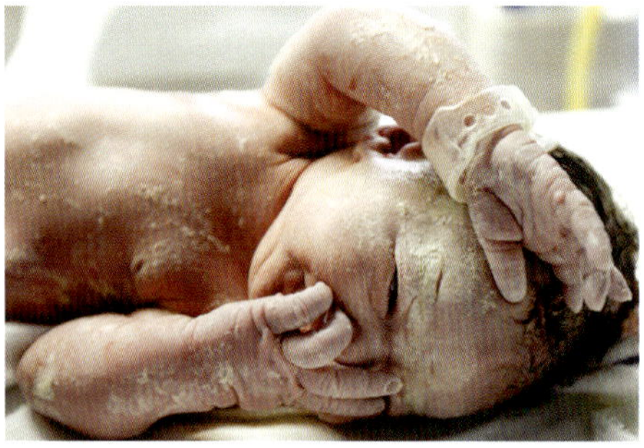

그림 10-10 태아기름막(Vernix caseosa)

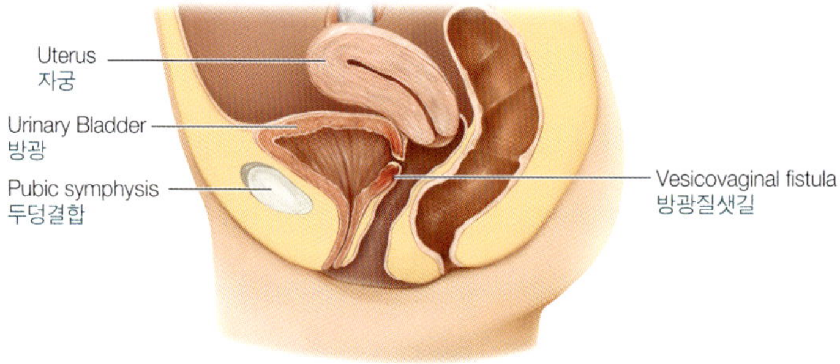

그림 10-11 방광질샛길(Vesicovaginal fistula)

salpingitis 자궁관염	자궁관에 생기는 염증을 말한다.
uterine prolapse 자궁탈출증	질구에서의 자궁탈출을 말한다.
spina bifida 척추갈림증(이분척추)	척수와 척수막이 돌출되는 척추 폐쇄의 선천적 결손이다.
sterility 불임증, 생식불능증	수태하지 못하는 것으로 여성불임증(female sterility) 또는 임신시키지 못하는 남성불임증(male sterility)을 말한다.
stillbirth 사산	출산 때에 태아가 사망해 있는 경우 분만이다.
teratogen 기형유발물질(기형원)	태아의 발달성 기형의 원인이 되는 요인이다.
toxic shock syndrome(TSS) 독성쇼크증후군	저혈압에 의한 발열, 발진, 구토, 설사, 근육의 통증으로 심하면 쇼크나 사망에까지 이른다. 포도상구균과 연쇄상구균에 기인하며 솜마개(tampon)를 사용하는 여성의 월경에 영향을 준다.
uterine inertia 자궁무력증	원발성 및 속발성 원인으로 인해 분만 시 자궁 근육의 수축이 안일어나 태아 분만이 되지 않는다.
uterine myoma 자궁근종	자궁근육층 속에 생기는 평활근으로된 비경계성 덩이(종괴)로서 자궁속막, 근육층 또는 자궁바깥으로 성장한다.

vernix caseosa 태아기름막(태지)	임신 말기의 포유동물 태아의 피부를 덮고 있는 백색 크림모양의 물질이다.
vesicovaginal fistula 방광질샛길(방광질루)	방광과 질의 비정상적인 샛길이다.
vulva pruritus 외음가려움증(외음소양증)	외음위축증(kraurosis vulvae)의 경우와 같이 여자의 외음부에 강한 소양감을 느끼는 질환이다.
vulvitis 외음염	여성 생식기의 외음부에 생기는 염증으로 가려움과 통증이 동반된다.
vulvovaginitis 외음질염	외음부와 질에 생기는 염증이다.

3) 진단검사 및 수술적 용어

(1) 남성생식계통

castration 거세	고환을 제거하는 수술이다.
circumcision 포경수술	포경(phimosis)시 시행하며, 포피를 절개하여 귀두가 항상 보이도록 하는 수술이다.
digital rectal examination(DRE) 직장손가락검사(직장수지검사)	의사가 손가락을 곧창자(직장)에 삽입하여 곧창자벽을 통해 전립샘의 모양과 크기를 진단하는 신체 검사법이다. 전립샘 비대증과 전립샘암을 진단하기 위해 시행되어진다.
epididymectomy 부고환절제	고환과 부고환을 제거하는 수술이다.
FTA-ABS test(fluorescent treponemal antibody absorption) test 형광매독항체흡수검사	매독의 확진과 조기진단, 경과 및 치료판정에 유용하며, 이외 매독 검사로는 STS(serological test for syphilis), Wasserman test, 매독균 혈구응집검사(treponema pallidum hemagglutination assay, TPHA) 등이 있다.

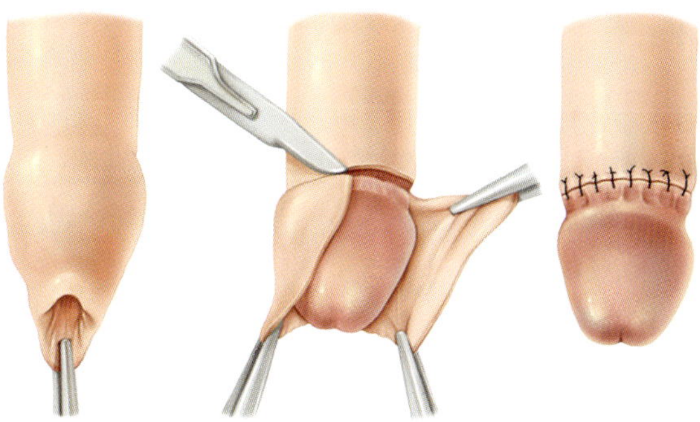

그림 10-12 포경수술(Circumcision)

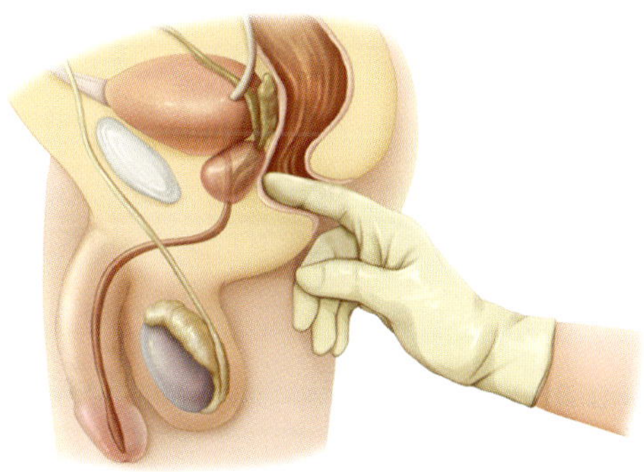

그림 10-13 직장손가락검사(Digital rectal examination, DRE)

CHAPTER 10

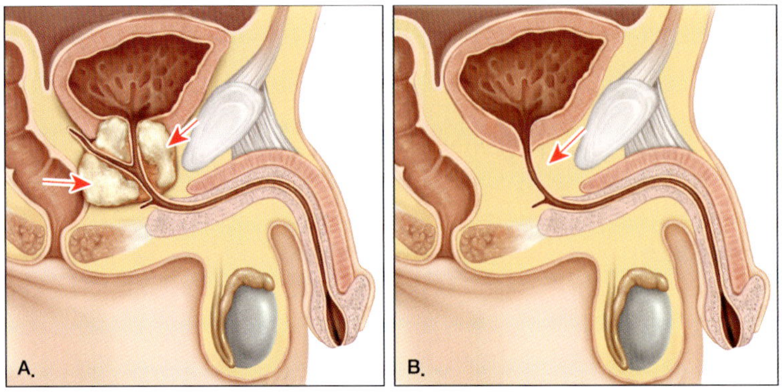

그림 10-14 전립샘절제술(Prostatectomy) (A. 수술전, B. 수술후)

hydrocelectomy 음낭수종절제	음낭에 생기는 물혹을 외과적으로 절제하는 수술이다.
orchidopexy, orchiopexy 고환고정	유아에게 잠복고환증이 있을 때 음낭 속에 고환이 있도록 위치를 바로 잡거나 고환꼬임을 풀어주는 수술이다.
orchiectomy 고환절제	전립샘이나, 고환에 암이 발생 시 치료를 위해 고환과 부고환을 포함한 주위 막까지 제거하는 수술이다.
phimosis 포경	음경귀두의 퇴축을 방해하는 포피의 꽉 죄는 것으로 선천적 혹은 귀두염에 의해 초래될 수 있고 또한 귀두염을 초래한다.
prostatectomy 전립샘절제	양성 전립샘 비대증(benign prostate hypertrophy, BPH)일 경우 여러 가지 방법으로 전립샘 절제를 시행하는데, 그 방법으로 요도경유전립샘절제술(transurethral prostatectomy, 경요도전립선절제술), 두덩위전립샘절제술(suprapubic prostatectomy, 치골상전립선절제술), 두덩뒤전립샘절제술(retropubic prostatectomy, 치골뒤전립샘절제술), 샅전립샘절제술(perineal prostatectomy, 두덩전립샘절제술) 등이 있다.
prostate-specific antigen(PSA) 전립샘특이항원	혈액 속 전립샘 특이 항원의 수치를 측정하는 혈액검사이다.
prostatolithotomy 전립샘결석제거	결석을 제거하기 위한 전립샘을 절개하는 수술이다.
radical prostatectomy(RP) 근치전립샘절제	정낭, 정관의 경우에 따라서는 골반의 림프절과 함께 전립샘을 제거하는 수술이다. 두덩뼈 뒤 샅(perineum, 회음부) 접근이나 배안보개(laparoscope, 복강경)로 시행되며 전립샘암 치료에 이용한다.
semen analysis 정액검사	남성의 불임 검사 방법 중의 하나이며, 정액의 모양, 양, 운동성, 숫자 등을 측정한다.

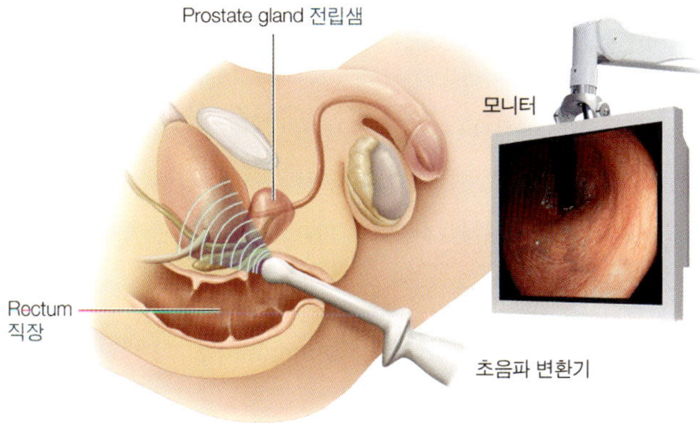

그림 10-15 곧창자경유초음파촬영술(Transrectal ultrasound)

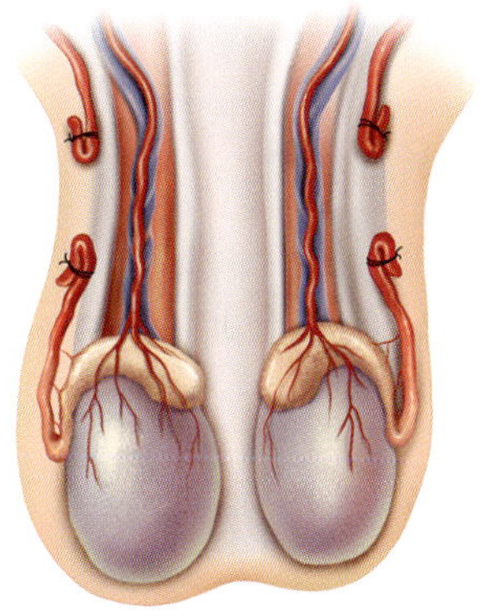

그림 10-16 정관절제술(Vasectomy)

suprapubic prostatectomy 두덩위전립샘절제(치골상전립샘절제술)	두덩뼈 위에 만들어지는 복부 절개와 방광 내 절개를 통해 전립샘을 절제하는 것으로 전립샘비대증, 전립샘암 일 경우 시행되는 치료법이다.
transrectal ultrasound 곧창자경유초음파촬영술(직장경유초음파검사)	전립샘암을 진단하기 위해 시행하는 초음파 검사로 곧창자(직장) 안에 삽입한 변환기에 의해 음파를 주고 받는다. 음파는 전립샘 영상으로 전환된다.
transurethral incision of the prostate gland(TUIP) 전립샘의 요도경유절개	전립샘과 방광목 부위를 작게 절개함으로 요도를 넓히는 수술적 시술로 전립샘 조직은 제거하지 않는다. TUIP는 전립샘 비대가 심하지 않은 경우 TURP 대신 시행되어지는 방법이다.
transurethral microwave thermotherapy(TUMT) 경요도초단파열치료	초단파열을 사용하여 과도하게 비대된 전립샘을 제거하는 치료법이다.
transurethral resection of the prostate gland(TURP) 전립샘의 요도경유절제	요도에 삽입된 절제경으로 전립샘 조직들을 제거한다. 피막은 손상되지 않는다.
urethroscopy 요도경술	요도경으로 요도 내부를 검사하는 것이다.
vasectomy 정관절제술	대표적인 남성의 피임법으로 정관을 절제하여 정자가 나오지 못하게 한다.
vasovasostomy 정관문합술	정관수술을 시행한 남성을 대상으로 양쪽 정관을 인위적으로 연결하여 기능을 회복시켜주는 수술이다.
venereal disease research laboratory test(VDRL) 매독혈청검사, VDR검사	혈청 내의 매독균에 대한 항체를 측정하여 감염 여부를 알아보는 검사이다.
vesiculectomy 정낭절제	정낭의 적출술이다.
vasoligation 정관결찰	피임을 목적으로 정관을 묶는 수술이다.

CHAPTER 10

(2) 여성생식계통

abortion 유산, 낙태	수태의 산물인 배아 또는 생존할 수 없는 태아를 자궁 내에서 만출하는 것이다.
amniocentesis 양막천자, 양수천자	태아의 이상을 진단하기 위해 산모의 배에 주사기로 양막 속의 양수(amniotic fluid)를 뽑는 것이다.
amniotomy 양막절개, 인공양막파열	분만을 유발시키기 위해 인공적으로 양막(amnion)을 파열시키는 것이다.
anterior and posterior colporrhaphy(A & P repair) 앞뒤질봉합(전·후질봉합술)	질 벽이 약화되면 방광탈출증(질벽 앞쪽의 방광 돌출)이나 직장탈출(hedrocele, 질벽 뒤쪽의 곧창자돌출)이 될 때 A & P repair로 상태를 교정한다.
artificial insemination(AIH) 인공정액주입, 인공수정	임신을 목적으로 활동성 있는 정자를 질이나 자궁목에 넣어준다. 정자는 남편 것이나 공여자의 것일 수 있다.
cesarean section 제왕절개	배벽과 자궁을 배벽절개(laparotomy, 개복)하여 아이를 분만시키는 방법으로 경부제왕절개(cervical c-s), 고전적제왕절개(classical c-s) 등이 있다.
chorionic villus sampling(CVS) 융모막돌기 샘플링	출산 전 검사를 위해 경부를 통해 융모막 세포의 제거하는 것을 말한다. 양수천자보다 더 임신 초기에 시행 될 수 있다.
colposcope 질확대경	질(자궁목) 검사를 위한 기구이다.
colposcopy 질확대경술	질과 자궁목의 시각적 검사이다.
conization 원뿔절제	자궁경부의 원뿔 모양을 외과적으로 수술하는 것으로, 자궁경부암을 치료하기 위한 것이다.
culdocentesis 직장자궁오목천자	더글라스와를 바늘로 천자하는 방법으로 딴곳임신(extrauterine pregnancy, 자궁외임신), 급성화농성 자궁관염, 또는 암환자의 세포검사를 위해 시술된다.

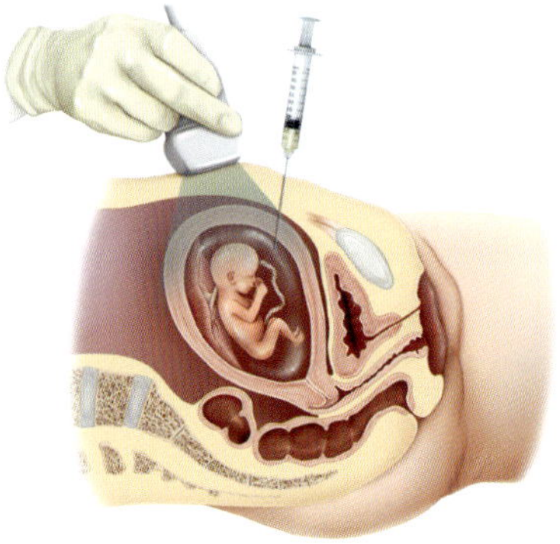

그림 10-17 양막천자, 양수천자(Amniocentesis)

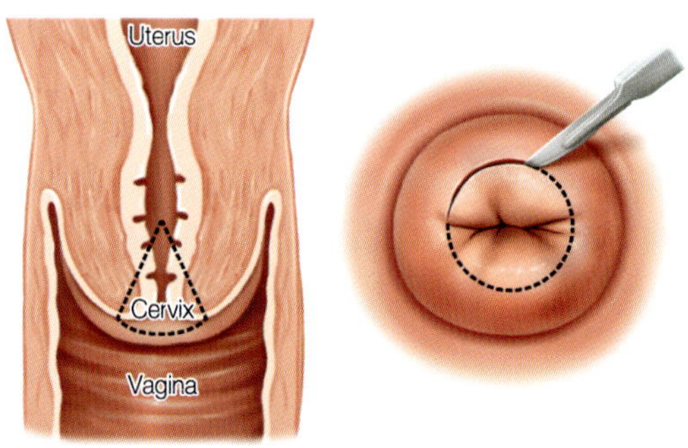

그림 10-18 원뿔절제(Conization)

culdoscope 골반강경	맹낭(culdesac)을 검사하기 위한 기구이다.
culdoscopy 골반강경검사	골반강경을 이용하여 골반통증 등을 확인하기 위한 여성골반기관의 육안검사이다.
dilatation and curettage(D & C) 자궁긁어냄(자궁소파술)	큐렛(curet)이라는 도구로 자궁목의 확장과 자궁속막을 긁어내는 것은 질병의 진단이나 지혈, 자궁내용물을 비우기 위해 수행된다.
dilatation and evacuation(D & E) 자궁긁어냄술(자궁목확장술)	자궁목의 확장과 긁어냄을 통해 임신시 생산된 물질을 제거한다.
endometrial ablation 자궁내막절제	비정상적인 자궁 출혈의 치료를 위해 레이저나 열로 자궁속막을 파괴하거나 절제하는 시술이다.
episiotomy 외음부절개	외음절개는 분만을 용이하게 하고 열상방지의 효과도 있으므로 초산부에서는 거의 행해지고 있다.
extracorporeal membrane oxygenation(ECMO) 체외막산소공급	심폐 바이패스와 막 산소공급기를 이용하여 신체 외부의 혈액에 산소를 공급하는 것이다. 난치성 호흡부전(respiratory failure)이나 태변 흡입증후군의 문제를 가진 신생아를 치료하는데 사용된다.
forceps delivery 집게분만(겸자분만)	집게로 태아의 머리를 잡아 견인, 산도를 통과하여 태아를 분만시키는 방법이다.
-high forceps delivery 고위집게분만	
-low forceps delivery 저위집게분만	
hormone replacement therapy(HRT) 호르몬대체요법	여성의 폐경과 관련되는 호르몬대체요법이다. 에스트로젠대체요법(Estrogen replacement therapy, ERT)이라고도 한다.
hysterectomy 자궁절제	
-abdominal hysterectomy 복식자궁절제(복식자궁절제술)	
-subtotal hysterectomy 부분자궁절제	자궁목을 남기는 자궁절제술이다.
-total hysterectomy 전체자궁절제(전자궁절제술)	자궁과 자궁목의 절제이다.
-vaginal hysterectomy 질자궁절제(질식자궁절제술)	

CHAPTER 10

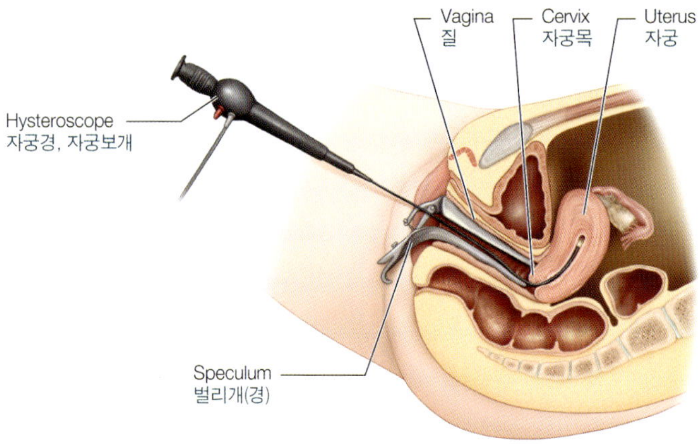

그림 10-19 자궁경(Hysteroscope)

hysterosalpingogram 자궁자궁관조영상, 자궁난관조영상	자궁과 난관의 방사선 영상(조영제 주사 후 대조)이다.
hysteroscope 자궁경	자궁(자궁강)의 검사를 위한 기구이다.
in vitro fertilization(IVF) 시험관수정(체외수정)	불임 문제를 해결하기 위해 배양 접시나 검사관에서 난자와 정자를 수정시키고, 세포 분열하여 보통 8세포기에 자궁강 내로 넣어주는 보조 생식술의 한 방법이다.
laparoscopy or laparoscopic surgery 복강경술	배꼽 근처에 작은 절개를 통해 복강경을 넣어 복강을 보는 검사이다. 자궁관불입법, 자궁절제술, 난소절제술, 난소생검에 사용되는 수술적 시술이며 자궁속막증의 진단에도 사용된다.
mammogram 유방(방사선)영상	유방의 방사선 영상이다.
mammography 유방(방사선)촬영	유방의 방사선 영상이다. 컴퓨터화된 방사선이나 직접적인 디지털 X-선 촬영을 통해 얻을 수 있는 것으로 디지털(방사선)영상촬영(digital mammography)이라고도 한다.
mammoplasty 유방성형	유방의 외과적 복원(종양의 제거 후 크기의 확대 또는 축소, 고정, 복원 등을 위해 시행)이다.
mastectomy 유방절제	유방의 외과적 제거
-partial mastectomy 부분 유방절제술	
-radical mastectomy 근치 유방절제술	
-simple mastectomy 단순 유방절제술	

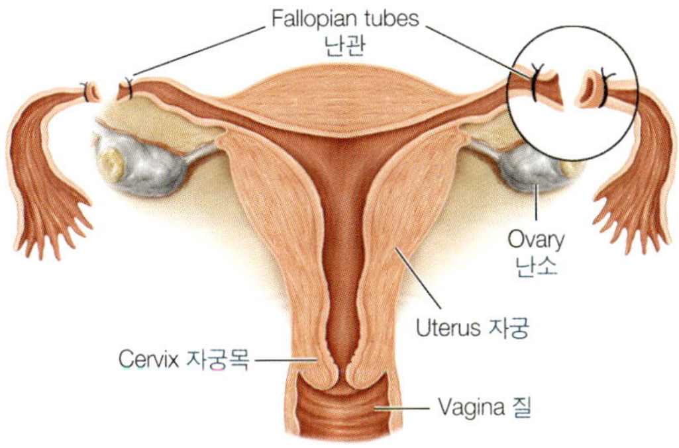

그림 10-20 자궁관묶음(Tubal ligation)

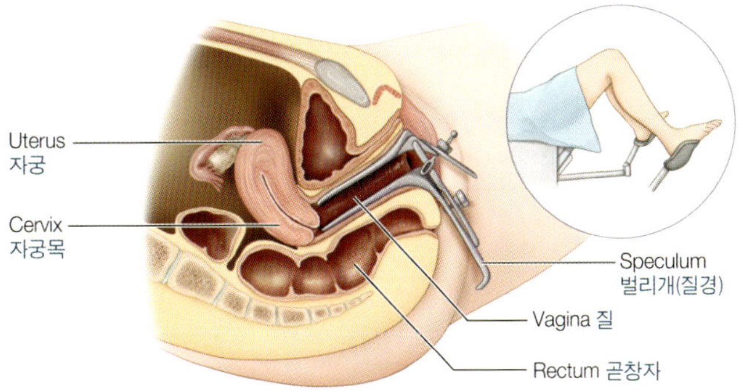

그림 10-21 벌리개(Speculum)

pap test(papanicolaou test) 파파니콜로검사, 자궁경부질세포검사	자궁목과 질 분비물의 세포학적인 검사를 통해 비정상적인 암세포의 존재를 확인할 때 사용된다.
pelvimetry 골반측정	질을 통한 태아의 분만 가능성을 알아보기 위해 골반의 크기를 측정하는 것이다.
salpingostomy 난관개구술	난관의 인공적인 벌림작업(재임신을 위한 복원을 위해 시행)이다.
trachelectomy, cervicectomy 자궁경부절제	
tubal ligation 자궁관묶음(난관결찰)	불임을 하기 위해 자르거나, 묶거나, 소작하여 난관을 폐쇄하는 것(tubal sterilization이나 tying of tubes라고도 함)이다.
sentinel lymph node biopsy 감시림프절생검, 전초림프절생검	파란 색소나 방사선동위원소를 주입해 감시림프절생검(sentinel node biopsy, 전초림프절생검)을 하는 것으로 먼저 유방암의 전이로 인한 겨드랑이 쪽의 혹을 제거하고, 현미경상 검사를 한다. 만약 음성이면 더 이상 제거할 필요가 없다.
speculum 벌리개(질경)	시진(시각적 검사 또는 검진)을 위해 질을 여는 기구(장비)이다.
stereotactic breast biopsy 정위유방생검	유방조영술이나 컴퓨터를 이용한 생검의 방법으로 유방병변에서 조직을 얻을 때 사용한다.
transvaginal ultrasonography (TVS) 질경유초음파검사	질의 내부에 변환기를 사용하여 난소, 자궁, 자궁경부, 난관 등 주변을 초음파로 볼 수 있는 장치이다. 난소 낭종이나 종양 등을 진단하거나 임신 모니터링에 사용되며, 불임의 치료로 배란을 확인하기 위해 사용된다.
ultrasonography 초음파검사	고주파음을 이용하여 조직 혹은 기관의 사진을 보게 된다. 임신, 다태임신, 기형을 진단하기 위해 산과에서 사용되며 또한 태아를 측정하고 연구하기 위해 사용한다.

vacuum extraction 진공분만, 흡인분만	진공을 응용한 태아의 만출을 유도하는 분만 방법으로 두피의 부종이나, 태아의 뇌손상을 초래할 위험도 있다.
version 태아회전(술)	자궁 속에 이상위치로 되어 있는 태아를 정상위치로 돌려주는 것이다.

4) 약어(Abbreviations)

약 어	원 어	의 미
AFP	alpha-fetoprotein	알파태아단백질
AIDS	acquired immunodeficiency syndrome	후천성면역결핍증
AIH	artificial insemination	인공정액주입, 인공수정
BPH	benign prostatic hypertrophy	양성전립샘 비대증
BTL	bilateral tubal ligation	양쪽자궁관묶음(난관결찰)
CS, C-section	cesarean section	제왕절개
CVS	chorionic villus sampling	융모막돌기 샘플링
D & C	dilatation & curettage	자궁목관확장과 내막소파술
D & E	dilatation & evacuation	자궁긁어냄술, 자궁목확장
DRE	digital rectal examination	직장손가락검사(직장수지검사)
DUB	dysfunctional uterine bleeding	기능장애자궁출혈
ECMO	extracorporeal membrane oxygenation	체외막산소요법
ED	erectile dysfunction	발기부전
EDC	estimated day of confinement	출산예정일
FTA-ABS	fluorescent treponema antibody absorption	형광매독항체흡수검사
HCG	human chorionic gonadotropin	사람융모생식샘자극호르몬
HIV	human immunodeficiency virus	인간면역결핍바이러스
IUD	intrauterine device	자궁내장치(피임기구)
IVF	in vitro fertilization	시험관수정(체외수정)
LMP	last menstrual period	최종월경기
PID	pelvic inflammatory disease	골반염증성 질환
PIH	pregnancy-induced hypertension	임신고혈압
PMS	premenstrual syndrome	월경전증후군
STD	sexually transmitted disease	성매개병
TAH	total abdominal hysterectomy	복식전체자궁절제(복식전자궁절제술)

약 어	원 어	의 미
TSS	toxic shock syndrome	독성쇼크증후군
TVS	transvaginal ultrasonography	질경유초음파검사
TUIP	transurethral incision of the prostate gland	전립샘의 요도경유절개
TURP	transurethral resection of the prostate gland	경요도전립샘절제
VDRL	venereal disease research laboratory test	매독혈청검사, VDR검사

E.X.E.R.C.I.S.E.S

01

다음 그림을 보고 해부학적 명칭을 쓰시오.

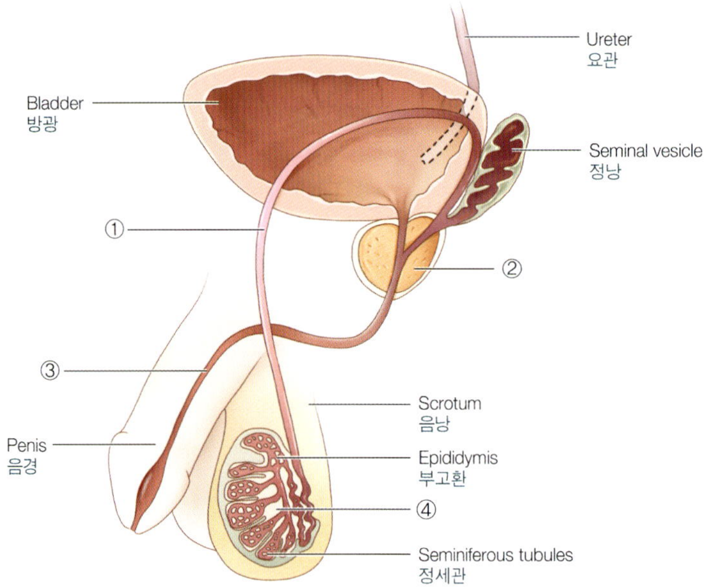

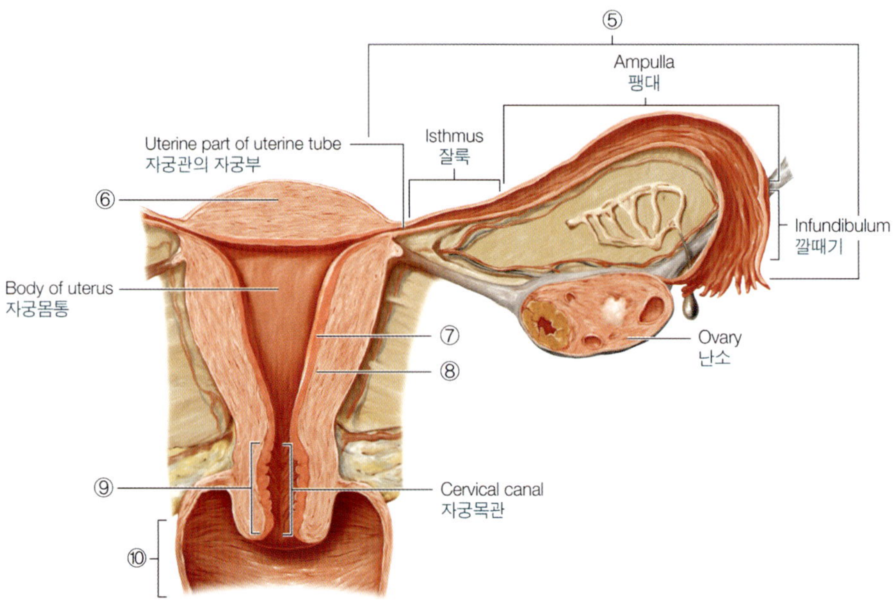

02

다음 괄호 안에 알맞은 용어를 쓰시오.

① 고환염 (　　　　　　　　　)
② 난포 (　　　　　　　　　)
③ 양성전립샘비대 (　　　　　　　　　)
④ 자궁 (　　　　　　　　　)
⑤ 황체 (　　　　　　　　　)
⑥ Bartholin's gland (　　　　　　　　　)
⑦ Endometrium (　　　　　　　　　)
⑧ Dysuria (　　　　　　　　　)
⑨ Seminal vesicles (　　　　　　　　　)
⑩ Testis (　　　　　　　　　)

03

다음 설명에 맞는 의학용어를 쓰시오.

① 방광 아래에 위치하여, 요도의 가장 아랫부분을 둘러싸고 있는 기관이다. 정액(semen)의 한 성분이 되는 알칼리성 분비물을 형성하는 샘(gland)으로, 이 분비물은 요도(urethra)의 산도를 중화시켜 정자(sperm)의 운동성(motility)을 유지하는 것은?
(　　　　　　　　　)

② 고환이 음낭 속으로 내려오는 것이 정지되어, 배안(abdominal cavity)이나 고샅굴(inguinal canal) 속에 위치하는 상태는? (　　　　　　　　　)

③ 스테로이드계열의 주요 남성호르몬으로서 기능은 남성 생식기관의 발달과 수염과 같은 2차 성징의 발달을 통해 남성의 특징을 갖도록 하는 것은? (　　　　　　　　　)

④ 포피구멍이 작거나 귀두와 유착되었기 때문에 포피가 반전이 불가능한 상태로, 치료는 포경수술(circumcision)을 하는 것은? (　　　　　　　　　)

⑤ 사춘기 이후부터 40대 후반부터 50대 초반까지 규칙적인 월경주기가 지속되다가, 이후 월경이 불규칙해지며 완전히 중단되게 되는 것은? (　　　　　　　　　)

⑥ 파열된 성숙난포에서 난자가 나가고 난 뒤, 형성되는 황색액체로 수정이 되지 않으면 퇴행하고 위축되며, 황체호르몬을 분비하는 것은? (　　　　　　　　　)

⑦ 저혈압에 의한 발열, 발진, 구토, 설사, 근육의 통증으로 심하면 쇼크나 사망에까지 이른다. 포도상구균과 연쇄상구균에 기인하여 솜마개(tampon)를 사용하는 여성의 월경에 영향을 주는 것은? (　　　　　　　　　)

⑧ 연쇄상구균, 포도상구균이 원인이며, 증상은 백질분비물이 현저하고, 치료는 항생제나 염증 부위의 정도에 따라, 전기지짐, 냉동요법, 원뿔절제를 시행하는 질환은?
(　　　　　　　　　)

⑨ 신생아의 신체 상태를 평가하는 것으로 외모와 피부색, 맥박 수, 자극에 대한 반응도, 신체활동성, 호흡의 5가지 항목에 각각 0, 1, 2점을 주어 측정하는 것은?
(　　　　　　　　　)

⑩ 배벽과 자궁을 배벽절개(laparotomy)하여 아이를 분만시키는 방법은?
(　　　　　　　　　)

A.N.S.W.E.R

01. ① 정관(vas deferens)
   ② 전립샘(prostate gland)
   ③ 요도(urethra)
   ④ 고환(testis)
   ⑤ 자궁관(uterine tube)
   ⑥ 자궁바닥(fundus of uterus)
   ⑦ 자궁근육층(myometrium)
   ⑧ 자궁속막(endometrium)
   ⑨ 자궁목(cervix)
   ⑩ 질(vagina)

02. ① Orchitis, Orchiditis
   ② Ovarian follicle
   ③ Benign prostatic hypertrophy(BPH)
   ④ Uterus
   ⑤ Corpus luteum
   ⑥ 바르톨린샘
   ⑦ 자궁속막
   ⑧ 배뇨장애
   ⑨ 정낭
   ⑩ 고환

03. ① Prostate gland 전립샘(전립선)
   ② Cryptorchism 잠복고환
   ③ Testosterone 테스토스테론(남성호르몬)
   ④ Phimosis 포경
   ⑤ Menopause 폐경
   ⑥ Corpus luteum 황색체
   ⑦ Toxic shock syndrome(TSS) 독성쇼크증후군
   ⑧ Cervicitis 자궁목염(자궁경부염)
   ⑨ Apgar score 아프가 점수
   ⑩ Cesarean section 제왕절개

MEDICAL TERMINOLOGY

11

C·H·A·P·T·E·R

내분비계통

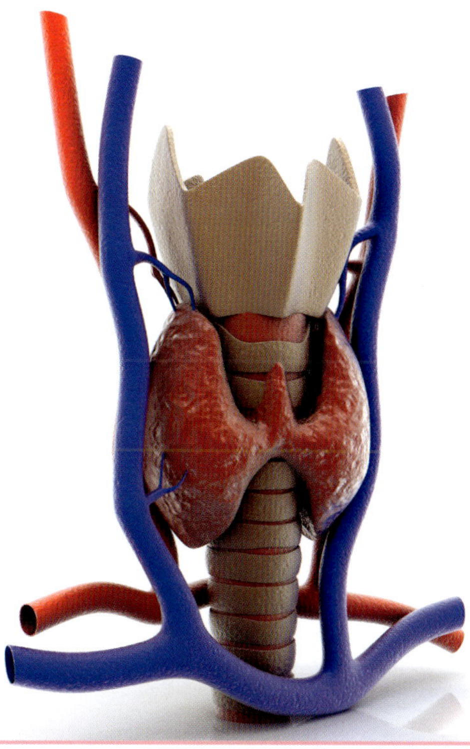

학·습·목·표

- 내분비계통의 기능과 관련된 해부학적 구조와 명칭을 설명할 수 있다.
- 내분비계의 증상 및 병리학적 용어를 정의할 수 있다.
- 내분비계의 치료 용어를 정의할 수 있다.
- 내분비계의 진단검사를 설명할 수 있다.
- 내분비계의 약어를 설명할 수 있다.

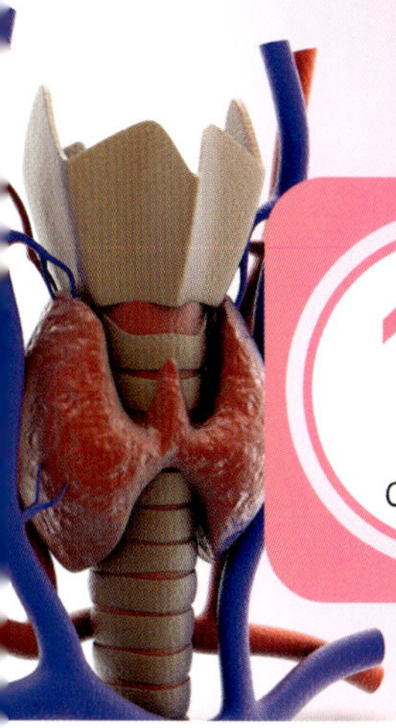

MEDICAL TERMINOLOGY

11 CHAPTER

내분비계통 Endocrine system

1 개요

내분비계통(endocrine system)은 호르몬을 이용하여 인간의 항상성을 유지하고 조절하는 기능을 담당한다. 체내의 혈당수준이 상승하면 이자에서 분비되는 인슐린의 양이 증가하고, 혈당수준이 낮아지면 인슐린의 분비가 감소해 혈당수준을 조절한다. 음성되먹임기전과 양성되먹임기전을 사용해 체내활동을 조절하며, 세포대사를 조절하는 화학적 물질인 호르몬을 분비하는 기관인 샘(gland, 선)과 수용체(receptor), 표적기관(target organ)으로 구성된다. 내분비샘에서 분비된 호르몬은 혈류를 통해 이동하기 때문에 분비샘은 대부분 모세혈관이나 정맥굴 가까이에 위치하며, 호르몬의 작용은 분비샘과 표적기관과의 물리적 거리에 크게 영향 받지 않는다.

2 해부학적 용어(Anatomical terms)

adrenal gland, suprarenals 부신, 콩팥위샘	콩팥(kidney, 신장) 위에 위치하는 샘(gland)으로 부신겉질(adrenal cortex)과 부신속질(adrenal medulla)로 구분된다.
ovaries 난소	여성의 하복부에 위치한 두 개로 된 샘(gland)이며, estrogen과 progesterone을 분비한다. Estrogen은 여성의 1차 생식기관의 성장을 자극하고 2차 성징을 발달시킨다. Progesterone은 임신(pregnancy)시 자궁내막을 제자리에 유지시키고, 월경을 방해하는데 관여한다. 유선분비를 자극하고 수정란의 착상을 위한 자궁준비를 하여 임신의 유지를 돕는다.

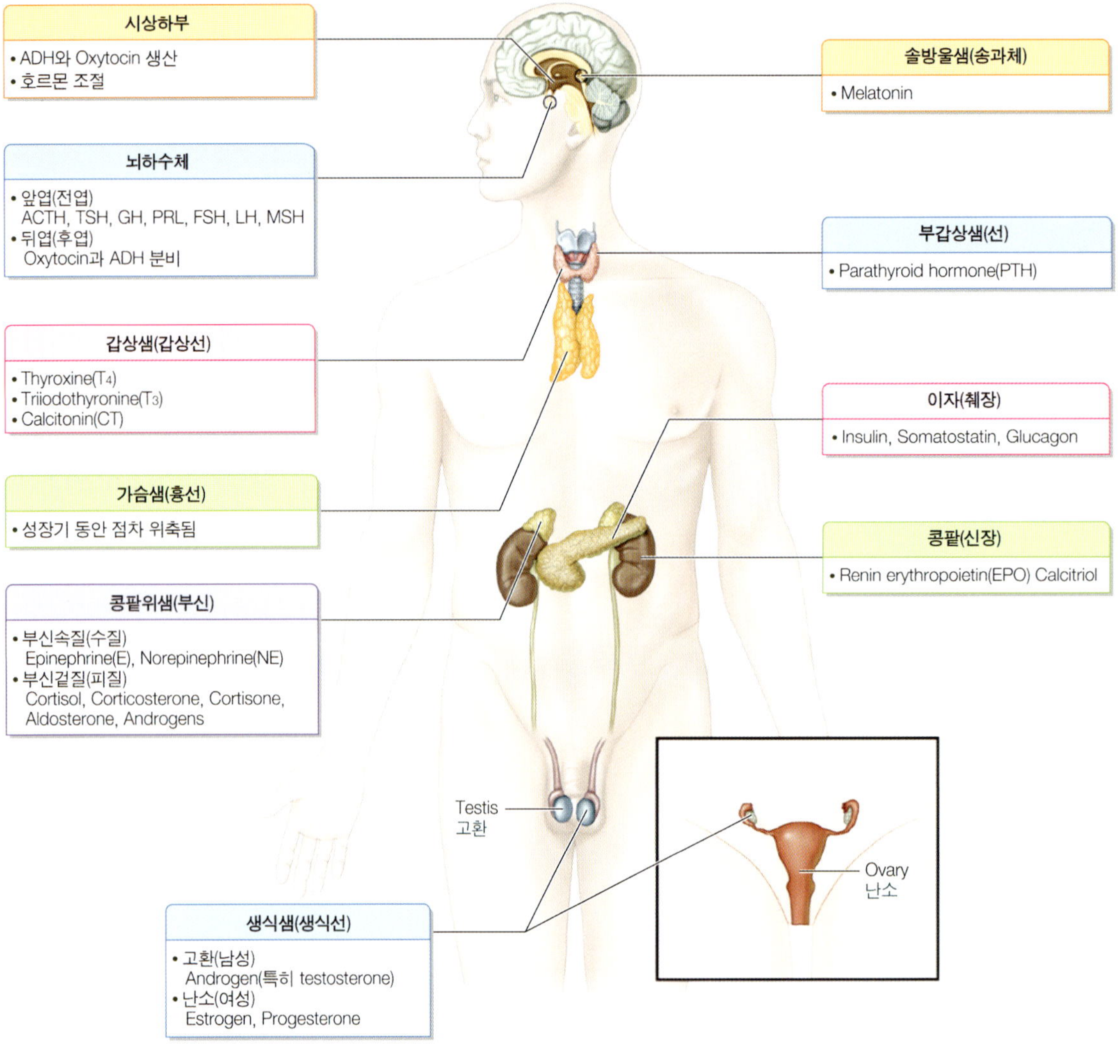

그림 11-1 내분비샘(Endocrine system)

pancreas 이자(췌장)	위(stomach) 아래에 위치하며 췌장 내에 있는 랑거한스섬(islets of Langerhans)에서 당질(sugars)대사와 관련된 insulin과 glucagon을 분비한다. Insulin은 당(sugars)이 혈액(blood)으로부터 신체의 세포(cell)로 이동할 때 필요하고 혈당수준을 저하시킨다. Glucagon은 췌장에 있는 내분비조직의 집합체이며 인슐린과 글루카곤을 포함한 다양한 호르몬을 분비하는 여러 세포로 구성되어 있다. 간을 자극하여 포도당을 유리시켜 혈당수준을 증가시킨다.
parathyroid glands 부갑상샘	갑상샘(thyroid gland) 뒷면 양쪽에 한 쌍씩 4개가 붙어 있고, 칼슘(calcium)을 뼈에서 혈류 속으로 이동시켜 칼슘이 정상적으로 유지되도록 하는 parathyroid hormone(PTH)을 분비한다.

pineal gland, epiphysis 솔방울샘	뇌(brain)의 제3뇌실에 위치하고, melatonin을 분비한다. 솔방울샘의 기능에 대해서는 명확하지 않지만 빛에 반응하여 행동과 성적 발달을 조절하는 것으로 알려져 있다.
pituitary gland 뇌하수체	완두콩만한 크기로 뇌(brain)의 나비뼈(sphenoid bone, 접형골)내에 위치하며, 뇌하수체앞엽(anterior pituitary gland)과 뇌하수체뒤엽(poserior pituitary gland)으로 나뉘고, 뇌하수체는 시상하부(hypothalamus)로부터 화학적 물질에 의하여 조절을 받는다.

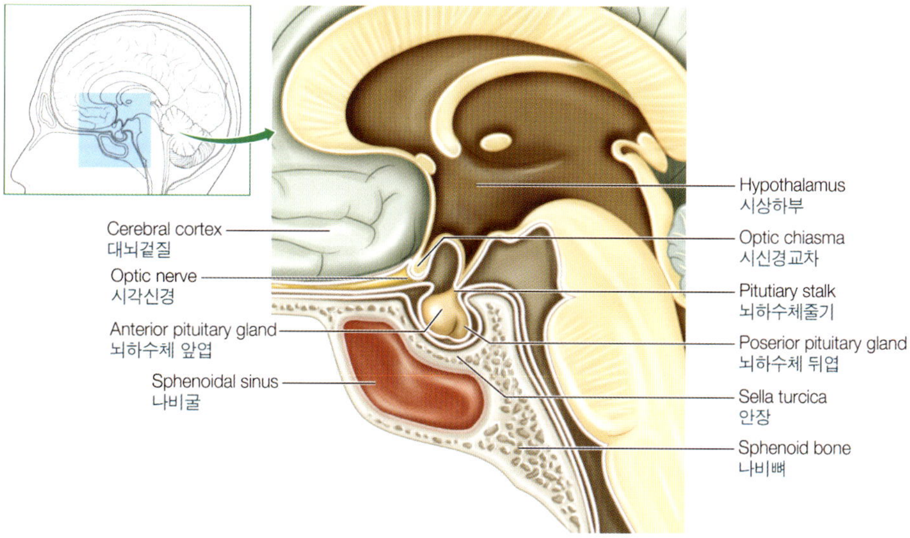

그림 11-2 뇌하수체의 위치(Pituitary gland, location)

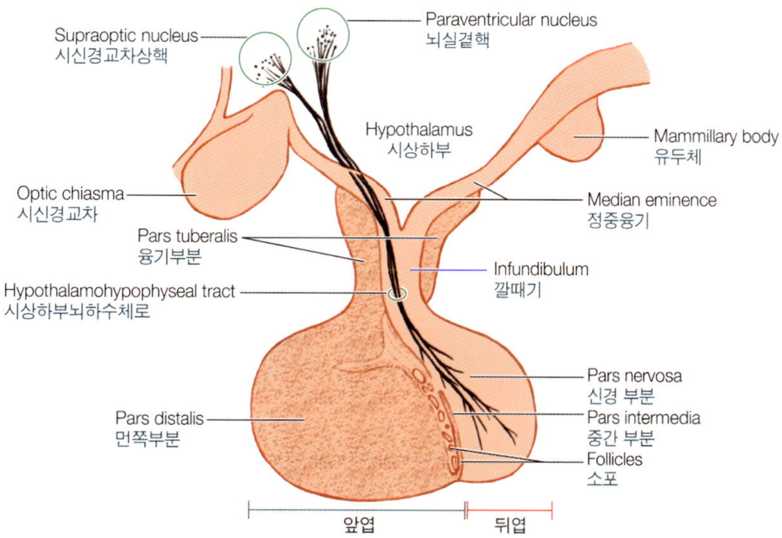

그림 11-3 뇌하수체(Pituitary gland)

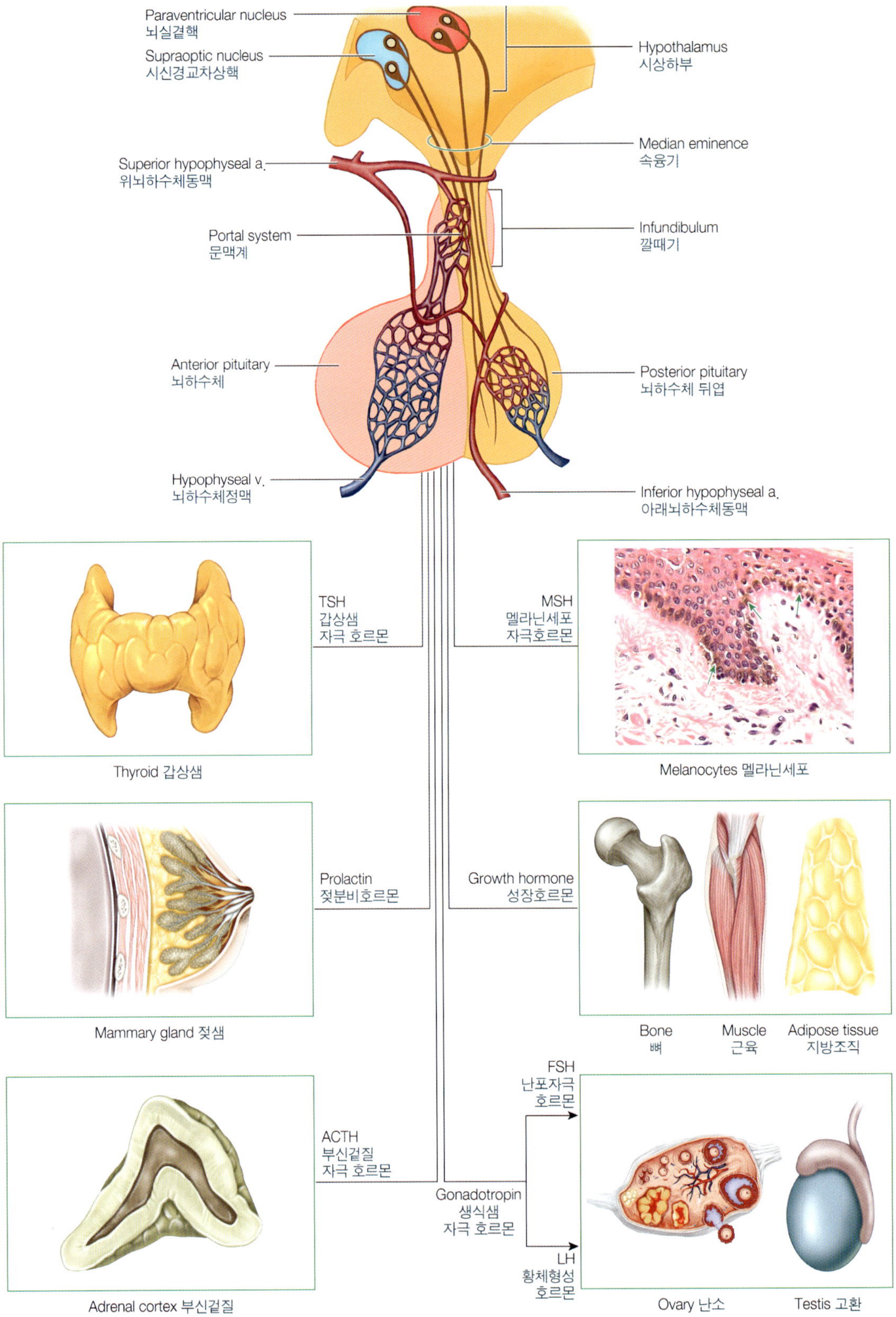

그림 11-4 뇌하수체 앞엽 호르몬(Anterior pituitary gland hormones)

testes 고환	남성의 서혜부위에 위치하며, 남성호르몬인 testosterone을 분비한다. testosterone은 생식기관의 발달과 성장을 자극하고 2차 성징의 발달에 도움을 주며, 정자세포의 성숙을 자극한다.
thymosin 티모신	면역성을 위해 필요한 T세포의 발달과 림프조직의 조기 발달에 중요하다.
thymus gland 가슴샘(흉선)	가슴세로칸(mediastinum)의 복장뼈(sternum) 뒤에 위치하며, 사춘기 이전의 가슴샘에서는 림프구(lymphocytes)를 생성하여, 항체 생산 기능을 하고 사춘기가 지나면서 가슴샘의 크기는 작아진다.
thyroid gland 갑상샘	목 부분의 기관(trachea) 양쪽에 위치하며, 신진대사(metabolism) 유지에 필요한 thyroxine(T_4), triiodothyronine(T_3)과 칼슘을 조절하는 calcitonin을 분비한다.
sphenoid bone 나비뼈	뇌하수체가 있는 두개골기저에 있는 뼈를 말한다.

3 의학용어(Medical terms)

1) 증상 및 징후와 관련된 용어

acidosis 산증	조절되지 않는 당뇨병에서 보이며 물질대사에 의해 생성된 산이 비정상적으로 축적된 상태를 말한다.
acromegaly 말단거대증	사춘기 이후의 성장호르몬(growth hormone)의 과다분비로 얼굴, 턱, 손, 발 등 팔다리 끝부위의 뼈가 성장한다.
adenomegaly 샘비대(선비대)	목 주변의 내분비샘의 증대 상태이다.
adenosis 샘증(선증)	샘의 비정상적인 상태를 말한다.

CHAPTER 11

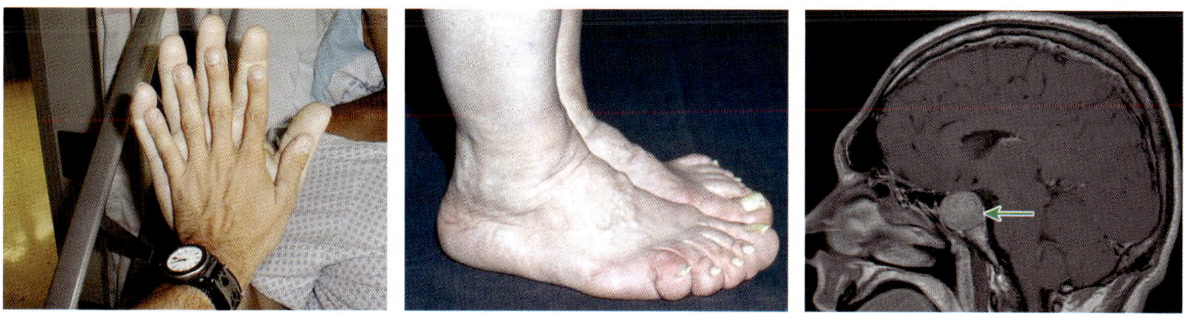

그림 11-5 말단거대증(Acromegaly)
A. 말단비대증 환자의 손, B. 말단비대증 환자의 발, C. 말단비대증 환자의 뇌하수체 종양

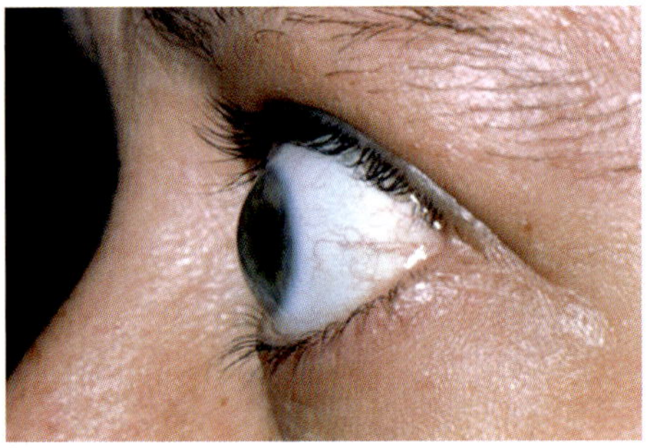

그림 11-6 안구돌출증(Exophthalmos)

adrenomegaly 부신비대	부신의 한쪽 또는 양쪽의 비대상태이다.
double vision 겹모임(복시)	두 눈을 뜨고 한 물체를 주시할 때, 주시하는 물체가 겹쳐져 2개로 보이는 것을 말한다.
dwarfism 난쟁이, 왜소증	연령에 해당하는 신체의 크기보다 매우 작은 상태이다.
exophthalmos 안구돌출증	안구의 염증, 안구종양, 갑상선 기능항진증 등에서 볼 수 있다.
gigantism 거인증	사춘기 이전의 성장호르몬(growth hormone)의 과다분비로 발생한다.
hyperglycemia 고혈당증	인슐린의 부족이나 비정상적인 기능으로 인해 혈당치가 비정상적으로 높은 상태이다.
insulin shock 인슐린 쇼크	인슐린 과용으로 인한 상태로서 저혈당이 나타난다.
ketoacidosis 케톤산증	조절되지 않는 당뇨병일 때 과도한 지방대사 결과로 신체에 비정상적인 케톤체가 축적되어 발생한 산증을 말한다.
ketosis 케톤증	케톤체가 혈액중에 증가하여 소변으로 배설되는 상태이다.
lethargy 졸음증(기면)	중간정도의 의식혼란이 동반되는 심한 졸음 상태이다.
polydipsia 다음증, 다음다갈증	심한 갈증의 비정상적인 상태를 말한다.
progeria 유전조로증	어린이 시기에 발생한 노쇠현상으로 체구가 작고, 안면과 치골부위의 체모가 없어지며, 피부에 주름이 많아지는 등의 증상이 있다.
tetany 테타니	근육의 경련상태로 저칼슘혈증 및 다른 요인으로 인해 발생할 수 있다.
virilism 남성화	여성에게 남성의 2차 성징이 나타나는데, 부신겉질(adrenal cortex)의 기능항진에서 나타난다.

2) 질환 및 병리학적 용어

Addison's disease 애디슨병, 부신기능부전	부신기능 저하증으로 부신피질의 glucocorticoid, mineralcorticoid의 부족으로 저혈당증(hypoglycemia), 저나트륨혈증(hyponatremia) 전해질장애, 체중감소(weight loss), 혈압저하, 빈혈, 피부의 melanin 색소 착색 등이 나타난다.
adenitis 샘염(선염)	림프절의 비대와 염증, 압통을 특징으로 하는 증상이다.
adrenal virilism 부신성남성화증	부신겉질의 androgen 과다분비로 여성에게 무월경(amenorrhea), 다모증(hirsutism), 여드름(acne), 유방위축 등이 나타난다.
adrenalitis 부신염	한쪽 또는 양쪽 부신의 염증상태이다.
adrenogenital syndrome 부신성증후군	부신피질의 안드로겐 과잉생산으로 인한 남성화 현상이 초래된 상태로서 선천적 또는 후천적으로 발생할 수 있으며, 보통 부신종양으로 인한다.
aldosteronism 알도스테론증	알도스테론(aldosterone)의 분비 과다로 인하여 전해질 대사에 이상을 가져온 상태를 말한다.
Conn syndrome 콘증후군	부신종양으로 인한 고알도스테론증을 말한다.
craniopharyngioma 머리인두종(두개인두종)	뇌하수체 종양
Cushing's syndrome 쿠싱증후군	부신겉질의 과형성증 또는 종양에 의해 호르몬 과다분비로 발생하며, 가장 현저한 증상은 비만증으로 몸체(trunk), 둥근달모양얼굴(moon face), 목덜미(buffalo hump) 등에 현저하다. 또한 고혈당(hyperglycemia), 골다공증(osteoporosis), 다모증이 나타난다.
diabetes insipidus 요붕증	항이뇨호르몬(ADH)의 부족으로 콩팥에서 물과 염분의 흡수를 못해 다뇨(polyuria), 다음다갈증(polydipsia) 등이 나타난다.
diabetes mellitus 당뇨병	당뇨병은 인슐린(insulin)의 분비 부족으로 생기는 질병으로, 증상은 당뇨(glycosuria), 다식(polyphagia), 다뇨(polyuria), 다음다갈증(polydipsia) 등이 있다. 당뇨병은 두 종류로 IDDM(insulin dependent diabetes mellitus)은 어린 시절에 발생하는 당뇨병이며, NIDDM(non-insulin dependent diabetes mellitus)은 성인에게서 발생한다.
endemic goiter 지방병성갑상샘종	정상음식물에 요오드성분의 함량이 적은 지방에서 발생하는 갑상샘 비대를 말한다.
glycosuria 당뇨	소변으로 당이 검출되는 것을 말한다.
goiter 갑상샘종	갑상샘의 비대로서, 목 앞부분의 종창을 초래한다.

CHAPTER 11

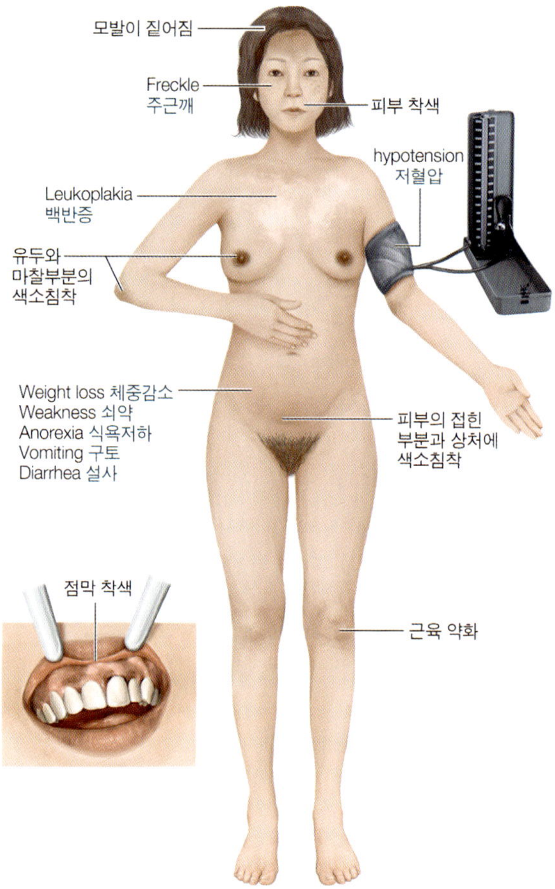

그림 11-7 애디슨병(Addison's disease)

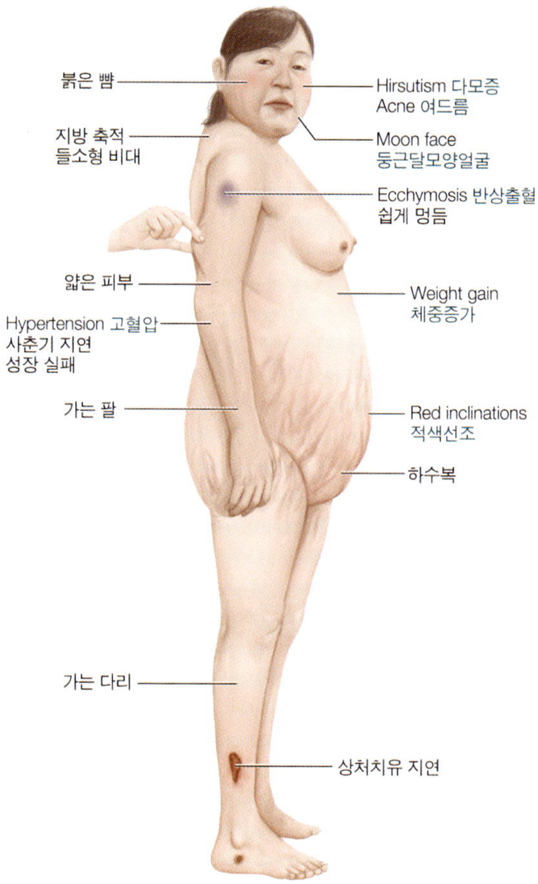

그림 11-8 쿠싱 증후군(Cushing's syndrome)

Hashimoto disease 하시모토병	자가면역장애로 인한 만성 갑상샘염을 말한다.
hirsutism, hypertrichosis (남성형)다모증	여성에게 체모가 많이 나는 것으로 steroid 약의 복용, 부신기능항진증 등에서 볼 수 있다.
hyperparathyroidism 부갑상샘기능항진증	부갑상샘 호르몬의 증가로 뼈에서 칼슘이 혈액속으로 이동하여 골절(fracture)과 골다공증(osteoporosis), 신결석(renal calculi), 과칼슘혈증(hypercalcemia), 근육약화 등이 나타난다. 이로 인해 낭성섬유성 골염(osteitis fibrosa cystica)이 생기며, 외과적 치료로 부분적 부갑상샘절제술(parathyroidectomy)을 한다.
-cretinism 크레티니즘	영아기나 어린 시절에 나타나는 갑상샘 기능저하증으로 선천적 질환이며, 신체적 정신적 발육이 지연되고 추위를 타고, 맥박이 늦고, 키가 작고, 비만(obesity)한 외모를 보인다.

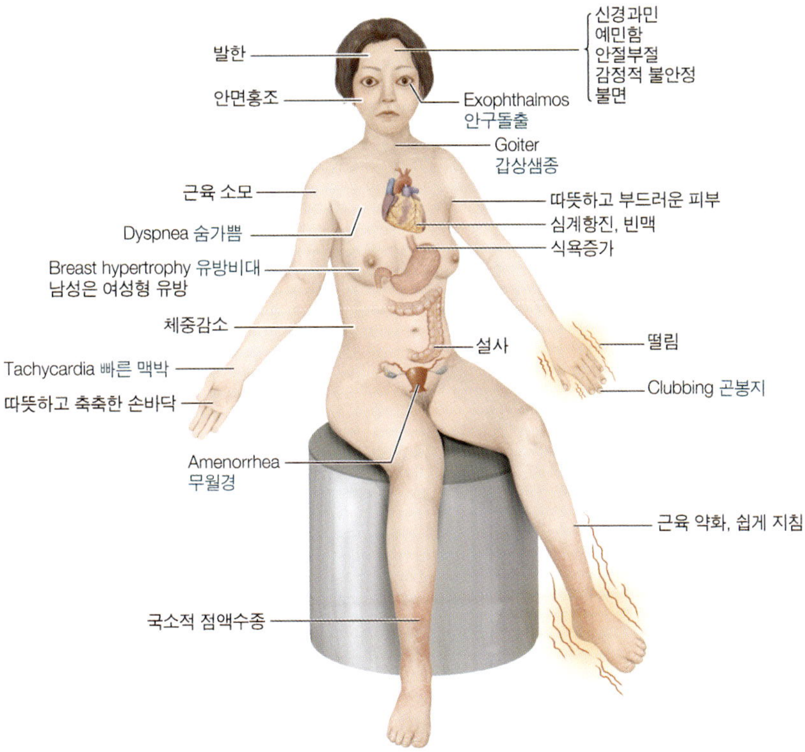

그림 11-9 갑상샘기능항진증(Hyperthyroidism)

-myxedema 점액수종	성인에게 나타나는 갑상샘 기능저하증으로 후천적 질환이며, 피부가 건조하고 차고 두껍고, 부종(edema)이 있으며 죽상경화증(atherosclerosis)이 나타나기도 한다.
hyperthyroidism 갑상샘기능항진증	exophthalmic goiter, thyrotoxicosis, Grave's disease로 알려져 있고, 갑상샘 호르몬의 과다생산에 의해 오며, 증상은 안구돌출증(exophthalmos), 심계항진(palpitation), 행동과다(excessive activity), 정서적 불안정(nervousness), 갑상샘비대, 체중감소, 더위를 참지 못하는 것 등이다.
hypocalcemia 저칼슘혈증	혈액 내의 칼슘 농도가 정상보다 낮은 상태이다.
hypoglycemia 저혈당증	혈당치가 비정상적으로 감소된 상태이다.
hypokalemia 저칼륨혈증	혈액 내의 칼륨 함량이 정상보다 낮은 상태이다.
hyponatremia 저나트륨혈증	혈액 속의 나트륨 농도가 정상 미만으로 낮아진 상태이다.
hypoparathyroidism 부갑상샘 기능저하증	부갑상샘 호르몬의 부족으로 칼슘이 뼈로부터 혈액 속으로 이동할 수 없어, 근육(muscle)과 신경(nerve)이 약해지고, 근경련(muscle spasm)이 있는 tetany가 발생된다.

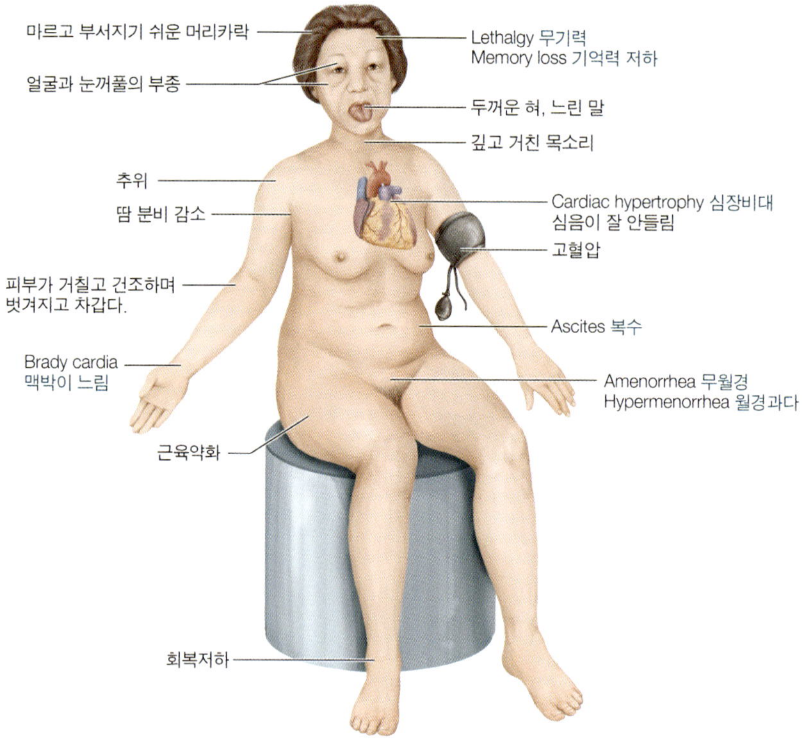

그림 11-10 갑상샘기능저하증(Hypothyroidism)

hypothyroidism 갑상샘기능저하증	갑상샘 기능저하로 발생되며, 피로, 신체적 정신적으로 무기력해지고 변비, 체중증가 등이 나타난다.
metabolic syndrome 대사증후군	제2형 당뇨병 및 다른 대사장애와 관련하여 인슐린에 대한 세포저항으로 인한 고혈당 상태를 말하며, X증후군 또는 insulin resistance syndrome 인슐린 저항증후군이라고도 한다.
nodular goiter 결절성갑상샘종	시진 또는 촉진에 의해 확인된 갑상샘 증대 부위의 일부가 결절성 형태를 보인다.
pheochromocytoma 크롬친화세포종, 갈색세포종	부신속질의 종양으로 epinephrine과 norepinephrine을 과도하게 분비하여, 고혈압(hypertension), 심계항진(palpitation), 두통(headache), 얼굴이 붉어지고, 땀이 나는 등의 증상이 나타난다.
Simmonds disease 시몬즈병	뇌하수체 전체의 기능저하(panhypopituitarism; 범뇌하수체 기능저하증)로 보통 허혈로 인해 발생하며, 뇌하수체 악액질 상태다.
Simmonds disease, panhypopituitarism 시몬드병, 범하수체기능저하증	체중감소, 전신쇠약, 서맥(bradycardia), 저혈압(hypotension), 성기와 가슴의 위축으로 일찍 늙게 되는 경향이 있다.

thyroid carcinoma 갑상샘암	갑상샘에 생긴 암의 총칭이다.
thyroid storm 갑상샘 위기	치료되지 않았거나 제대로 치료되지 않는 갑상샘기능항진증 환자에서 나타나며 갑작스럽게 발생하는 갑상샘 중독 현상으로 질병이나 외상으로 인해 올 수 있다.
thyroiditis 갑상샘염	갑상샘에 생긴 다양한 유형의 염증질환을 말한다.
thyrotoxicosis 갑상샘중독증	과다한 갑상샘호르몬으로 인한 상태

3) 진단검사 및 수술적 용어

절제술(적출술)은 인체의 각 부위를 외과적 수술로 제거해 내는 것이다. 부위별 적출술의 종류는 다음과 같다.

adenectomy 샘적출술, 선적출술	샘을 외과적으로 절제해 내는 수술방법이다.
adrenalectomy 부신절제술	부분 또는 전체 부신의 종양이나 부신암의 절제를 위해 시행하는 수술이다.
Chvostek's sign 크보스테크징후	저칼슘혈증(hypocalcemia)의 경련성저칼슘혈증(tetany hypocalcemia) 발생 시 안면신경을 두드리면(tapping) 안면 근육의 단일 수축(twitching) 또는 구축(contracture)을 유발하여 안면신경의 과흥분 상태가 발생한다.
fasting blood sugar(FBS) 공복혈당	8시간에서 10시간 공복 후 혈액 채취하여 혈당을 측정한다. 높은 혈당은 당뇨병을 나타낸다.
free thyroxine index(FTI, T_7) 유리티록신지수	갑상샘 기능장애를 진단하기 위해 사용되며, T3과 흡수된 T4의 양에 기초하여 계산한 것이다.
glycosylated hemoglobin (Hb A1c)test 당화혈색소검사	혈색소와 결합한 포도당치를 측정하는 검사로서 2~3개월에 걸친 평균 혈당치를 반영하며 당뇨병의 장기간 치료를 평가하는데 사용된다. 당화혈색소 검사라고도 한다.
glycosylated hemoglobin 당화헤모글로빈	적혈구의 수명동안 평균 혈당축적도를 측정하는 혈액검사이다. 결과는 검사 전 6~8주 동안의 환자의 평균 혈당수치를 나타내며 당뇨치료를 모니터링하는데 유용한 도구가 된다(hemoglobin A1C라고도 함).
hypophysectomy 뇌하수체절제술	뇌하수체를 제거하는 수술이다.
oral glucose tolerance test (OGTT) 경구포도당부하검사	공복 시 포도당을 투여한 후 혈장 포도당치를 측정하는 것이다. 포도당 투여 2시간에 측정한 혈당치가 200mg/dL이거나 그 이상이면 당뇨병을 의미한다.

CHAPTER 11

parathyroidectomy 부갑상샘 절제술	부갑상샘의 종양이나 부갑상샘암 등의 치료를 목적으로 절제해 내는 수술방법이다.
radioactive iodine uptake test(RAIU) 방사선요오드흡수검사	갑상샘의 기능을 평가하는 것으로서, 갑상샘이 방사성 요오드를 흡수하는 것을 측정하는 검사이다.
radioactive iodine uptake (RAIU) 방사성요오드섭취율	갑상샘의 기능을 측정하는 핵의학검사. 방사성 요오드는 환자가 구강으로 섭취하며, 이것이 흡수된 이후에 갑상샘 측정한다.
radioimmunoassay(RIA) 방사선 면역분석검사	방사성 호르몬 물질과 특수 항체를 사용하여 혈장 내 호르몬치를 측정하는 검사이다.
specific gravity of urine 요비중	요의 농축력(네프론의 기능)을 임상적으로 가리키는 값이다(정상치 1.010~1.030).
thymectomy 가슴샘절제술	가슴샘에 양성이나 악성 종양시에 수술로 절제하는 것이다.
thyroidectomy 갑상샘절제술	갑상샘에 발생한 병변의 완전한 제거를 위해 갑상샘과 주변 림프절을 절제해 내는 수술이다.
thyroid scan 갑상샘 스캔	갑상샘의 크기, 모양, 기능을 보여주는 핵의학검사. 갑상샘을 시각화하기 위한 방사선 물질을 환자에게 주입한다. 스캐너가 목 주위를 통과하면 영상이 기록되며, 종양이나 작은 혹을 발견하기 위해 사용한다.
thyroid-stimulating hormone level 갑상샘자극호르몬수준	혈액 내 갑상샘자극 호르몬의 양을 측정하는 검사이다. 갑상샘 항진증 진단과 갑상샘대체요법을 받는 환자의 모니터링에 사용된다.
thyroxine level(T_4) 티록신수준	환자의 혈액내의 티록신 양을 직접 측정하는 혈액 연구이다. 평균치보다 과도한 수치는 갑상샘 항진증을 나타내고 평균보다 적은 수치는 갑상선 저하를 나타낸다.
thyroxine-binding globulin (TBG) test 티록신 결합글로불린 검사	혈액 내 T_4와 결합하는 주단백질을 측정하는 검사이다.
water deprivation test 수분 제한검사	요붕증의 여러 가능한 원인 중 발병 원인을 감별한다. ≧126mg/dL 당뇨병을 의미한다.

4) 약어(Abbreviations)

약 어	원 어	의 미
ACTH	adrenocorticotropic hormone	부신겉질자극호르몬
ADH	antidiuretic hormone	항이뇨호르몬
BMR	basal metabolic rate	기초대사율
BS	blood sugar	혈당
DI	diabetes insipidus	요붕증
DM	diabetes mellitus	당뇨병
FBS	fasting blood sugar	공복혈당
FSH	follicle-stimulating hormone	난포자극호르몬
FTI, T_7	free thyroxine index	유리티록신지수
GH	growth hormone	성장호르몬
HbA1c	glycosylated hemoglobin	당화혈색소 검사
IDDM	insulin dependent diabetes mellitus	인슐린의존성당뇨병
LH	lutenizing hormone	황체형성호르몬
NE	norepinephrine	노르에피네프린
NIDDM	non-insulin dependent diabetes mellitus	비인슐린의존성당뇨병
OGTT	oral glucose tolerance test	경구포도당부하검사
PRL	prolactin	프로락틴
PTH	parathyroid hormone	부갑상샘호르몬
RAIU	radioactive iodine uptake	방사성요오드섭취율
RIA	radioimmunoassay	방사선 면역분석검사
T_3	tetraiodothyronine, thyroxine	테트라요오드타이로닌, 티록신
T_4	thyroxine level	티록신수준
TSH	thyroid stimulating hormone	갑상샘자극호르몬

E.X.E.R.C.I.S.E.S

01

다음 그림을 보고 해부학적 명칭을 기술하시오.

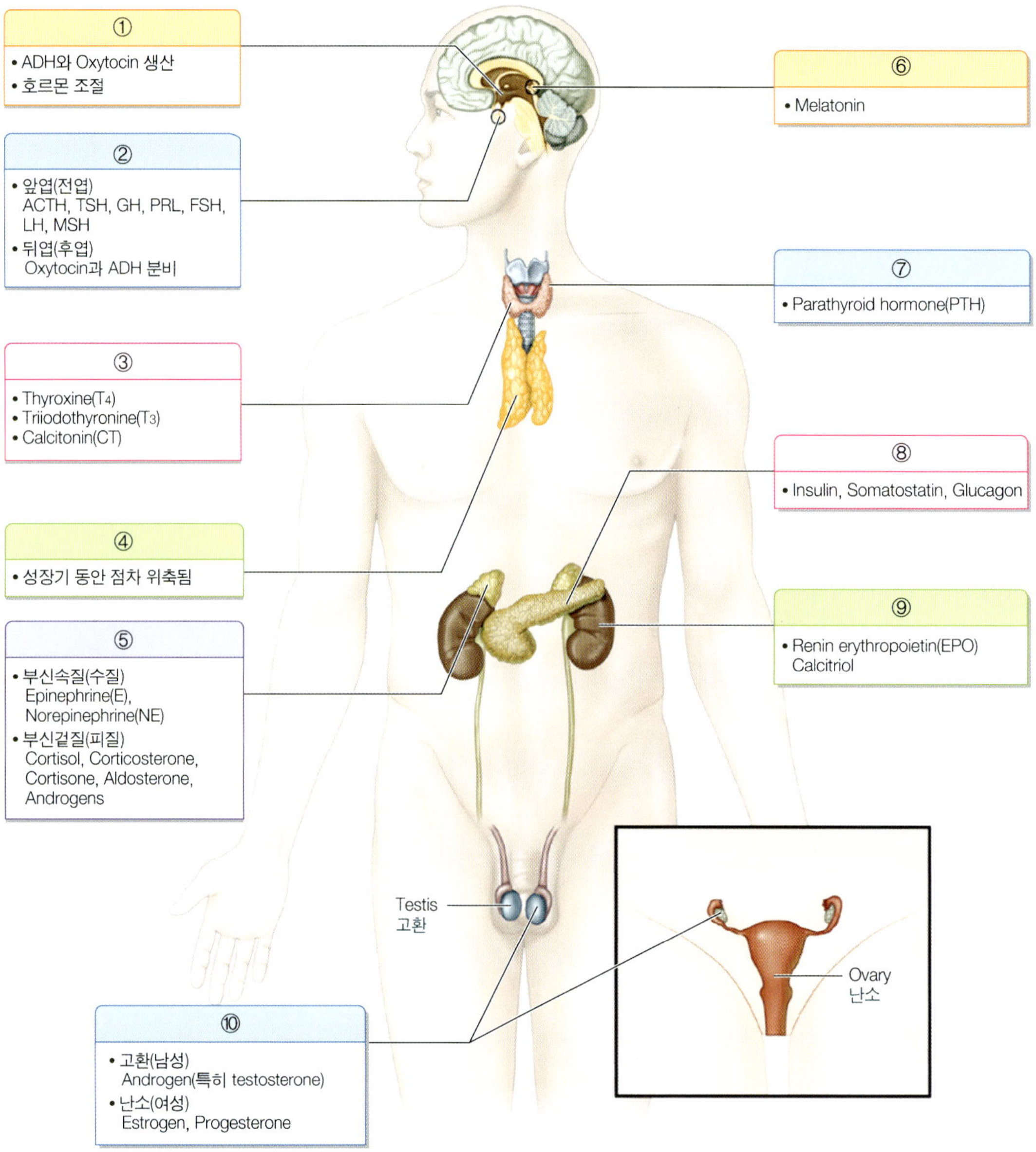

02

다음 괄호 안에 알맞은 용어를 쓰시오.

① 말단거대증 (   )
② 당뇨 (   )
③ 갑상샘기능저하증 (   )
④ 공복혈당 (   )
⑤ 경구포도당부하검사 (   )
⑥ 부갑상샘절제술 (   )
⑦ ADH (   )
⑧ DM (   )
⑨ GH (   )
⑩ PTH (   )

03

다음 설명에 맞는 의학용어를 쓰시오.

① 당질대사와 관련된 인슐린과 글루카곤을 분비하는 것은? (   )
② 칼슘을 뼈에서 혈류로 이동시켜 칼슘이 정상적으로 유지되도록 하는 PTH를 분비하는 것은? (   )
③ 가슴세로칸의 복장뼈 뒤에 위치하는 내분비기관은? (   )
④ 성인기의 성장호르몬 과다분비로 손, 발 등 사지말단 부위의 뼈가 신장되는 질환은? (   )
⑤ 부신겉질의 과형성증 또는 종양에 의한 호르몬 과다분비로 발생하며, 비만증, 고혈당, 골다공증, 다모증이 나타나는 질환은? (   )
⑥ 인슐린 과용으로 인한 저혈당 상태는? (   )
⑦ 근육의 경련 상태로 저칼륨혈증 및 다른 요인으로 발생가능한 상태는? (   )
⑧ 식사 후 8시간에서 10시간 공복 후 혈액을 채취하여 혈당을 측정하는 것은? (   )
⑨ 요의 농축력을 통해 콩팥의 기능을 측정하는 것은? (   )
⑩ ADH의 부족으로 콩팥에서 물과 염분의 흡수를 못해 다뇨와 다음, 다갈 증상이 나타나는 질환은? (   )

A.N.S.W.E.R

01. ① 시상하부
② 뇌하수체
③ 갑상샘(갑상선)
④ 가슴샘(흉선)
⑤ 콩팥위샘(부신)
⑥ 솔방울샘(송과체)
⑦ 부갑상샘(선)
⑧ 이자(췌장)
⑨ 콩팥(신장)
⑩ 생식샘(생식선)

02. ① acromegaly
② diabetes mellitus
③ hypothyroidism
④ fasting blood sugar
⑤ oral glucose tolerance test
⑥ parathyroidectomy
⑦ antidiuretic hormone
⑧ diabetes mellitus
⑨ growth hormone
⑩ parathyroid hormone

03. ① pancreas, 췌장
② parathyroid glands, 부갑상샘
③ thymus gland, 가슴샘
④ acromegaly, 말단거대증
⑤ cushing's syndrome, 쿠싱증후군
⑥ insulin shock, 인슐린 쇼크
⑦ tetany 테타니
⑧ fasting blood sugar, 공복혈당
⑨ specific gravity of urine, 요비중
⑩ diabetes insipidus, 요붕증

MEDICAL TERMINOLOGY

12 CHAPTER

정신장애

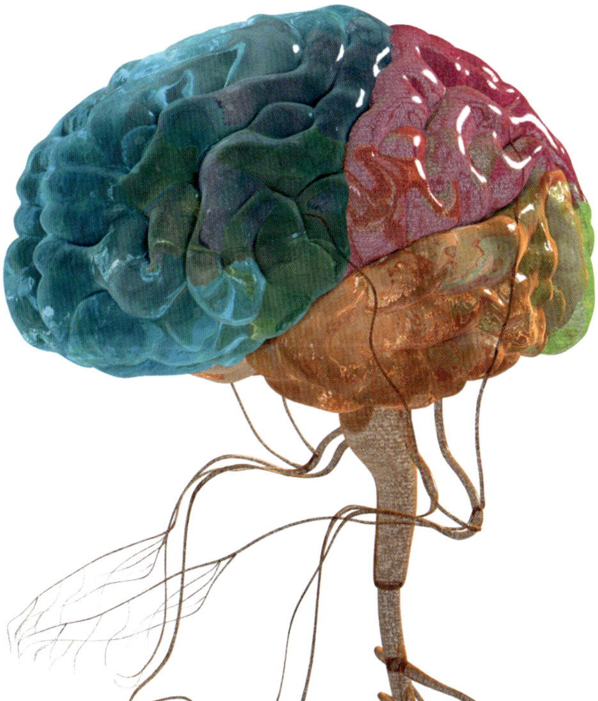

학·습·목·표

- 정신장애와 관련된 증상 및 병리학적 용어를 정의할 수 있다.
- 정신장애와 관련된 치료 용어를 정의할 수 있다.
- 정신장애와 관련된 약어를 설명할 수 있다.

12 CHAPTER 정신장애 Psychiatric disorder

1 개요

정신장애(psychiatric disorder, mental disorder)는 정신 능력이 원활하지 못하거나 정서적 균형의 장애로 일상생활이나 사회생활에서 어려움이 있는 병적인 정신 상태를 말한다. 유전적이거나 물리적인 충격, 화학적 요인, 생물학적 요인에 의해 발생이 가능하며, 심리학적, 사회문화적 요인에 의해서 영향을 받을 수 있다. 일상에서도 부적절한 행위와 기능의 결여가 명백하게 나타나는 질환이다.

2 의학용어(Medical terms)

1) 증상 및 징후와 관련된 용어

major depression 주요우울증	한 번 또는 그 이상의 중한 우울 기간이 있고 조증과 경조증의 과거력이 전혀 없는 것이 특징적인 정신장애이다.
aggression 공격성	분노, 화, 증오에 따른 강압적으로 목적이 있는 행위로, 언어나 행동으로 모두 표현이 가능하다.
ambivalence 양가성	상반되는 감정이 동시에 존재하는 상태이다.
amnesia 기억상실, 건망증	
anxiety 불안	특정한 대상이 없는 막연한 두려움이다.
autism 자폐증	외부 정보에 의하여 수정을 받지 않는 주관적·자기중심적인 사고 또는 행동이 우세한 상태이다.
cachexia 악액질	심각하게 손상된 건강, 영양결핍 그리고 에너지 소모상태이다.

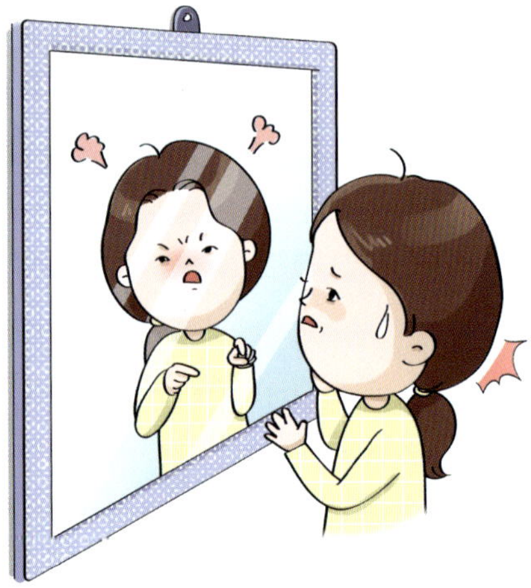

그림 12-1 피해망상(Persecutory delusion)

circumstantiality 우원증	결론에 도달하기까지 오랜시간 엉뚱한 방향의 사고를 하며, 주제와 상관없거나 부분적인 이야기에 지나치게 시간이 걸린 후 최종 핵심주제에 관한 사고와 이야기가 가능해지는 현상이다.
compulsion 강박(행위)	자신의 행동의 불필요하다는 것을 알면서도 그 행동을 반복하지 않고는 견딜 수 없는 병적인 상태이다.
confabulation 작화증	최근의 기억장애가 있는 환자가 이를 무의식적으로 가상적인 이야기로 메우는 것이다.
conversion 전환	불안이 신체증상으로 나타나는 무의식적인 방어기전이다.
delirium 섬망	사고, 기억, 감각 등의 인식과정의 전반적 장애로 현실에 대한 판단력이나 지남력의 장애이다.
delusion 망상	병적인 잘못된 판단이나 생각으로 객관적이고 명백한 증거에도 자신의 신념이 옳다고 주장하는 것이다.
-persecutory delusion 피해망상	타인이 자기를 비판하거나 해치거나 해롭게 할 것이라 믿는다.
-grandiose delusion 과대망상	자기 자신을 실제보다 더욱 위대한 사람으로 믿는다.
-reference delusion 관계망상	주위에서 일어나는 사실이 모두 자신과 관련되어 일어난다고 믿는다.
disorientation 지남력상실, 부위감각상실	주위환경 중 공간(space), 시간(time) 및 사람(person)을 인지하는 능력이 상실된 상태이다.

dissociation 해리, 분리	감정적 갈등을 해소하고, 개인을 불안에서 해방시키기 위한 무의식적 정신작용 과정인 방어기전의 하나이다.
dysphoria 불쾌감	못마땅하여 기분이 좋지 않은 느낌이다.
euphoria 도취감, 다행감	상황과 걸맞지 않게 느끼는 병적인 행복감이다.
hallucination 환각	외부의 자극이 없는데도, 마치 외부에서 자극이 들어온 것처럼 지각하는 현상으로, 지각의 종류에 따라 환청(auditory hallucination), 환시(visual hallucination), 환촉(tactile hallucination), 환미(hallucination of taste), 환후(olfactory hallucination) 등이 있다.
illusion 착각	받아들여진 자극이 잘못 판단되는 현상이다.
incoherent 지리멸렬	도무지 줄거리를 알 수 없는 이야기를 계속하는 경우이다.
mania 조증	과대적 정동상태, 의기양양, 자극성 항진, 대변, 운동성 증가를 특징으로 하는 정신장애의 병상으로 특히 조울병의 조형이다.
mental retardation 정신박약, 정신발달지체	지능의 발육이 제대로 이루어지지 않아 평균적인 일반인의 지능보다 낮은 상태에 머물러 있는 경우이다.
narcissism 나르시시즘, 자기애	일반적 특징이 과장되게 나타난 자기 자신에 대한 사랑, 자기애를 말한다.
negativism 거부증	주어진 것에 대해 저항하거나 반대하는 행동이다.
neologism 신어조작증	자기만이 아는 의미를 가진 새로운 말을 만들어 내는 현상이다.
obsession 강박관념, 편집상태	어떤 생각에서 벗어나려 하는데도, 벗어나지 못하고 반복해서 같은 내용의 생각 때문에 고통을 받는 경우이다.
phobia 공포증	특정한 대상에 대한 심한 두려움이다.
stereotypy 상동증(자동반복증)	같은 행동을 반복하는 것이다.

2) 질환 및 병리학적 용어

acrophobia 고소공포증	높은 곳을 두려워하는 공포장애이다.
agoraphobia 광장공포증	집을 떠나서 낯선 곳에 가기를 두려워하는 공포장애이다.
anorexia nervosa 신경성 식욕부진	식욕부진, 체중감소, 무월경의 특징적인 증상을 보이며 환자들은 자신들이 비만하다고 생각하며, 살찌는 것에 대한 강박적 충동으로 밥맛이 없고 나중에는 음식을 혐오하게 된다.

bulimia 폭식증	주로 여성에게 일어나며 수면, 복통, 자발성 구토가 일어날 때까지 대식을 계속하는 발작이 특징이며, 먹는 것을 자발적으로 멈추지 못한다는 두려움과 대식 후에 오는 자기비난, 우울한 심정 등이 나타난다.
bulimia nervosa 신경성 폭식증	구토나 설사제를 남용한 후에 폭식을 유발하는 식이장애이다.
claustrophobia 밀폐공포(폐쇄), 협소공포	감금될까 두려워서 좁은 곳을 무서워하는 공포장애이다.
conversion disorder 전환장애	감각기관이나 수의운동의 극적인 기능상실을 주증상으로 하는 장애로, 실제 신체적 질병없이 단순히 심리적 갈등이 일어나는 경우로 과거 히스테리라는 병명이었다.
delirium tremens 진전섬망	장기간 심한 폭주를 계속하던 사람이 다른 신체질환 또는 외상 등으로 갑자기 음주를 중단했을 때 나타나는 섬망상태이다.
dementia 치매	정상적인 지능, 의지, 기억 등이 어떤 이유 등으로 영구적으로 점차 상실되어 가는 상태이다.
disorientation 지남력 장애	현재의 때와 장소 또는 만나고 있는 사람에 대해서 모르거나 잘 알지 못하는 상태이다.
exhibitionism 노출증	자신의 신체, 특히 성기를 노출시켜 성적 만족을 갖는 경우이다.
fetishism 여성물건애, 물품음란증	남성 특유의 변태성욕으로 여성의 물건으로 성적 만족을 반복해서 갖는 것이다.
hypochondriasis 건강염려증	비현실적으로 자신이 중병을 가지고 있다는 공포나 믿음에 사로잡혀 있고, 신체증상이나 감각을 비정상으로 생각함을 주증상으로 한다. 자신이 느끼는 신체적 증상이나 감각을 입증할 만한 근거는 없다.
involutional melancholia 퇴행기(갱년기) 우울병	갱년기에 나타는 우울증으로 죄책감(guilt), 불면증(insomnia), 체중감소(weight loss) 등이 나타난다.
KorsaCoff's psychosis 코르사코프 정신병	장기간의 알코올 음주 후 오는 기질성, 외인성 정신병이며, 기억력장애가 주증상이고, 지남력장애, 작화증(confabulation)을 일으킨다.
manic-depressive illness 조울병	조증과 우울증의 변화가 심한 정동장애이다.
Personality disorder(P.D) 성격장애(인격장애)	지속적인 행동양상과 성격이 사회적인 기능을 하는데 장애를 일으키는 현상이다. 모두 10가지 유형으로 구분되며, 행동의 특징이 비슷한 것끼리 묶어 A군, B군, C군의 형태로 분류한다.
[A군] -paranoid P.D 편집(망상)성 인격장애	부당한 의심, 사람을 믿지 않고 지나치게 과민(hypersensitivity)하고 정서의 제한 등을 보인다.

-schizoid P.D. 정신분열성 인격장애	타인에 대해 따뜻하고 부드러운 느낌이 없고 무관심하고, 사회적 관계 형성 능력의 결함 등을 보인다.
-schizotypa P.D 분열형 성격장애	정신분열병은 아니지만 매우 기이하고 괴찌스러운 사고와 행동, 지각, 언어 행태를 보이는 현상이다.
[B군] -antisocial P.D 반사회성 성격장애	가정과 사회에 큰 불편과 물의를 일으키며, 타인의 권익을 침해하는 반사회적 행동이 만성적으로 반복되는 이상성격이다.
-borderline P.D 경계성 성격장애	대인관계·행동·기분·자기에 대한 평가나 느낌 등 여러 방면에서 일관된 양상없이 자주 변화되는 이상성격이다.
-histrionic P.D 히스테리성 성격장애	지나치게 연극적이며, 외부에 대한 반응이 지나치게 빠르고, 자기를 과시하려 한다. 대인관계에서 피상적이고 불성실해서 대인관계에 장애가 있으며 미숙한 것이 특징이다.
-narcissistic P.D 자기애성 성격장애	자기만 중요하게 생각하고 자기만 위할 줄 아는 인격장애이다.
[C군] -avoidant P.D 회피성 성격장애	친밀한 대인관계를 희망하지만 거부당하는 것에 예민해 사람들을 피하는 성격장애이다.
-dependent P.D 의존성 성격장애	자신의 신체적, 정신적 욕구를 충족하기 위해 다른 사람들에게 지나치게 의존하며, 만성적이다.
-obsessive-compulsive P.D 강박적 성격장애	심각한 완벽주의를 보이며, 지속적이고 반복되는 생각과 충동은 있으나 강박적 행위를 조절 못하는 정도는 아니다.
schizophrenia 정신분열증	주요 정신병의 하나로 뇌의 기질적 장애 없이 사고(thought), 정동(affect), 감각(perception) 등 인격의 각 측면에서 특이한 와해를 일으키는 병으로, 괴기 망상(bizarre delusions)이나 환각(hallucinations), 지리멸렬(incoherence) 등으로 인해 작업이나 사회관계, 가정을 이끌어 갈 능력이 없다.
senile dementia 노인성치매	노화에 따른 퇴행성 뇌병변의 결과로 나타나는 정신장애이다.
sexual masochism 성피학증	성적 상대자로부터 괴로움을 당함으로써 성적 만족을 갖는 경우이다.
sexual sadism 성가학증	성적 흥분을 위하여 타인에게 심신에 괴로움을 주는 경우이다.
social phobia 사회공포증, 대인공포증	다른 사람들이 자기를 볼 수 있는 상황을 두려워하고 그런 상황에 처하면 수치심을 느끼는 공포장애이다.
somatization disorder 신체화장애	지속적이고 복합적인 신체증상을 호소하나, 실제로는 신체질환이 없으며 심리적 요인으로 인해 일어나는 신체형 장애이다.

CHAPTER 12

transsexualism 성전환증, 성도착증	자신의 성에 대해 불편과 성전환 수술을 받고 반대 성으로 살고 싶은 욕망이 최소한 2년 이상 계속된 것이다.
transvestism 의상도착증	성적 흥분을 위하여 남성이 여성의 옷을 입는 변태이다.
voyeurism, scopophilia 관음증	타인의 성행위나 성기를 봄으로써 성적 만족을 갖는 경우이다.
zoophobia 동물공포	파충류, 쥐, 벌레, 고양이, 개 등을 두려워하는 공포장애이다.

3) 진단검사 및 수술적 용어

behavioral therapy 행동요법	행동장애의 치료를 위하여 학습이론(learning theory)을 체계적으로 적용시키는 요법으로, 사회적으로 적응할 수 있도록 행동의 변화를 가져오게 하는 데 있다.
cognitive therapeutic exercise 인지운동치료	작업치료 방법 중 하나이고 인지과정(지각, 주의집중, 기억, 판단, 언어)의 활성화를 통한 기능적 신경재조직화를 함으로써 행동 장애, 학습 장애, 운동 장애를 개선시키는 인지운동요법을 말한다.
electric convulsive(shock) therapy(ECT, EST) 전기경련(충격)요법	전기충격으로 인공적인 경련을 일으켜 치료효과를 보는 것으로 우울증(depression)에 가장 효과적이다.
family therapy 가족요법	환자의 증상은 가족상호간의 역동적 관계의 표현이며 산물로써, 치료자는 전가족을 만나 그들의 갈등과 문제를 이해하여 환자를 치료하는 방법이다.
group psychotherapy 집단정신요법	여러 환자를 집단으로 만나 치료하는 형태로 고통을 덜어주고 긍지를 회복시키며, 병식의 획득, 행동이나 사회적 관계의 개선을 목표로 한다.
hypnotherapy 최면(술)요법	시술자와 환자 사이에 일어나는 특수상황으로 최면을 이용해 신경증적 장애치료에 많이 이용해왔다.
milieu therapy 환경요법	환자가 접하고 있는 모든 환경이 치료적이어야 한다는 이론으로 의사뿐만 아니라 의료요원, 타환자, 병원시설, 규칙, 제도, 기구 등 모든 것이 치료자가 되어야 한다는 것이다.
Minnesota multiphasic personality inventory(MMPI) 메니소타 다면성 인성검사	가장 널리 이용되는 심리검사로서 각 문항의 질문에 대해 "예", "아니오"로 대답하는 질문지형 성격검사이다.
play therapy 놀이요법	놀이를 통해 정신과 환자에 있어서 직접적 의사 전달이 어려웠던 감정이나 갈등을 표출시키도록 하는 치료방법이다.

psychoanalysis 정신분석학	프로이드(Freud) 이론에 의한 정신치료로 인간심리를 좌우하는 주요한 역동적인 힘, 세력의 근본은 무의식(unconsciousness)에 있으며, 정신질환이 생기는 까닭은 오디푸스 콤플렉스(Oedipus complex)가 해결되지 못한 상태에 기인한 무의식적 갈등 때문이라고 생각하는 특수형태의 정신치료이다.
psychotherapy 정신요법	약물에 의하지 아니하고, 심리적인 기술로서 병을 치료하는 방법이다.
Wechsler adult intelligence scale(WAIS) 웩슬러 성인용 지능검사	16세 이상의 성인에게 적용가능하며 언어성(verbal)검사와 동작성(performance)검사로 이루어져 있다.

4) 약어(Abbreviations)

약 어	원 어	의 미
AD	Alzhemia dementia disease	알츠하이머 치매
ADHD	attention deficit hyperactivity disorder	주의력 결핍과다 활동 장애, 주의력 부족과잉 활동 장애
DT	delirium tremens	진전섬망
ECT	electric convulsive therapy	전기경련(충격)요법
IQ	intelligence quotient	지능지수
MA	mental age	정신연령
MDI	manic depressive illness	조울증
MMPI	Minnesota multiphasic personality inventory	미네소타 다면성 인성검사
OBS	organic brain syndrome	기질성 뇌증후군
OMS	organic mental syndrome	기질성 정신증후군
PTSD	post-traumatic stress disorder	외상 후 스트레스장애
WAIS	Wechsler adult intelligence scale	웩슬러 성인용 지능검사

E.X.E.R.C.I.S.E.S

01

다음 괄호 안에 알맞은 용어를 쓰시오.

① 불안 (   )
② 망상 (   )
③ 강박장애 (   )
④ 공포증 (   )
⑤ 조울병 (   )
⑥ 행동요법 (   )
⑦ 가족요법 (   )
⑧ 인지운동치료 (   )
⑨ ADHD (   )
⑩ MMPI (   )

02

다음 설명에 맞는 의학용어를 쓰시오.

① 조증과 우울증의 변화가 심한 정동장애는? (   )
② 높은 곳을 두려워하는 공포장애는? (   )
③ 구토나 설사제를 남용한 후에 폭식을 유발하는 식이장애는? (   )
④ 비현실적으로 자신이 중병을 가지고 있다는 공포나 믿음에 사로잡힌 상태는? (   )
⑤ 대인관계, 행동, 기분, 자기에 대한 평가나 느낌 등 여러 방면에서 일관된 양상이 없이 자주 변화되는 이상성격은? (   )
⑥ 부당한 의심으로 사람을 믿지 않고 지나치게 과민한 정서 상태는? (   )
⑦ 상반되는 감정이 동시에 존재하는 상태는? (   )
⑧ 정상평균치의 지능에서 어떤 이유 등으로 영구적으로 지능상태가 평균치 이하로 저하되어 있는 상태는? (   )
⑨ 도무지 줄거리를 알 수 없는 이야기를 계속하는 상태는? (   )
⑩ 어떤 생각에서 벗어나지 못하고 반복해서 같은 내용의 생각 때문에 고통을 받는 경우는? (   )

A.N.S.W.E.R

01. ① anxiety
② delusion
③ obsessive-compulsive disorder
④ phobia
⑤ manic-depressive disorder
⑥ behavioral therapy
⑦ family therapy
⑧ cognitive therapeutic exercise
⑨ attention deficit hyperactivity disorder
⑩ minnesota multiphasic personality inventory

02. ① manic-depressive illness, 조울병
② acrophobia, 고소공포증
③ bulimia nervosa, 신경성 폭식증
④ hypochondriasis, 건강염려증
⑤ borderline personality disorder(s), 경계성 인격장애
⑥ paranoid personality disorder(s), 편집(망상)성 인격장애
⑦ ambivalence, 양가성
⑧ dementia, 치매
⑨ incoherent, 지리멸렬
⑩ obsession, 강박관념, 편집상태

MEDICAL TERMINOLOGY

참·고·문·헌

- 강진석 외(2020). 쉽게 배우는 의학용어. 고문사.
- 고석신 외(2020). 사례생리학 제3판. 정문각.
- 권영은 외(2016). 알기쉬운 해부생리. 정담미디어.
- 김은자 외(2016). 최신 지역사회정신간호학. 퍼시픽북스.
- 김지희 외(2020). Gross Anatomy 제3판. 퍼시픽북스.
- 김현지 외(2018). 재미있게 배우는 의학용어. 퍼시픽북스.
- 남지란 외(2020). 쉽게 배우는 의학용어. 수문사.
- 대한의사협회 의학용어위원회. 의학용어검색(온라인).
- 박경한 외(2018). 새 의학용어. 범문에듀케이션.
- 박지혁 외(2020). 보건의료인을 위한 의학용어. 수문사.
- 우희영 외(2020). Pacific's Human Physiology. 퍼시픽북스.
- 이미형 외(2019). 정신건강간호학. 현문사.
- 이법이 외(2020). 알기쉬운 의학용어. 메디컬사이언스.
- 이한기 외(2017). 보건의료인을 위한 해부학. 수문사.
- 이혜연 외(2017). 인체해부학. 수문사.
- 정춘식 외(2015). 필수 의학용어. (주)라이프사이언스.
- 정현재 외(2017). 그림가 마인드맵 의학용어 제5판. 정담미디어.
- 정현철 외(2020). 새용어 인체해부학. 현문사.
- 퍼시픽북스 학술편찬국(2012). Medical Dictionary. 퍼시픽북스.
- 한국해부생리학교수협의회(2015). 사람해부학 제4판. 현문사.
- 한국해부생리학교수협의회(2017), 생리학. 정담미디어.
- 한금선 외(2020). 정신건강간호학 상·하. 수문사.
- American Psychiatric Association. Diagnostic and Statistical Manual of Mental Disorders (DSM-5), 5e, 2013. 학지사.
- MOSBY'S DICTIONARY 제6판. 현문사.
- https://health.cdc.go.kr/healthinfo/index.jsp

MEDICAL TERMINOLOGY

가

사

차

카

하

B

C

D

M

S

X

Z

MEDICAL TERMINOLOGY

MEDICAL TERMINOLOGY

MEDICAL TERMINOLOGY

의학용어

초판 1쇄 발행 2021년 2월 10일
초판 2쇄 발행 2023년 8월 10일

저 자 김계엽, 김은정, 김현주, 박충선, 이옥경, 이지민, 이현주, 이혜자, 최길순
고재문, 고한철, 김경태, 김기도, 김동환, 김병원, 김선경, 김성희, 김순영
김정기, 김정남, 김정상, 김종규, 김현애, 김희탁, 박상규, 박수진, 박혜숙
방현수, 백윤웅, 심재환, 용준형, 유성률, 윤 준, 이용덕, 이지연, 장숙희
장혜원, 정경아, 정세훈, 정진화, 조현국, 최정목, 한종만, 홍용근, 황성배

발행인 이 웅 현
발행처 **퍼시픽북스**
서울시 중구 충무로 29 아시아미디어타워 501호
TEL. 02-2272-7766(代) / FAX. 02-2272-7166
E-mail : papu77@daum.net

ISBN 979-11-6375-209-7

정가 **28,000원**

MEDICAL TERMINOLOGY